浅谈中医

一个西医学习中医的笔记

李鼎九 著

易文出版社

浅谈中医

一个西医学习中医的笔记

Synopsis of Traditional Chinese Medicine

Notebook from a Modern Trained doctor

作者 Author：李鼎九（Dingjiu Li）

出版人：邱辛晔（Paul Qiu）
设　计：王昌华（Changhua Wang）

出　版：易文出版社（I Wing Press Inc.）
版　次：2019 年 4 月纽约第一版；第一次印刷
定　價：$30.00
书　号：978-1-940742-36-6

浅谈中医

一个西医学习中医的笔记

中文版

序 一

鼎九兄邀我写序文，实在不敢当，主要是医学并非我专长。但从 1980 年在科罗拉多热疗会上认识鼎九兄，我們多年的交往与合作，友谊情深，鼎九兄的邀請，不可推辞。

我父亲从事伤残用具制造，常跑医院接洽生意，我也因而自小喜欢医学，然而考大学却进了电机系。1969 年来美国读研究所，进了生物工程领域，才再次接触医学，一生从事电磁波的生物效应与医学应用。我曾在西雅图华盛顿大学及洛杉矶的希望城医学中心研究热疗治癌的工作，因此而与鼎九兄相识。

小时候在台湾，喝过苦苦的中药，有幸邻居是中医，因此从小对中医就有兴趣。在大二那年，颈子上长了个疥疮，选择去看了中医，没去看西医，因为解决的方法一定是开刀。这位中医曾治好我弟弟跟堂弟的疝气，喝中药炖瘦猪肉，一个月就好了。老中医也给我开了药方，讓我喝中药炖瘦猪肉，一个月得吃素，贴三次狗皮膏药，完后改贴几天的桃花散。一个月的时间，比开刀慢些，但好了，颈上無任何痕迹，太神奇了。

来美后，读完神经生理课，也看了针灸书籍，实在看不出个什么交集；曾看《黄帝内经》，亦不得要领。今拜读鼎九兄以一西医的经历谈中医，在中国特殊的时空环境下，有机会研习中医，而能精简地介绍《黄帝内经》中的精华，让我受益非浅。中医几千年的經驗，绝对有它的优点才能留传下来，但只是知其然，是不够的。如鼎九兄书中所说，要學習西医的追根就底，知其所以然的精神，研究中医，正是推广 “古为今用，洋为中用” 的体现。中西医不互相排斥，如李医师所言发挥各有的长处，探讨未知。望医界同仁努力，将医学更向前推进，以造福天下苍生。

国际知名生物电磁学家　周重光

序 二

中国医药学是一个伟大的宝库，在保障中华民族五千年健康发展中发挥了重要作用，创立了宝贵的医学理论和临床经验，中国《黄帝内经》和《本草纲目》等论著成为世界著名的医学文化遗产。

20 世纪以来，随着社会变革、科技进步、工业革命展，世界现代生物学、医学科技创新发展，西方医学逐步传入中国，医药卫生保健事业得到發展，贯彻预防为主、防治结合的方针，倡导西医学习中医，中医学习西医，中西医团结，努力研究发掘祖國医药学遗产，取得了显著成效和辉煌业绩。

1996 年的英文版《剑桥医学史》，以大众的目光和专业的视角，考察了 2000 多年来人类社会中疾病、健康与医学的历史及其相互关系，回溯了从古到今医学史上所取得的辉煌成就和重大事件。其重桌是论述了西方医学的发展历史，但基夲忽略了非西方医学的部分。

我國著名医史学家、北京协和医学院李涛(友松）教授于 1940 年编著的《医学史纲》，全面论述了古今中外医学发展历史演进，重点阐述了近代医学的发展历史，科学医学之输入东亚，近代医学的进化梗概，中国医学的当前问题与发展趨势。

李涛教授之子李鼎九教授，早年毕业于北京协和医学院，从师谷銕之教授，1959 年调洛阳医学院附属医院，从事放射诊断和放疗工作。1979 年参加筹办河南省肿瘤医院和肿瘤研究所，任放疗科主任、肿瘤研究所所长。1977 年，李教授率先在我国开展肿瘤热疗研究，参加国际热疗协作，在肿瘤放疗和热疗研究方面，取得重大创新性科技成果。李教授历任中华医学会放疗学会委员，亚洲热疗学会副主任、河南省抗癌协会常务理事、肿瘤放疗专业委员会主任。

我和李鼎九教授相识、共事四十余年，他个人自奉甚俭，工作认真负责，刻苦鉆研，敬业创新。退休后系统学习《内经》和有关知识，对中医理论和临床有了较全面的认识，他编著的中英文版《西医学习中医》一书，有益于西医学习研究中国医学文化遗产，对外籍读者认识中医及科技协作与交流将发挥重要作用。

河南抗癌协会终生名誉理事长　杨文献

序 三

李鼎九教授的自学中医总结一书，未细读之前，光看十几章的目录，就让我惊讶不已！这是他这两年在家自己研读探索的心血之作，我的第一感觉就是震撼！别忘了，他是位八旬九秩且身患重疾的高龄老人，而且，西医才是他的专业，是他的老本行，中医，则从未受过专业训练，完全靠自学。人们常说“活到老学到老”，可真正在退休后尚能如此者，少之又少。李鼎九教授就是这种精神的最好诠释，就是我们活生生的榜样！

无论在学术或年龄上，鼎九教授都是我的前辈，能够与他相识并成为忘年交，是我的莫大荣幸。记得第一次见到他，是在 1986 年西安朱雀饭店举办的国际放射医学研讨会上，他是组织者之一。印象最深的是他用流利纯正的英语代表组委会做的总结发言，而且听说给他的准备时间仅仅一两个小时，可见功力之深。与会者都甚为敬佩，尤其是像我这样在校一直学俄语而初识 ABC 者。当时，我是刚刚入门医学的年轻新兵，鼎九教授在我心目中就是须仰视方能见到的高大前辈。个人之间，那时我们互相并不认识。

我和鼎九教授有缘。80 年代末 90 年代初，我们竟然有机会同在美国密西根州皇橡镇（Royal Oak)的 William Beaumont 医院放射肿瘤研究室工作，于是，我和鼎九教授成了工作上的同事，两家也成了同住一院的亲密邻居。从相识相知直到成为忘年的好朋友。他回国述职后，我们也一直保持联系。后来他病了，做了手术。再后来，他到了纽约与子女团聚。年纪大了，疾病缠身。我想，老先生也该好好休养，含饴弄孙，尽享天伦，保重身体，颐养天年了。想不到，鼎九教授居然自学中医，并洋洋洒洒写下数十章书稿的惊人之举！

对于才疏学浅，也少懂中医的我本人，除了敬佩鼎九教授的精神外，通过阅读，也使我温习了原本一知半解的中医基本理论，并更新了一些旧认识，如首次知道，在西汉中期就出现了比《内经》

更早的中医文献等。另外一种体会就是，此书稿是鼎九教授以一个西医老人虚心细致，认真自学，研读中医而精心纪录的心血结晶，是对中医学习各个步骤的浅出深入的详尽总结，从中医的阴阳五行，四诊八纲，到一些常用中草药的中英文名称及其用途，全面而简明扼要，容易懂，容易学。这是鼎九教授一步步的自学总结，实际上，也是一部非常适合有志了解学习中医的中英文人士的好教材和参考书。

感慨之余，凑打油诗一首，献给忘年交鼎九教授，并祝他成功刊印书稿，健康长寿，快乐每一天！

高龄耄耋志愈坚，浩瀚医海细钻研。

中英两文娴熟用，慕煞晚生交忘年。

李鼎九教授的忘年好友 侯子正

2018 年 9 月 10 日　于洛杉矶

自 序

医学史家公认《内经》是中国第一本医学源头的书。但是并不一定是中国第一本医学书。自从湖南马王堆汉墓出土了帛书<五十二病方>以后，经过医史学家的研究，认为后者可能要早于《内经》数百年。《内经》总结了秦汉以前的医学知识。这本书完全脱离了巫医的影响。它奠定了人体生理、病理、诊断以及治疗的基础。有关《内经》成书的年代不详，但是不会晚于西汉中期（100 BC）。现在公认是众多医学家、哲学家的集体智慧在一个相当长的时期陆续完成。即使从现在的角度来看，书中仍有很多正确的结论。全书共分为《素问》和《灵枢》两部分，各有八十一章。

老子在《道德经》上又说：**道生一，一生二，二生三，三生万物。万物负阴而抱阳，冲气以為和**。《内经》受这些学说的影响，也认为“气”是宇宙万物的本原。在宇宙形成之先，就是太虚。这些就是万物化生之始。由于气的运动，有了阴阳寒暑，有了万物。中医学是套用道家哲学的原理在自己身上，同时也受到其他思想的影响。有宏观对人体的认识，对疾病的认识，加上人的思辨，逐渐自成为一个系统，而并非单纯的临床实践总结。中医的理论主张天人合一学说。天（自然）的规律必然要反映到人体．天是大宇宙．人就是小宇宙。这个理论体系至今仍在影响着中医的发展。因此理论与实践结合的时候就难免牵强附会。理论就会束缚实践的发展。

中医认为人与自然息息相关，是相参相应的，自然界的运动变化无时无刻不对人体发生影响。禀受天地之气而生、按照四时的法则而生长。人必须要依赖天地阴阳二气的运动和滋养才能生存。体的内环境必须与自然界这个外环境相协调、相一致，这就要求人对自然要有很强的适应性，要会随天气的盛衰而相应变化。人不应违反客观规律。人是阴阳对立的统一体．阴阳二气相互依存，相互联系、相互资生、相互转化，又相互斗争。又认为人体是五脏协调的统一体——五脏通过经络气血联系在一起。五脏按五行生克制化规律相互协调、在相对稳态的情况下，按其固有的规律从事各种生命活动。精神统一于形体，形神统一。精神是由形体产生出的运动。

中医的预防的概念：**上工治未病：是故圣人不治已病，治未病，不治已乱，治未乱，此之谓也。夫病已成而后药之，乱已成而后治之，譬犹渴而穿井，斗而铸锥，不亦晚乎**。（素问 2）预防概念的延伸就是养生。如何能够健康，长寿是每个人的愿望与追求。

者先严李涛教授毕业于西医院校。后在协和医学院及北京医大从事医学史研究。 我幼时耳濡目染地学了些皮毛。后毕业于协和医学院，受的纯西医的教育。从未受过中医的系统训练，但在临床实践中由被动变主动地自学了中医的基本知识，也曾试图用中医的方剂治疗了自己遇到的一些病人。多年的实践使我认识到一些中医的特点。

内经既然是中医的源头，学习中医一定要学习《内经》。有一本择要介绍中医(主要为内经)基本知识和养生概念的书会是有益的。对于毕业于西医院校的读者，如对中医有兴趣，这本小书可能也有些用处。

本书的目的是：

一、试图用通俗易懂的语言介绍《内经》的主要内容并同时陈述个人对传统中医的一些认识。

二、介绍中医的某些重要术语和概念和中医学及近年来的一些进步，特别是西医学习中医的一些成绩。

三、向西方世界普通读者介绍中医的概要。

四、我个人关于学习中医的心得和经验。 我个人的中医知识浅薄，临床经验甚少，尤其是有关针灸学习更少，谈不到编著，就算是我的学习中医的笔记。

编写的过程得到一些朋友多次有益的建议，审阅，校勘，或为序。他们是北京大学地质学郑亚东教授，美国生物电磁学专家周重光教授，老友杨文献，侯子正教授一并表示感谢。 但愿这本小书能使中外读者感到有些用处，而并不感到乏味，引起人们对中医的兴趣。同时希望同道们予以批评，指正。

附记：我的听力严重衰退，右手颤抖不能写一个字母。在文字校勘時遇到很大困难。幸有编辑邱辛晔先生的帮助和老妻王连珪(77岁）的帮助，才得完成。在此致谢。

米龄叟 李鼎九 2019 初于纽约
Wangliangui0323@gmail.com
Li_dingjiu@163.com

凡 例

1. 为了更为实用，方便读者，英文的翻译可能较中文稍加简化，更为直白。

2. 中医的五脏、六腑与现代解剖学的脏器有很大出入，为了不致混肴，凡原有的中医概念用黑体字，如**心、肝、脾、肺、肾、胃、大肠、小肠、胆、膀胱、三焦**，英语翻译为 Heart，Liver，Spleen，Lung，Kidney，Stomach，……，类似的名词如**气**，**血**，译为 Qi，Blood.具有现代解剖，生理的名称为心，肝，脾，肺，肾等，其它精、气、神等译法，汉语拼音，中文，英译同时出现，其他中文医学术语仿此。如六经：**Taiyang 太阳，Yangming 阳明，Shaoyang 少阳，Taiyin 太阴，Shaoyin 少阴，Jueyin 厥阴，伤寒论为 Treatiseon Fevers，金匮要略为 Synopsis of Golden Chamber，缩写字：如内经 NJ，素问 SW，灵枢 LS，神农本草经为 SNMM。**

3. 人名：用张机不用张仲景 J.Zhang（张机），用李杲不用李东桓，G.Li(李杲)

4. 中药的名称中英文并用，不避重复，如金银花 Honeysuckle flower 或 caulis lonicerae，均取。

5. 穴位的名称仿中药，如 Hegu LI4 合谷，Zusanli ST36 足三里，穴位的专用名词如井穴 Jing point 或参阅附录 3。

6. 为了节约篇幅十四经的循经路径图采用中英文同图。

7. 为了名词翻译的统一，特列附录 1 中英中医名词对照表。

中文版 目录

第一章　人，生长，环境及养生

1.1 人（素问 1 上古天真论）

上古的人知道自己应当作甚麽，凡事遵守阴阳的规律，饮食有节制，起居有规律，不随便过劳，精神与体形都能保存很好，生活到自然衰老，活到一百岁。现在的人不是这样，饮酒就好像饮果汁当作常事。酒醉后入房，不知节制，耗尽精神，只求一时之欢。聚在一起求欢乐，没有节制，五十岁时已经衰老了。

古人的教训说，虚邪贼风要及早躲避。对外界事物要看的淡，人的真气就能顺畅。人的精神维持不乱，病从那里来呢？如果能清心寡欲，心安就没有畏惧，身体劳累但不会疲劳，心情顺畅。每个人达到他的愿望。对他的饮食和服饰满意，满意其风俗。彼此不互相攀比，民风朴实。达到嗜好欲望不能令其动心，不受淫邪恶念引诱。愚钝的，智慧的，缺乏能力的都不会为物质所动。万事皆能合乎道。众人都能活到百岁而身体不衰。这是因为人民具有全德，没有危险。（素问 1）

上古时的真人，掌握天地阴阳变化的规律，呼吸精纯的空气，超然独处，锻炼身体使机体高度协调。能够寿命与天地同。中古的时候有称为至人的，有醇厚的道德，合乎阴阳四时的规律，离开世俗的世界，以全部精神在天地间游行，掌握养生之道，已经可以算是真人了。其次有称为圣人的，能够安于天地之间的环境，顺从并适应自然人间各种规律，并不排斥。行为不离社会的准则。穿着相同的衣饰。举动也无特殊之处。在外不因事物劳累，在内没有思想负担。以平静，自得为满足。所以他形体保持良好，精神饱满。可以享百年。再其次有贤人，能够依据天地日月变化，星辰的位置，顺从阴阳的消长和适应四时的变迁，使生活符合养生之道，这样的人也能延年益寿，但有终结的时候。

1.2 人生长的生理学

人生十岁五脏始定，血气已通，其气在下，故好走。二十岁血气始盛，肌肉方长，故好趋。三十岁五脏大定，肌肉坚固，血脉盛满，故好步。四十岁五脏六腑十二经脉皆大盛以平定，腠理始疏，荣货颓落（颜面的光彩逐渐消失），发颇斑白平盛不摇，故好坐。五十岁肝气始衰，肝叶始薄，胆汁始减，目始不明。六十岁心气始衰，若忧悲血气懈惰，故好卧。七十岁脾气虚皮肤枯。八十岁肺气衰魄离，故言善误。九十岁肾气焦，四脏经脉空虚。百岁五脏皆虚神气皆去，形骸独居而终矣。（灵枢 54）

女子七岁。肾气盛，齿更发长。二七而天癸至，任脉通太冲脉盛，月事以时下，故有子。三七肾气平均，故真牙生而长极。四七筋骨坚，发长极，身体盛壮。五七阳明脉衰，面始焦，发始堕。六七三阳脉衰于上，面皆焦发始白。七七任脉虚，太冲脉衰少天癸竭，地道不通故形坏而无子也。（素问 1）

丈夫八岁，肾气实，发长齿更。二八肾气盛天癸至，精气溢泻，阴阳和，故能有子。三八，肾气平均，筋骨劲强，故真牙生而长极。四八，筋骨隆盛肌肉满壮。五八肾气衰发堕齿槁。六八，阳气衰竭于上，面焦发鬓颁白。七八，肝气衰筋不能动，天癸竭精少，肾藏衰形体皆极。八八，则齿发去。肾者主水，受五藏六府之精而藏之，故五藏盛乃能泻。今五藏皆衰，筋骨解堕，天癸尽矣。故发鬓白，身体重，行步不正，而无子耳。（素问 1）

1.3 精气神

天之在我者德也，地之在我者气也。德流气薄而生者也。故生之来谓之精。两精相搏谓之神(灵枢 8 · 本神)。岐伯曰：神乎神，耳不闻，目明心开而志先。慧然独悟口弗能言，俱视独见，适若昏，昭然独明，若风吹云，故曰神。（素问 26 · 八正神明论）

按婴儿出生后，从第一声啼哭，生命开始。开始心跳，自主呼吸，吸吮奶头。一个新的生命系统如何开始并运转顺利？婴儿的身体是硬件。谁书写了这个软件？谁启动这个个信息？软件必定是从天地而来的精和气。随着婴儿的成长，有了面部表情和肢体运动，成为婴儿的语言表达，可称之为神。精气神三种要素，神可能是最高级的，也是最难理解的。这个神是不能用耳听到，也不一定能用眼看到，但是可以用悟性表达，展示出来。随着成长，婴儿更够表达自己愿望，如高兴或哭闹。在两个孪生婴儿表达不同的信息，一个安静，另一个活泼。两个婴儿已经有了差异。这些差异从何而来？至于到了成年人，受到了外界环境及教育的影响，精，气，神的表现有更大差异。有的人因病成了植物人，生理功能存在，精气神完全丧失。有的则是记忆丧失。或完全失忆，或部分失忆。有的病人目光呆滞，耳目无神。这些复杂的现象，仍需要探索。中医常从病人的面色，面部表请，目光，说话的声音，声调以及步态等得出诊断，判断预后。这完全是个人经验及悟性，只可意会，不可言传的神. 所以人们称（医生）望而知之谓之神。这里的神并非是神仙，而是有些灵感。

1.4 人与环境

春季三个月是生长的季节，天地万物都在生长，夜卧早起，在庭院内散步，全身放松，使你有新的愿望。春是生长的季节，成全生，勿杀戮，可赏赐，勿惩罚。这是春季养生之道。违背了就会伤肝，夏季就会生寒变。

夏季三个月是生长繁盛的季节。天地气融合，万物茂盛。夜间休息，早起，日间无懈怠。不发怒。可以宣泄怒气。喜好户外活动。这是夏季的养生之道。违背了就会使心脏受损，秋日发为疟，冬季成为重病。

秋季的三个月，呈现丰收平定的景象。天高气爽。人们应该早睡早起，与鸡活动的时间一致为宜。精神保持平静，缓解秋凉之气对身体的束缚。这就要收敛自己的思绪，控制自己的心情，不急不躁，平静自然，使肺气保持通利调畅。与秋季相适应。如果违背了这个法则，肺气就会受到伤害，到了冬季会发生腹泻病。这是为什么呢？因为秋季的“收”，是冬季“藏”的基础。

冬季三月，是闭藏的季节。水结冰，地表裂，不要打扰了阳，早睡晚起，一定要等太阳升再起床。意志要隐藏，如果有意愿或有所得，离开冷地到温暖的地方，不要皮肤外露，使气易夺。这是冬季气候的养藏之原则。违背它就会伤肾，春季为痿厥。（素问 2）

逆了春季生发之气，少阳就不会生发，肝气内郁发生病变。逆了夏季之气，太阳（指太阳经）不能生长，以致心气虚。逆了秋收之气，太阳不能收敛，以致肺叶枯焦而胀满。逆了冬藏之气，少阴不能潜藏，以致肾气不蓄，出现注泻等疾病。

四时阴阳的变化是万物生命的根本，所以圣人在春夏季节保养阳气以适应生长的需要。在秋冬季节保养阴气以适应收藏的需要。顺从了生命发展的根本规律，就能与万物一样，在生、长、收、藏的生命过程中运动发展。如果违逆了这个规律，就会牋伐生命力，破坏真气。因此，阴阳四时是万物的终结，是盛衰存亡的根本，违逆了它就会产生灾害，顺从它就不会发生重病，这样可谓懂得了养生之道。圣人能够加以实行，愚人则时常有所违背。是故圣人不治已病治未病，不治已乱治未乱。夫病已成而后药之，乱已成而后治之，譬犹渴而穿井，斗而铸锥，不是太晚了吗？（素问 2）

1.5 养生

除了四季的变化对人体的影响，天气的变化每时每刻也在影响我们的健康。天有不测风云。天气的变化主要有：风，寒，暑，湿，燥，火。正常的变化称之为六气，突然的变化可以致病伤人的，称为六淫。

虚邪六淫避有时。恬淡虚无，真气从之，精神内守，病安从来。智闲而少饮，心安而不惧，形劳而不倦，气从以顺，各从其欲，皆如所愿。故美其食，任其服，乐其俗，高下不相慕，嗜欲不能劳其目，淫邪不能惑其心。所以能度百岁（素问 1）。

故智者之养生也，必顺四时而适寒暑，和喜怒而安居处，节阴阳而调刚柔。如是则僻邪不至，长生久视（病邪不能侵入，益寿长生。(灵枢 8)

养生要点总结如下：

① 虚邪六淫避有时。顺应四时季节变化。

② 恬淡虚无才能真气内守。守志不移，不妄求，心气平和。忧伤思虑伤心。**静则神藏，躁则消亡。(素问 43)**

③ 欲望要与需求一致。合理的饮食及简单的生活节奏，远离毒品。饮食谷物为主，辅以肉类，果蔬。

④ **久视伤血，久卧伤气，久坐伤肉，久立伤骨，久行伤筋。(素问 23)**

⑤ 养生的难处：养生有五难：名利不灭，此一难也；喜怒不除，此二难也；声色不去，此三难也；滋味不绝，此四难也；神虑转发，此五难也。

孔子認為，人生的不同階段，要根據血氣的盛衰消長調整自己的行為意念：年少時血氣未定，不可接近女色；成人後血氣方剛，不可隨意爭鬥；年老時血氣衰退，不可貪得無厭（論語・季氏）。孔子的三戒，是人生的格言，也是养生要诀，相对较易施行。

1.6 讨论

《黄帝内经》是公元前 200 年左右的一本医学书。至今在中国有大量读者，在国外也有相当读者。《内经》的思想至今还在影响中医。其养生思想及方法在中国人中有很大影响。《内经》中充满了道家的哲学思想。道家的思想是否可以管理一个国家，我没有资格讨论。

《内经》在养生方面的思想是一个不错的选择。本章提到的真人，至人都是道家的名词。真人可以是普通人，并非出生就是神仙。经过了长时期的修炼，修成了真人，可以寿比日月。这就给普通人以修成的希望。现代人以酒为浆，以错误为正常。醉后入房，不加节制，不知保持精力，生活为所欲为。年五十已经衰退。他们只能是普通人。《内经》的养生中心思想在于提倡恬淡虚无，清心寡欲，心气平和，饮食有节，生活有常。加上现代的生活环境良好，不愁衣食住行，活到百岁不是幻想。

第二章 气与阴阳

2.1 简述

阴阳是中国古代哲学的一个基本概念，它源于万物，又适用于万物。阴阳是表述一对互相矛盾而又互相依靠的事物。整个概念是源于对自然界的观察，如天与地，日与月，冷与热，火与水，男与女，高与低……相传周文王被囚于羑里城用阴阳两个符号作八卦。奠定了阴阳变化的基础，这也是中华文化的总源头。这种观察延伸到医学(表 2. 1)。《黄帝内经》说：**阴阳者，天地之道也，万物之纲纪，变化之父母，生杀之本始，神明之府也。治病必求于本。(素问5)**

气广泛用于中医和中国的日常语言。气和阴阳则广泛出现在中医的文献。在医学上“气”偏重于能量，而阴阳偏重于指示方向。

表 2.1 阴阳及其延伸

自然					人				
阴	地	月	冷	水	女	静	血	前胸	虚
阳	天	日	热	火	男	动	气	后背	实

2.2 中医的阴阳与气

生之本，本于阴阳。天地之间，六合(上下东西南北六个方向)之内，其气九州（古时中国地域划分为九州，分别是：冀州、兖州、青州、徐州、扬州、荆州、豫州、梁州和雍州。此处暗指身体各部分)，九窍（眼，耳，鼻，口，前后阴)，五脏，十二节(十二经脉？)，

皆通乎天气。其生五(衍生五行)，其气三(阴阳又各可分为三个层次)。数犯此者，则邪气伤人，此寿命之本也。(素问 3)

苍天之气（兼指天气），清净则志意治，顺之则阳气固，虽有贼邪，弗能害也。此因时之序。故圣人传精神，服天气，而通神明，失之则内闭九窍，外壅肌肉，卫气散解，此谓自伤，气之削也。(素问 3）阳气者若天与日失其所，则折寿而不彰（阳气有如天和太阳，摆错了位置就不顺畅，折寿)。故天运当以日光明，是故阳因而上，卫外者也（所以天的运势应以阳光充足为尚，阳代表上方，有防卫德的职责)。(素问 3)

2.3 阴阳的变化

阴中有阴，阳中有阳。平旦（日出）至日中，天之阳，阳中之阳也；日中至黄昏，天之阳，阳中之阴也；合夜至鸡鸣，天之阴，阴中之阴也；鸡鸣至平旦，天之阴，阴中之阳也。故人亦应之（人的一日中阴阳的转化犹如一天的转化，由弱渐强，再由强渐弱的变化。人的一生也是由弱渐强，达到巅峰再逐渐变弱)。(素问 4)

夫言人之阴阳，则外为阳内为阴；言人身之阴阳，则背为阳，腹为阴；言人身之藏腑中阴阳，则藏者为阴，腑者为阳，肝、心、脾、肺、肾五脏皆为阴。胆、胃、大肠、小肠、膀胱、三焦六腑皆为阳(素问 4)。

故背为阳，阳中之阳，心也。背为阳，阳中之阴肺也。腹为阴，阴中之阴肾也。腹为阴，阴中之阳肝也。腹为阴，阴中之至阴脾也。此皆阴阳，表里、内外、雌雄相输应（雌雄相对应，犹如天之阴阳)，故以应天之阴阳也。(素问 4)

2.4 阳气，阴阳与环境

阳气者，烦劳则张，精绝。辟积于夏，使人煎厥，目盲不可以视，耳闭不可以听，溃溃乎若坏都，汩汩乎不可止（阳气盛的人，张罗的事多，长期积累的麻烦，突然昏倒，眼不能见，耳不能听，就好像一个城市荒废了，又如流淌的水无法阻止）。**阳气者，大怒则形气绝；而血菀**（血液淤积）**于上，使人薄厥**（阳气盛的人大怒，则形体和精神突变，血液向上涌，精神刺激后昏倒），**有伤于筋，纵，其若不容，汗出偏沮，使人偏枯，汗出见湿，乃坐痤痱。高梁之变，足生大丁，受如持虚。劳汗当风，寒薄为皶，郁乃痤**（伤害了肌肉和筋，不能自主控制，半身出汗，半身不遂。出汗后皮肤湿又排不出即生粉刺，痤疮，即皮脂腺发炎，营养过度，足部感染，劳动后出汗又受风，受寒后生酒糟鼻，情志郁闷易生生粉刺）。(素问 3)

阳气者，精则养神，柔则养筋。开阖不得，寒气从之，乃生大偻（阳气开合不畅受了寒。腰背弯曲，骨关节病？）……**乃生臃肿**。

因于寒，欲如运枢，起居如惊，神气乃浮（有如门户没有关好，受了寒，有了动静就心神不安）。**因于暑，汗烦则喘喝，静则多言，体若燔炭，汗出而散**（因为暑热，汗出，烦渴，多言，身热如炭，给他发汗就可解）。**因于湿，首如裹，湿热不攘，大筋緛短，小筋驰长，软短为拘，驰长为痿**（由于湿气，头就如裹了头巾，湿热不退，大筋，小筋都受影响。软短为拘，长而松弛为痿。以上寒，暑，湿，气轮流交替，阳气乃竭）。**(素问 3)**

风是百病的开头，若能够保持清静，则腠理紧闭，虽有大风也不受侵害，病久了就会转化，阴阳上下不通，良医无策，阳气蓄积也会病死。初病就要正确的方法医治，草草的应对是要误事的。对于这种阳气蓄积，阻隔不通者，应采用通泻的方法治疗。人身的阳气，白天主司体表：清晨的时候，阳气开始活跃，并趋向于外，中午时，阳气达到最旺盛的阶段，太阳偏西时，体表的阳气逐渐虚少，汗孔也开始闭合。所以到了晚上，阳气收敛拒守于内，这时不要扰动筋骨，也不要接近雾露。如果违反了一天之内这三个时间的阳气活动规律，形体被邪气侵扰，则困乏而衰薄。(素问 3)

2.5 阴的营养

阴精的产生源于饮食五味。储藏阴精的五脏也可因五味失当而受伤。过食酸味会使肝气亢盛导致脾气的衰竭。过食咸味使骨骼损伤，肌肉短缩，心气抑郁。过食甜味使心气满闷，气逆作喘，颜面发黑，肾气失于平衡。过食苦味使脾气过燥，使胃气滞。过食辛味使筋脉败坏，弛纵，精神受损。调和五味使骨骼强健，筋脉柔和，气血通畅，腠理致密。这样骨就精强有力。重视养生之道并正确实行，就长期保有活力。（素问 3）[1]

2.6 阴阳平衡的重要性

阴不断的将营养输送給阳，阳则护卫身体免受外界侵害。如果阴不胜其阳，则血流急促，甚者发狂。阳不胜其阴，则五脏不协调，九窍不通。圣人做到阴阳协调，筋脉和同，骨髓坚固，血气皆从；如是则内外调和，邪不能害，耳目聪明。如外邪入侵，机体穷于应对，邪伤肝也。如饮食过饱，筋脉会受影响，肠癖为痔。饮酒过度，则气逆；勉强发力，肾气乃伤，（素问 3）

凡阴阳之要，阳密乃固，两者不和，若春无秋，若冬无夏。和之是谓圣度。故阳强不能密阴气乃绝。阴平阳秘精神乃治；阴阳离决精气乃绝（素问 3）。[2]

2.7 运气学说与疾病——气候变化对疾病发生的影响

运气学说，由五运和六气两部分组成。运指运行。五运指地球以外，太阳系的行星运行规律对地气候的影响的五种现象。气指大气。六气指风木、君火、相火、湿土、燥金、寒水，是形成气候变

---

[1] DJ 按：滋阴的目的在于固阳。五味适当，过犹不及。

[2] DJ 注：阴平阳秘四字是关键，阴阳之要，阳密乃固，阴阳不和，犹如有春无秋，有冬无夏。阴阳和是基础，是总纲。人要顺乎自然，不可逆自然而行，这是外因，条件。

化的空气形态因素。故又称五运六气。运气学说认为自然界有五运六气的变化可以影响人体五脏六经之气。运气学说见于《内经》。素问中有 7 篇大论都是讨论运气学说的。应当认为运气学说是内经中最有争议的课题。

古代人们用十个符号称为天干，另十二个符号称为地支。按照天干地支顺序排列，经过了 60 次排列又回到最初的循环。组合起来表示纪年的次序，也用它表示月，日，时的次序。例如各人的生日就可以用八个这种符号来表示。这样，卜者就可以用这种信息推算此人的未来。五运六气是研究阴阳，地之五行与天之六气(或六淫)在不同年份的对气候的预测。该学说是以阴阳五行学说为基础，运用天干地支纪年，纪月系统等为符号作为演绎工具，来推论不同年份，月份气候变化（有一套繁杂大推算方法）；并影响某一时期的多发病及其发展。

太阳历每年 365.25 日，每四年增加一天为 365 日。太阴历每月为 29 日 12 小时，每月或 29 天，或 30 天。农业生产主要受太阳历的影响。为了太阳历与太阴历相的适应，以月的对地的公转为一月，形成了三年一闰月，五年二闰月的太阴历法。这使演绎复杂化。运气学说就有些神秘色彩。天气的变化影响人的健康与发病，但是靠五行学说及天干地支纪年推演出某地某年某月将流行何种疾病就有些神秘化了。历代对运气学说存在着两种不同的看法。赞同者据其预测发病规律，进行疾病分类，确定相应的治疗原则等。反对者认为以天文历法推算气候的变化和疾病的发生必然命定，忽略了地区差异。因此，后世很多学者对此质疑，不讨论，或不屑一顾。

2.8 讨论

阴平阳秘学说，阴阳平衡是根本。贯穿整个内经思想。阴最好处于平稳状态，阳处于致密状态。二者处于相互平衡状态。这个平衡因人而异，如有人负重十斤，行走一里已经疲劳，有人负重二十斤，行走二十里仍不觉疲劳。二人体力不同，但是都在阴阳平衡的健康状态。平衡是状态，不代表能力。六淫干扰不可免，正如气压的改变既不可免，亦不能防。个人体力各异，对六淫伤害的防范也不同。但是避之远的策略对每个人都是有益无害的。这就是内经的思想。

气和阳是中医的基本概念。二者很相似又难分别。阳是无形的，抽象的，阴是有形的，具体的。譬如气为阳，血为阴。阳和气都容易受到损害。本章中论述，阴受到好的滋养则能补阳，但是过多的食物并不能补气补阳，阴受到滋养后阳也随之增强。过度的用补阳药物反而有害。本书第一章提到所谓膏梁厚味即指过度营养。谷物，蔬菜，水果是最好的选择，但也不能过量。

流行病学认为，传染病的流行要靠三个因素，即：

1，传染源；2，传染途径；3，易感人群。

在某个传染病流行以后，几年之内因为人群的免疫力增强了，易感人群减少了就不会再流行。这与上述的运气学说中的现象暗合，但不能证明运气学说的正确。

运气学说最重要的缺陷是：

1，改用世界通用的太阳历，就离开了运气学说的基础，它还能存在吗？

2，地球上很多地区不存在四季，只有干季和湿季，怎么办？

3，非传染性的疾病不会在某一年、某个季节集中发病。

第三章　五行与脏象

3.1 五行学说及概念

中国古代的哲学家认为自然界的一切事物都可以依照它的性质分为五大类。它们是木，火，金，土，水，合起来称为五行。自然界的组成离不开这五种事物，自然界的运转也靠这五种事物。它们的变化是自然界随之按一定的规律变化，人类的命运也随之变化。古希腊也有类似的学说，即四元素说，认为世界上万物都是由水，风，火，土四种元素构成。

五行相生：五行中只有木是与生命和生长有关的。生命和生长需要水分。所以水生木，不错。人类知道钻木取火，所以木生火合理。经火燃烧之后剩余的是灰，灰成为土的一部分，所以火生土也合理。在土地内发现不同的金属矿藏，所以土生金。金生水的解释是：古代先民观察到在金属的表面出现小水珠。

简而言之，木生火，火生土，土生金，金生水，水生木。循环不息。如图 3.1 所示，外边的元表示相生。

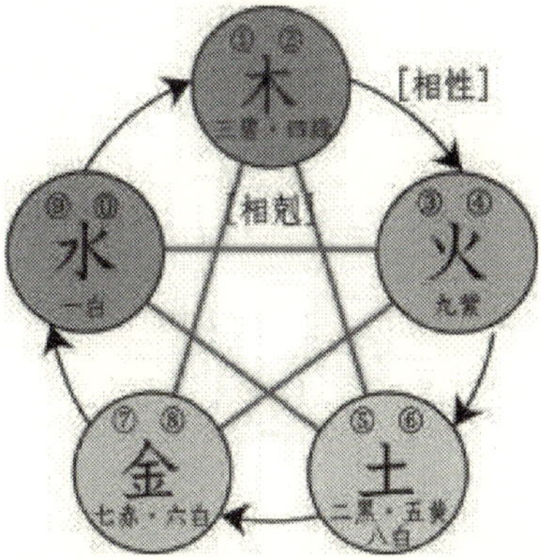

图 3.1.五行相生相克。外边的圆显示相生，内里的五角显示相克。

五行相克：五行相克的例子在自然界相当普遍。例如：树木生长在土中防止水土流失，木克土。洪水泛滥用土筑坝，使水流有序，土克水。用水止火防火之害，水克火。火可使金融化，火克金。金属的斧头砍伐木，用木取火，金克木。总之，自然界的五行相生又互限达到平衡。

五行的概念上升到五行学说，已经不限于五种元素，又延伸到其他方面。例如：木的特性是向上垂直生长。水的特性是向下流动，湿润。火向上燃烧，温暖。金坚硬，锐利。土是万物生长的基础。中国的中原地带土是黄色的。木是绿色的或蓝色的。火燃烧是红色的。金是白色的。水是黑色的（深水）。太阳从东方升起。木是唯一有生命，生长的。这样木代表东。南方的太阳最热，火就代表南。中原的土地是黄色的，土就是黄色，代表中央。北方的土是黑色的，水(深的水是)是黑色的，水代表黑色，指向北方。

表 3.1.五行的概念延伸

五行	方位	时序	五气	生化	五脏	腑	窍	体	志	色	味	音	声
木	东	春	风	生	肝	胆	目	筋	怒	青	酸	角	呼
火	南	夏	暑	长	心	小肠	舌	脉	喜	赤	苦	征	笑
土	中	长夏	湿	化	脾	胃	口	肉	思	黄	甘	宫	歌
金	西	秋	燥	收	肺	大肠	鼻	皮毛	忧	白	辛	商	哭
水	北	冬	寒	藏	肾	膀胱	耳	骨	恐	黑	咸	羽	呻

3.2 五行学说与五脏

阴阳五行学说在秦汉时期（200 BC-200 AD）是社会的主流思潮，政治经济社会都受它的影响。这个时期也正是《内经》成书的时期。当时的天人合一思想统治着哲学及医学。五行学说则把人体脏腑形体和自然界相类似的有关事物，归属于同一个五行系统，自然界是大宇宙，人是小宇宙。大宇宙影响小宇宙。人体五脏系统和自然界同类事物之间，存在着相互影响，相互促进和相互制约的关系，从而用以解释某些病理现象，并指导疾病的诊断和治疗。如天有阴阳，人有男女；天有日月，人有双目；天有四季，人有四肢；天有五行，人有五脏。**天有四时五行，以生寒暑燥湿风；人有五藏化五气，以生喜怒悲忧恐（素问 5）**。《内经》受当时天人合一学说的影响，认为天体的规律也必然反映到人体。

五行特点比喻说明五脏之某些生理功能特点：如木性条达曲直，有生发之特点，而肝性柔和舒畅且主疏泄，又主升发之气，故肝属木。火为阳热之象，有上炎之性，而心为阳脏主动，心阳有温煦作用，故心属火。土为万物之母，有生化、长养万物之特性，而脾能运化水谷精微，为气血生化之源，后天之本，故脾属土。金有清肃，收敛特性，而肺主呼吸，主肃降，故肺属金。水有湿润下行之特性，而肾能藏精，司主人体水液代谢之调节并能使废水下行排出体外，故肾主水。（素问 5）由此延伸，看人的五脏。**风胜则动，热胜则肿，燥胜则干，寒胜则浮，湿胜则濡泻**。下面将五行，五方，五脏，五味，五色，五官的归类分别列出：

东方生风，风生木，木生酸，酸生肝，肝生筋，筋生心，肝主目。其在天为玄，在人为道，在地为化。化生五味，道生智，玄生神。神在天为风，在地为木，在体为筋，在藏为肝，在色为苍，在窍为目，在志为怒。怒伤肝，悲胜怒；风伤筋，燥胜风；酸伤筋，辛胜酸(素问 5)。肝者将军之官，其荣在爪。肝恶风。

南方生热，热生火，火生苦，苦生心，心生血，血生脾，心主舌。其在天为热，在地为火，在体为脉，在藏为心，在色为赤，在窍为舌，在味为苦，在志为喜，喜伤心，恐胜喜；热伤气，寒胜热，苦伤气，咸胜苦(素问 5)。**心者，君主之官也，神明出焉。心合脉。心恶热；其华在面，为阳中之阳**。

中央生湿，湿生土，土生甘，甘生脾，脾生肉，脾主口.。其在天为湿，在地为土，在体为肉，在藏为脾，在色为黄，在窍为口，

其荣唇。在味为甘，在志为思。思伤脾，怒胜思；湿伤肉，风胜湿；甘伤肉，酸胜甘(素问 5)。脾胃者，仓廪之官，五味出焉。脾恶湿。

西方生燥，燥生金，金生辛，辛生肺，肺主皮毛，其荣毛，皮毛生肾。其在天为燥，在地为金，在藏为肺，在色为白，开窍于鼻，在味为辛，在志为忧。忧伤肺，喜胜忧；热伤皮毛，寒胜热；苦胜辛(素问 5)。肺者，相傅之官，治节出焉。肺者气之本。

北方生寒，寒生水，水生咸，咸生肾，肾生骨髓，髓生肝，肾主耳。其在天为寒，在地为水，在体为骨，在藏为肾，在色为黑，在窍为耳，在味为咸，在志为恐。恐伤肾，思胜恐；寒伤血，燥胜寒；咸伤血，甘胜咸（素问 5)。肾者，作强之官，伎巧出焉。肾合骨，齿为骨之余，其荣发。肾恶燥；肾主蛰，封藏之本。腰为肾之府。

五藏之气：故色见青如草兹者死，黄如枳实者死，黑如台者死，赤如血者死，白如枯骨者死，此五色之见死也；青如翠羽者生，赤如鸡冠者生，黄如蟹腹者生，白如豕膏者生，黑如乌羽者生，此五色之见生也。生于心，如以稿裹朱；生于肺，如以缟裹红；生于肝，如以缟裹甘；生于脾，如以缟裹栝楼实；生于肾，如以缟裹紫。此五藏所生之外荣也(素问 10)。

诸脉者，皆属于目；诸髓者，皆属于脑，诸筋者，皆属于节；诸血者，皆属于心；诸气者，皆属于肺。此四支八溪之朝夕也。故人卧血归于肝，肝受血而能视，足受血而能步，掌受血而能握，指受血而能摄。卧出而风吹之，血凝于肤者为痹，凝于脉者为泣，凝于足者为厥，此三者，血行而不得反其空，故为痹厥也(素问 10・五藏生成)[3]。

---

[3] DJ 评：根据五行相生，相克的学说，木克土可以解释为肝有病，如刚阳上亢，影响到脾胃，表现为食欲不振。但是用于到其他脏器就不一定恰当。如金克木应当解释为肺脏有病影响到肝，实际上肺脏有病，病人不一定易怒。肾水与心火也看不出相克的关系，但是中医提到心肾相交的协同的关系。五脏之气表现在颜面，颜色有光泽者健康，颜色晦暗者为病态。观察的正确。本节叙述有关五脏生理功能的特点是中医的基础，至今仍有指导

3.3 六腑的特性及功能

胆者中正之官，决断出焉。膻中者臣使之官，喜乐出焉。脾胃者，仓廪之官，五味出焉。大肠者，传道之官，变化出焉。小肠者，受盛之官，化物出焉。肾者，作强之官，技巧出焉。三焦者，决渎之官，水道出焉。膀胱者，州都之官，津液藏焉，气化则能出焉。凡此十二官者，不得相失也，以此养生则寿，殁世不殆，以为天下则大昌；主不明则十二官危，使道闭塞而不通，形乃大伤，以此养生则殃（素问 8）[4]。**脑、髓、骨、脉、胆、女子胞，此六者，地气之所生也，皆藏于阴而象于地，故藏而不泻，名曰奇恒之府（素问 11）**。

3.4 五脏彼此的关系

“脏”是指实心有机构的脏器，有**心、肝、脾、肺、肾**五脏，“腑”是指空心的容器，有小肠、胆、胃、大肠、膀胱等分别和五个脏相对应的五个腑，另外将人体的胸腔和腹腔分为上焦、中焦、下焦为三焦，是第六个腑。还有心包及膻中，一共是八腑还是七腑，内经也不统一。

3.4.1. 心与肺：心主血，肺主气。人体各脏器活动的维持，是有赖于气血循环来输送养料。血的正常运行虽然是心所主，但必须借助于肺气的推动，而积存于肺内的宗气，要灌注到心脉才能畅达全身。

3.4.2. 心与肝：心为血液循环的动力，肝是贮藏血液的脏器，所以心血旺盛，肝血也就充盈，既可营养筋脉，又能促进人体的正

意义。有些失之牵强。如肾者，作强之官，伎巧出焉，就很牵强。但限于时代的局限性，我们不能求全责备。

[4] DJ 按：三焦是中医藏象学说中一个特有的名词，六腑之一，位于躯体和脏腑之间的空腔，包含胸腔和腹腔，人体的其他脏腑器官均在其中，是上焦、中焦和下焦的合称。此外心包有的地方也称之为六腑之一。清代名医王清任借助他四十年的观察，在他的《医林改错》中指出人体并无三焦。

常活动。如果心血亏虚，引起肝血不足，则可导致血不养筋，出现筋骨痛、手足拘挛、抽搐等症。又如肝郁化火，可以扰及于心，出现心烦失眠等症。

3.4.3. 心与脾：脾所运化的精微，需要借助血液的运行才能输布于全身。而心血又必须依赖于脾所吸收和转输的水谷精微。另方面，心主血，脾统血，脾的功能正常才能统摄血液。若脾气虚弱，可导致血不循经。

3.4.4. 心与肾：心肾两脏互相作用，互相制约以维持动态平衡。在生理状态下，心阳不断下降、肾阴不断上升，阴阳相济保持平衡，称为“心肾相交”。在病理情况下，若肾阴不足，不能上济于心，会引起心阳偏亢，两者失调，称“心肾不交”。心肾不交证是因肾阴不足或心火扰动，两者失去协调关系所致的病证。心肾不交是心肾的关系失调，以心烦、失眠、耳鸣、腰酸、梦遗等为主要表现。常见于不寐。病因多因思虑劳神太过，或抑郁化火。[5]

3.4.5. 肝与脾：肝藏血，脾主运化而生血。如脾虚影响血的生成，可导致肝血不足，出现头晕、目眩、视物不清等。肝喜条达而恶抑郁，若肝气郁结，横逆犯脾，可出现腹痛、腹泻等。

3.4.6. 肝与肺：肝之经脉上注于肺，二者有一定联系，肝气升发，肺气肃降，关系到人体气机的升降运行。若肝气上逆，肺失肃降，可见胸闷喘促。肝火犯肺可见胸胁痛、干咳。

3.4.7. 肝与肾：肾藏精，肝藏血，肝血需要依赖肾精的滋养，肾精又需肝血不断的补充，两者互相依存，互相资生。肾精不足可导致肝血亏虚。反之，肝血亏虚又可影响肾精的生成。若肾阴不足，肝失滋养，可引起肝阴不足，导致肝阳偏亢或肝风内动的证候，如眩晕、耳鸣、震颤、麻木、抽搐、目干、视物昏花等。肝肾阴虚也

---

[5] DJ 按：1983 年我短暂在西雅图工作，忽然牙痛，经牙医检查诊断为牙周病。牙医说你也是医生，自己吃些口服抗菌素就好，不开药了。我想按中医考虑牙痛是火，吃些泻药就会好。我平时很少喝牛奶。喝太多了会腹泻。所以买了 200ml 冷牛奶一次服下，下泻后牙痛立止。现在考虑当时为肾阴虚，心阳偏亢引起牙痛。

称为肝肾亏损。症状主要兼有肝肾两脏虚损的症状。

3.4.8. 肺与脾：脾将水谷的精气上输于肺，与肺吸入的精气相结合，而成宗气(又称肺气)。肺气的强弱与脾的运化精微有关，故脾气旺则肺气充。因脾虚影响到肺时，可见食少、懒言、便溏、咳嗽等症。常用“补脾益肺”法治疗。又如患慢性咳嗽，痰多稀白，容易咳出，体倦食少等症，病证虽然在肺，而病本则在于脾，须用“健脾燥湿化痰”的方法才能收效。所谓“肺为贮痰之器，脾为生痰之源”，这些都是体现脾与肺的关系。

3.4.9. 脾与肾：脾阳依靠肾阳的温养，才能发挥运化作用。肾阳不足，可使脾阳虚弱，运化失常，则出现黎明泄泻，食谷不化等症。反之，若脾阳虚衰，亦可导致肾阳不足，出现腰膝酸冷、水肿等。

3.4.10. 肺与肾：肺主肃降，通调水道，使水液下归于肾。肾主水液，经肾阳的蒸化，使清中之清，上归于肺，与脾共同完成水液代谢的功能。肺、脾、肾三脏，一脏功能失调，均可引起水液滞留而发生水肿。肺主呼吸，肾主纳气，两脏有协同维持气机出入升降的功能。

3.5 腑与腑之间的关系

六腑的共同特点是传化水谷，它们之间的关系主要是在消化、吸收和排泄过程中的相互联系和相互配合。饮食摄入后，经胃至小肠进一步消化，以分清浊。清者通过脾的转输以营养全身；剩余的水液经肾入膀胱，成为尿液排出体外。浊者为糟粕，进入大肠为粪便，排出体外。在消化、吸收及排泄的过程中，胆汁助消化。六腑之间在病理上常相互影响，如胃有实热，伤及津液，可致大肠传导不利，出现便秘。大肠燥结，也会使得胃失和降，出现恶心、呕吐。此外脾胃湿热，常影响肝胆，出现黄疸。胆火过盛，则会影响至胃，出现呕吐苦水等症状。

3.6 脏与腑之间的关系

腑属阳为表。脏腑的表里是由经络来联系，即脏与腑的脉络彼此相通，互相作用，因此脏与腑在病变上能够互相影响，互相传变。脏腑表里关系是：心与小肠相表里；肝与胆相表里；脾与胃相表里；肺与大肠相表里；肾与膀胱相表里。

3.6.1. 心与小肠：经络相通，互为表里。小肠上端与胃相接，下端与大肠相连。承接胃所腐熟的水谷，进一步的消化和分别清浊，清者经过吸收后，通过脾转输到全身，供机体营养需要，浊者注经大肠排出。临床上凡遇水谷不分的下利，以及小便量和色的异常，辨证时多从小肠考虑。心与小肠通过经脉的相互络属构成表里关系。心经实火可移热于小肠，引起尿少、尿赤、排尿灼热等小肠实热的病证。反之，小肠有热，也可以循经脉上熏于心，则可出现心烦、舌赤糜烂等病症。

《金匮要略·胸痹心痛证治》云："胸痹之病，喘息，胸背痛，短气，寸口脉沉而迟，数。"胸痹，凝心脉、瘀血痹阻、心阴不足、心阳不足。治疗多采用通阳散寒、理气化痰、活血化瘀之法。临床多见胸痹伴水肿患者，症见心悸、胸闷、双下肢水肿。此属小肠泌别清浊功能失司水液停留所致，故从小肠治疗，在临床取得疗效。心肌梗死有时表现为急腹症，或腹痛有排便的感觉。这都是心与小肠相表里的表现。

3.6.2. 肝与胆：肝胆脏腑相联，经络相通，构成表里。胆汁来源于肝，若肝的疏泄失常，会影响到胆汁的正常排泄。反之，胆汁的排泄失常，又会影响到肝。故肝胆症候往往同时并见。

3.6.3. 脾与胃：脾喜燥恶湿，胃喜润恶燥；脾主升，胃主降。在功能上，胃为水谷之海；脾主运化。二者燥湿相济，互相为用。胃气以下行为顺，胃气和降则水谷得以下行。脾气以上行为顺，脾气上升精微物质得以上输。若胃气不降，反而上逆，易现呃逆、呕吐等症。脾气不升，反而下陷，易现久泄、脱肛、子宫下脱等症。由于脾胃密切相关，互相影响，所以在临证时常脾胃并论，并治。

3.6.4. 肺与大肠：经络相连，互为表里。若肺气肃降，则大肠气机得以通畅，以发挥其传导功能。反之，若大肠保持其传导通畅，则肺气才能清肃下降。例如：肺失其肃降之功，可能引起大肠阻滞，出现大便秘结。及时解除便秘，呼吸道的症状就可减轻。反之，大肠传导阻滞，又可引起肺肃降失常，出现气短咳喘等。这些现象已经成为很多肺科医师共识。

从胚胎学看肺和大肠都源于原始内胚层。肺经与大肠经相表里。肺经起于胃中脘的中焦，向下联络大肠。大肠经起于食指末端，沿食指桡侧，通过合谷、曲池等穴，向上会于督脉的大椎穴，然后进入缺盆，联络肺脏。正因肺与大肠相表里，大肠经的邪气容易进入肺经，肺经的邪气也可以表现在大肠经上。如果外邪就突破于外的阳经（大肠经），就会出现感冒发热，咽痛、牙疼，腹泻、便秘。进而外邪进入人体的内部——手太阴肺经。

3.6.5. 肾与膀胱：经络相通，互为表里。在生理上一为水脏，一为水腑，共同维持水液代谢的平衡(以肾为主)。肾阳蒸化，使水液下渗膀胱，膀胱又借肾阳的作用，通过自身的功能而排泄小便。在病理上，肾阳不足，可影响膀胱功能减弱而出现小便频数或遗尿；膀胱湿热，又可影响肾脏而出现腰痛、尿血等。[6]

3.7 营卫气血的学说

营卫气血虽然不归属在五脏范围内，但是在人体功能上有重要作用，也在本章内简单讨论。营、卫、气、血的学说是讨论人体生

---

[6] DJ 按：心包与三焦：经络相通，互为表里。有根据吗？《内经》里面并没有脏腑表里关系明确的的表述。所以，通常所说的“藏府的表里对应”，其实是一个没有依据的说法；如果一定要去理解，则它是一个省略表达法，它的正确表述应该是“对应藏府的经部或经脉的表里对应关系”。从现代生理学来看，肾阳不足影响排尿动能，立论不足，但是膀胱括约肌失灵是老年人的现实。谁来控制膀胱括约肌？恐怕不是肾。如果说肾阳不足应当是全身因素了。这个肾用中医补肾阳的方剂调理能讲得通。西医恐怕到此为止，说不上肾与膀胱排尿有什么联系。

命活动过程中所必需的物质和动力基础。气血在经脉中不断地运行。营、卫来源于水谷之精气，其生成要通过脏腑气化活动，然后分别营养人体各部。**灵枢 18 营卫生会说**：人受气于穀，穀入于胃，以传与肺，五藏六府，皆以受气，**其清者为营，浊者为卫。营在脉中，卫在脉外**：这里所谓“清”和“浊”主要是从功能上的差异而言。清是指营气的作用比较柔和，浊是指卫气作用的慓悍，无所不到。

营卫者，精气也。血者神气也。故血之与气，异名同类焉。“卫主气”，“营主血”，从所处位置而言，有“营行脉中，卫行脉外”之说。从作用方面讲，“卫”有捍卫于外的“保卫”作用，称为卫气，营“有充盈于内的”营养作用。素问•阴阳应象大论说：阴指营血，阳指卫气，提示了营卫气血之间的相互依存关系。“卫主气”，“营主血”，卫属阳而营用阴，阳主外而阴主内。

“营卫”主要体现在功能方面，“气血”主要体现在物质基础方面。**素问 · 阴阳应象大论说：阴在内，阳之守也；阳在外，阴之使也**。提示了营卫气血之间的相互依存关系。清代叶天士的《温热论》在这个基础上，把温病传变划分为卫气营血四个阶段，作为临床上辨证施治的纲领。这些阴阳、内外、守(内守)使(运行)等概念成一个的理论体系。

气与血：人身以气血为本，人之有形不外血，人之有用（功能）不外气. 气血平和，阴平阳秘，则身安无病。气血不和，阴阳失调，则疾病生。由此而言气血为患是疾病产生的重要本质之一。气为血之帅，气行，血行。气滞则血瘀。二者关系密切，互为依存。气虚时应补阳。血虚时应滋阴。肾阳虚时除了用熟地滋阴之外还用补阳气的药如附子，肉桂等。用活血祛瘀方剂时需要增加些补气的药。

3.8 讨论

在两千多年前用五行学说认识世界是一个哲学思潮。无独有偶，当时的古希腊用四元素说解释世界的构成，认为世界的事物都是有水，风，火，土构成。用五行学说的理论比喻和解释世界事物及人体五脏和它们之间的关系，在当时是一种进步。某些论点也可以自圆其说。

但是应用在人体往往与实际出入太大，捉襟见肘，过于牵强。如脾在生理上并无消化功能，心脏也不是主思想的器官。人体也不存在三焦，膻中这两个脏器。为了适应五行对应五脏，六腑就变成了五腑，在 3.1 五行归类表中，三焦只好去掉了。在同一个表 3.1 九窍也成了五个。食管这个位于心脏后方，在人体约长 25 厘米。连接咽部与胃的器官，在内经竟然一字不提。胰腺位于胃后方，分泌多种消化酶，入十二指肠，与胆汁共同消化多类食物。这两个器官既不在脏，也不在腑。在内经中也不见述及。有其名无其实的三焦却能占一席之地。能多处出现，几千年不肯退位。抱残守缺，因循守旧，销足适履之事层出不穷，而且顽固。应当说是阻碍中医学术进步的重要因素。

人类认识史的发展长河是不断前进的，永无止境。中医是科学的一个分支，也应当不断在修正的过程中提高认识。内经的理论形成，过去全凭人们的思辩，推测。实践过程中间，当检验理论的完善性，逐步完善。由于受当时崇古及唯上的思想束缚，及当时道家思想的过度延伸，五行学说对于医学的过度延伸，很多处不能自圆其说。受当时政治制度的影响，应用某些词句如，君主之官，将军之官，相傅之官，决渎之官的比喻，不一定十分恰当，也应当修改提法，赋与新意。不应当存在任何借口，千年不变。当然，中医学术自成一统，固化很深，牵一发而及全身，重大修改并非易事。望中医界有志之士知难而进，慎思后而行之。

第四章　中医的诊断

4.1 诊断的目的

在古代，对医生诊断的要求主要是断生死，定轻重，什么病。病情顺逆发展，决定治法和估计预后。这些在《内经》中多次出现。诊断的方法则是四诊，即望、闻、问、切。达到明了患者的病情即病的性质，即阴阳，表里，寒热，虚实。所谓八纲。

看病的诊室环境要安静，明亮。上午最好，饮食未进，宜在未活动状态，如果病人去医生诊室处就诊，应在休息一段时间后，再开始诊病。患者与医生应有一个适于谈话的环境。

4.2 四诊

古人云：望而知之谓之神，闻而知之谓之圣，问而知之谓之工，切而知之谓之巧。

望诊：《内经》用**察面色，观察五藏有余不足，六腑强弱，形之盛衰，以决死生之分**。黄欲如面色赤欲如白裹朱，不欲如赭（即中药赭石，暗红色）；面色白欲如鹅羽，不欲如盐（此处应为土制粗盐）；**黄欲如罗裹雄黄，不欲如黄土；黑欲如漆色，不欲如地苍**（尘土色）**(素问 10.17)**。总之面部的颜色不论何种颜色都要有光泽，面色晦暗表明不健康，或有重病(素问 10)。其次观察病人的胸腹，皮肤，四肢，活动状态，步态，坐姿，面部表情，语言，应对，如声音低微，语言不避亲疏；精神涣散，双目不能集中，无神；背曲肩随者；不能久立，久行；大小便失禁，均属重证（素问 17）。

舌诊：在中医诊断很重要，特别是消化系的疾病。主要看舌质颜色，有无舌苔。舌质深红，干燥为热象，舌质淡白，湿润为寒象。

舌有黄苔为热，舌有黑苔为凶险。舌诊对有关阴虚，阳虚的诊断也很重要。内经中略有提及如**恶风寒，舌上黄，身热**(素问 32 •刺热)。后世医家对舌诊描述非常细致，有关的文字，专著也很多。西医也观察舌诊。认为；舌为胃肠道的镜子。看舌诊时，同时可知口腔有无恶嗅。

看“指纹”是古代医家诊断小儿疾病的手段之一，多用于 3 岁以下小儿，这是由于 3 岁以内小儿的皮肤娇嫩，“指纹”显示清晰，易于观察。3 岁以上“指纹”隐伏于皮肉之内或基本消失，不易观察故不再用。“指纹”是指小儿食指掌面靠拇指一侧的青筋。前人将“指纹”称作“虎口三关”，即风、气、命三关。近拇指为风关，近食指尖一方叫命关，二者之间叫气关。正常小儿的“指纹”应该红黄相间，隐隐见于皮肤之中。如果有病缠身，则“指纹”的颜色、部位、浮沉，都会产生相应的变化。古人将小儿“指纹”的这种变化，概括为四句话：**浮沉分表里，红紫辨寒热，淡滞定虚实，三关测轻重**。

疾病在表，则小儿的“指纹”浮浅于表面。疾病在里则“指纹”深伏于肌肤之内。小儿食滞内伤，病属寒，则“指纹”呈红色。如外感风寒，“指纹”应鲜红而表浅。若“指纹”淡红而沉于内，则为脾胃虚寒。病属热，“指纹”应见紫色。如外感风热“指纹”紫而表浅。若“指纹”紫暗而沉于肌肤之内，则显示邪热郁滞于体内。“指纹”紫黑为热邪深伏，郁闭血络，病情危重。“指纹”颜色淡淡，以手推之则“指纹”消失，推后复见，多指示病为虚证，淡红为气血不足，为体虚；淡紫为体虚而有热，显示有虚火。

“指纹”推之不动，颜色无变化，多说明病为实证，或病邪稽留体内。如痰湿内蕴、食滞内伤、邪热蕴结等病。如患病较轻，“指纹”仅见于风关。若“指纹”延至气关之上，说明病情较重。如果命关也见到了“指纹”，甚至穿过命关向指尖延伸，称之为“透关射甲”，预示疾病十分危险。小儿的外感病、脾胃病通过看“指纹”来诊断准确率较高。但是看“指纹”只是诊病方法之一，若完全靠“指纹”诊病难免会有偏颇。所以应四诊合参方能力保诊断准确。

闻诊：病人声音是否洪亮，声音大小，语调，情绪，语言表达是否有条理，清晰与否，有无特殊气味。

形与神的关系：荣卫气血（注：此处不可与营卫气血相混）的变化虽不显露于外，而医生却能综合分析，做出判断，然后调治。因此医生对于疾病每有先见之明，这是学识经验丰富的医生不同于一般人的地方。在人劳累时汗出腠理开，偶而遭受虚风，伤人轻微，无明显病状表现之时，就给以早期救治，所以称为“上工”。

形就是反映于外的体征，体表只能察之概况，但只要问明发病的原因，再仔细诊察经脉变化，则病情就清楚的摆在面前。外部有形迹可察所以叫做形。什么叫神？所谓神就是望而知之，虽然没有听到病人的主诉，但通过望诊，眼中就明了它的变化，亦已心中有数，得出这一疾病的概念，这种心领神会的独悟不能用言语来形容，只能是经验丰富的医生多年经验的积累。

问诊：病情经过发展，发病的天数，初发或复发，食欲，饮食，大小便，睡眠等。医生与病人谈话中可以判断患者者的情绪，语言，思维是否清晰，有无条理。以此验证从视诊观察到的问题。这是远程诊病不易得到的。

切脉：位置：三部九侯上部：两额之动脉，两颊之动脉，耳前之动脉。中部：按手太阴经以候肺；按手少阴经以候心；按手阳明经以候胸中之气。下部：足背动脉。按足厥阴经以候肝；按足太阴经以候脾胃；按足少阴经以候肾。现在临床已很少人采取三部九候。

人迎，气口脉的位置内经并无详细论述。一说人迎穴即颈部後节旁的颈总动脉。此处容易扪及。医生可以立于患者身后用手指触诊。另一说法即，左人迎，右气口。另有人认为人迎在手关前一分、左手人迎，右手气口。因为《素问 9》及《灵枢 9》有相当篇幅谈及人迎与气口脉的强弱。人迎若在颈部则两个血管粗细相差较大，比较近乎不可能。但是内经上没有明确表述人迎与寸口的关系。气口是否就是寸口，即手腕后的挠动脉。中医脉诊的位置，在手腕后可以扪及挠动脉博动的区域大约有 5 厘米。在此扪到寸关尺三脉并无困难。若是再分出人迎（气口）的位置就恐怕不易了。

切脉法：寸关尺，即挠动脉远端手腕以上。用三指尖垂直接触。三处轻按，再重按及中按。三指可共按，也可分别按。医生用指尖感知脉搏的浮，沉，迟，数。

平人脉象：如果一呼与一吸脉各三次为数。人一呼一吸脉跳动八次以上是精气衰夺的死脉。医生无病，可以用医生自己的呼吸来计算病人脉搏至数。人一呼脉一吸脉跳各两次为平脉。胃为水谷之海乃人体气血生化之源，所以胃气为健康人之常气。脉搏代表人体健康常态，血管的弹性，血液在血管内的充盈度，血液在血管内流动是否通畅，这些都可以在指尖的触觉感受出来。但是感觉不能用客观的指标反映出来，也属于心中了了，指下难明，有口难清。

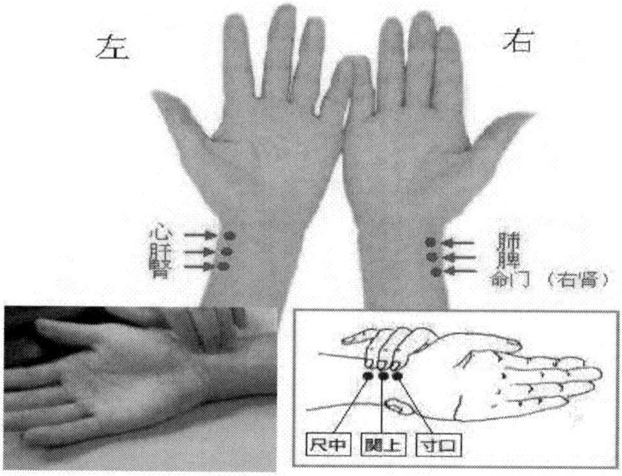

图 4.1 切脉位置图

独取寸口：多年的经验表明三部九侯的诊脉法实行起来并不方便。颈部的人迎穴虽可以反映脉搏的信息，但是一如头部，足部的诊脉除非特殊需要也不易为人接受。采取寸口诊脉有利于医生患者交流，有利于医生视诊，触诊。侯脉增加了医生观察，思考的时间，增加了诊病过程的神秘感，从而增加了患者的信任感。医生和病人都会欢迎这个过程。

劳动，惊恐，喜乐，兴奋时脉搏会有增速。妇人手少阴脉动甚者，妊子也。喜脉很大程度是猜测，缺乏严格的实验根据。

四季脉区别：春日浮如鱼之游在波。春脉如弦软弱轻虚而滑。夏日在肤泛泛乎万物有余；夏脉如钩，来盛去衰。秋日下肤，蛰虫将去；秋脉如浮，气来急去。冬日在骨，冬脉沉以博。

春脉如弦，脉气来时软弱轻虚而滑，端直而长如弦。夏脉如钩：来时充盛，去时轻微，犹如钩之形象主应心脏。秋天脉如浮，主应肺脏，脉来时轻虚以浮，来急去散。冬脉象如营，脉气来时沉而搏手，冬脉应肾脏……(素问 19)。所谓脉与四时相逆，是春见到肺脉，夏见到肾脉，秋见到心脉，冬见到脾脉，其脉皆悬绝无根，或沉涩不起，这就叫做逆四时。如五脏脉气不能随着时令表现于外，在春夏的时令，反见沉涩的脉象，秋冬的时令，反见浮大的脉象，这也叫做逆四时。(素问 19)

以上四季分别代表每一个脏器。现在讨论脾脏。**帝曰；四时之序，逆从之变异也，然脾脉独何主？**（春夏秋冬四时的脉象，有逆有从，变化各异，但独未论及脾脉，究竟脾脉主何时令？）。**岐伯曰：脾脉者土也，孤藏以灌四傍者也。帝曰：然则脾善恶，可得见之乎？岐伯曰：善者不可得见，恶者可见。帝曰：恶者何如可见。岐伯曰：其来如水之流者，此谓太过，病在外；如鸟之喙者，此谓不及，病在中。帝曰：夫子言脾……**（素问 19）

简而言之；正常的脾脉不可见，只在病时才可见。那么，我们日常诊脉时右侧腕部侯的“肺脾肾”的“脾”究竟包含的是什么信息？

主要病脉：内经中关于脉象的描述甚多。以后的医书根据脉搏的不同，最常记载为 28 种不同的脉。常见的有浮，沉，迟，数，滑，涩，虚，实，洪，微等。二十八脉记起来也不容易，区别起来更不容易。所以古人形容为”明于书未必明于心，明于心未必明于手，心中了了，指下难明。”

把脉搏归类为：浮沉，迟数二组，即是否容易扪及为浮沉。以医生的每一呼一吸称为一息，每一息 3 次为平脉。少于 3 为迟，多于 5 为数。浮而无力是弱，浮而有力为洪。脉沉无力是弱，脉沉有力是为实。迟而有力滑脉，迟而无力缓与涩。数而有力紧与弦，数而无力为芤（kou）脉。浮迟是表虚，浮数是表热，沉迟是里冷极，沉数是里热炎。有三种节律不整的的脉即结脉，代脉及散脉也可以归入迟数组。这样一共有十几种有关脉的描述也应满足临诊需要了。

形与脉的关系：所谓形就是身体外部可以察知的表现。**内经说：凡治病，察其形气色泽，脉之盛衰，病之新故，乃治之无后其时。形气有余脉气不足，死。脉气有余形气不足，生。**

治病必先诊察形体盛衰，气之强弱，色之润枯，脉之虚实，病之新久。病人形气相称是可治之症；面色光润鲜明病易愈；脉搏与四时相适应为可治；脉来弱而流利，是有胃气的现象病易治，必须抓紧时间治疗。形气不相称此谓难治；面色枯槁没有光泽病难愈；脉实而坚病必加重；脉与四时相逆为不可治。必须审察这四种难治之证[7] 清楚地告诉病家。

热病脉宜洪大而反静，泄泻脉应小而反大，脱血脉应虚而反实，病在中而脉不实坚，病在外而脉反坚实。这些都是症脉相反，皆为难治。（素问 19 • 玉机真藏论）

4.3 八纲辩证

医生检查以后对病人会有一个总体的判断。对病人的表现分为阴阳，表里，寒热，虚实八个方面，作出判断。这就是八纲。

阴阳：阴、阳代表性质或状态，如天与地、上与下、动与静、寒与热、虚与实等；不仅互相排斥，也是互为依存。阴阳对立统一。阴阳在人主身心、气血。身为阴、心为阳，形体为阴、情志为阳；气为阳，血为阴。常人处于阴阳平衡的状态。病人失去了这种平衡，表现为阳亢，如发热，脉数，兴奋，便黄；或表现为阳虚，如气短，

[7] DJ 按：诊脉是重要的，但不是唯一的，必须综合的看。

大便稀，小便白，萎靡等。

表里：是阴阳对应的部位和位置，又是阴阳气血所体现的部位。身与心为表里、脏腑与经脉为表里；脏腑表里，肝与胆为表里，心与小肠为表里，脾与胃为表里，肺与大肠为表里，肾与膀胱为表里，…… 经脉表里：足阳明、太阴为表里。足少阳、厥阴为表里。足太阳、少阴为表里，是谓足之阴阳表里。手阳明、太阴为表里，手少阳、心包为表里，手太阳、少阴为表里，是谓手之阴阳表里。发热病人初期畏寒，面赤，脉数而大，病在表。

寒热：有了体温计，一般区别寒热并无困难。在某些慢性病，疑难病，寒热并存，就需要仔细辩证。寒热的内涵不仅仅是体温的高低，寒热是气血、身体的状态。寒为阴，热为阳。寒多阳虚，热多阴虚。肾阴虚患者表现，自觉五心潮热，急躁，口干，便秘等热象，但是体温并不高。不是用一只体温计就可以判断的（参阅章节 8.4，8.5）。寒热表里是用以辨别寒热所在脏腑、经脉的位置。

虚实：素问 28 通评虚实论说：**邪气盛则实，精气夺则虚**。大热病气热脉满是谓实。**大热病人，邪气甚热，而脉象又盛满，内外俱实，便叫重实**。气虚是由于精气虚夺，语言低微，不能接续。所谓尺虚是尺肤脆弱，行动怯弱无力。所谓脉虚是阴血虚少的脉象。总之脉象滑利的随病可生，要是脉象涩滞就要死亡了。

虚实是气血、寒热数量的多少。阴阳虚实是阴阳二气的多少。表里虚实是阴阳气血在身体脏腑、经脉具体位置的深浅。如何辨别阴阳虚实？阳虚症状为：寒湿体质：气息郁闷，乏力，怕风恶寒，昏睡无神，耳聋目盲，腹中坚结，不欲饮食，大便溏泄，肾虚遗尿，尿频遗精。阴虚症状为燥热体质：上热下寒、头晕目眩，口干无津，口渴多饮，口苦干呕，盗汗，气虚乏力，耳鸣，失眠，心中烦满，胸胁支满，便秘等。

中医界存在肾无实证，肝无虚证的说法，已有数百年之久。前者普遍为医家接受。后者尚存争议。

4.4 六经辨证

中医辨证方法之一。以太阳、阳明、少阳、太阴、少阴、厥阴来划分疾病的深浅及邪正盛衰。乃汉代张仲景在《素问 31 · 热论》的基础上，结合伤寒病证的传变特点总结而成。多用于外感病的辨证。

六经即太阳、阳明、少阳、太阴、少阴、厥阴。六经病证即太阳病、阳明病、少阳病、太阴病、少阴病、厥阴病。六经病症可以使各自独立的病症，也可以是疾病过程的一个阶段。六经辨证即以六经病证作为辨证论治的纲领，概括脏腑、经络、气血的生理功能和病理变化，用以说明病变部位、性质，正邪的盛衰，病势的趋向，以及六经病之间的传变关系。

六经病证从病变部位上讲，太阳病主表，阳明病主里，少阳病主半表半里，而三阴病统属于里。三阳病证以六腑的病变为基础，三阴病证以五脏的病变为基础。所以说六经病证实际上基本概括了脏腑和十二经脉的病变。但由于六经辨证的重点，在于分析外感风寒引起的一系列的病理变化及其传变规律，因而不能等于内伤杂病的脏腑辨证。从病变的性质看，三阳病多热，三阴病多寒；三阳病多实、三阴病多虚。可见六经辨证也寓有八纲辨证的思想。

病邪从外侵入，逐渐向里传播，由这一经的证候转变为另一经的证候，称为传经。传经与否，主要取决于受邪的轻重、病体的强弱和治疗得当与否。传经的一般规律有：

① 循经传。就是按六经次序相传，如太阳→阳明→少阳→太阴→少阴→厥阴，或太阳→少阳→阳明→太阴→少阴→厥阴。

② 越经传。不按上述循经次序，而是隔一经或隔两经相传，如太阳病不愈，不传少阳而传阳明或太阴。

③ 表里传。是互为表里的两经相传，如太阳传少阴。

4.5 营卫气血辩证（参考第三章 3.7 节）

中医以卫、气、营、血为纲，根据温病（发热病）的发生、发展及症状变化的特点，区分病程阶段、归纳证候类型、决定治疗原则，并推测预后转归。清代温病学派（主要急性发热性疾病）发展了卫气营血的学说，对卫，气，营，血的辨证纲领深入分析并概括如下；

1. 卫分证常见于外感热病的初期，是温热病邪侵犯肺与皮毛的证候。因肺外与皮毛相合，主一身之表，与口鼻相通，因而卫分证候属表。表现为：发热、微恶风寒、或伴有头痛、身疼、咽干、咳嗽、苔白、脉浮等。

2. 气分证是温热病邪由表入里，阳热亢盛的证候。多由卫分证转化而来。其特征为：身不恶寒反恶热，汗出而热不解，舌红，苔黄，脉数。气分病变涉及脏腑较多，证候类型亦较复杂，

3. 营分证为病邪内陷营阴的深重阶段，病位多在心与心包络。以营阴受损，心神被扰为特点。症见身热夜甚，口干而不甚渴饮，心烦不寐，甚则神昏谵语。或见斑疹，舌红绛，脉细数。热闭心包者，症见身热灼手，时时昏谵，或昏愦不语，舌红绛，脉细数。营热阴伤多由气热伤津逐渐发展而成。

4. 血分证为邪热深入血分而引起耗血动血的证候，是病变的最深重阶段。累及心、肝、肾为主。其特点是：身热，躁扰不安，或神昏谵狂，吐血，衄血，便血，尿血，斑疹密布，舌质深绛，脉细数。若见高热神昏，四肢抽搐，颈项强直，甚则角弓反张，牙关紧闭，舌红绛，脉弦数，为热盛引动肝风之象。若见持续低热，暮热早凉，盗汗，心烦失眠，口干咽燥而饮水不多，手足心热及颧红，舌红少津，脉细数，为邪热久留血分，灼伤肝肾之阴所致。

4.6 讨论

内经提倡全面仔细的评估。要求诊有十度：脉度，藏度，肉度，筋度，俞度（指了解患者的脉象，五脏的虚实，肌肉及筋的强弱，经络穴位情况。五方面，左右两侧故称十度。并无量化评定，只是估计）。诊无常行，诊必上下，定五度之事，知此乃足以诊。知左不知右，知右不知左，知上不知下，知先不知后，故治不久。知醜知善，知病知不病，知高知下，知坐知起，知行知止，诊道乃具，万世不殆（若能知晓患者的高下，坐起，行止，左右各方面，就通晓诊断的原则，不会出错）。（素问 80）

在没有体温计的时代，很难测知体温的高低。在没有钟表的时代，也很难测知脉搏的快慢与否。1867 年英国研制出专门用于测量人体温的温度计，并一直被沿用至今。中国古代的医生就知道用自己的呼吸判断病人的脉搏的快慢。正常人平静的状态呼吸每分钟 18-20 次。每一呼吸脉搏 3 次约合 60 次/分，每一呼吸 5 次以上就已经不正常了。再加上触诊皮肤发热就可以诊断是外感了。诊脉时可以测得脉的浮沉迟数及某些心律不齐。用对病人的视诊，触诊，问诊得到的的信息综合判断，一个有经验的医生是可以取得正确的诊断施以正确的治疗，帮助很多患者恢复健康。这是中国古代医学的重要的贡献。

毕竟靠感觉判断，费时间积累且无案可查。脉诊仪的需要是很现实的。目前市场上已经有多种脉波仪或脉搏记录分析仪供应。大多数是模拟脉诊的触觉（压力）的变化，描绘出的波形，分析波形。脉象仪的研制技术上并不存在特殊困难。近年来已经有多所研究单位及厂家制成。存在的主要问题是对脉搏图形的解读。影响构成脉搏图的因素有心脏搏动，血管的弹性，受试者的年龄及测试的环境，季节及室温。对同一病人的切脉后的认识，不同医生有很大出入。对脉象图的图形的定性离散度很大。需要有多个有经验的医生反复应用，分析图形，总结出一个解释，及为大家能够接受的标准。可以认为脉象仪正在研究中。脉象仪最终能否为广大医生接受，尚待实践评定。反思应用心电图（EKG）的历史经验，从得到满意的图形到正确解释图形的意义，有一个相当长的过程。脉图的认识和理解也应当有一个较长的过程。

左右手的脉能反映不同的脏器的信息吗？左侧侯心肝肾，右侧侯肺脾肾真的如此吗？左侧锁骨下动脉畸形，病变可以影响脉搏的形态，也可以影响血压。在左右两侧上肢动脉都没有异常的情况下，它们反映的是同一心血管系统的信息，不可能反映不同脏器的信息。从人指尖触知（诊脉）得到的信息，因医生的经验不同，常常会因人而异。如：同一个病人有的医生诊断为弦脉，有人认为是滑脉。这在许多中医书籍中都有同样记载。因此我们不能过度解读诊脉的信息。一定要靠四诊的全部信息，形与脉、形与神综合考虑，才能做出正确的诊断。

诊断水平的提高有赖于医生一生的努力。所谓望而知之谓之神，在于医生经验的积累及灵感，从仔细地体检而察知的蛛丝马迹得出的判断。在 100 年以前，人类刚刚发明了医用放射诊断设备和心电图机，医生的诊断方法主要靠的是医生的肉眼观察。无论中医西医概莫能外。有经验的医生得从一些微小的变化察知重要的线索。本人工作过的医院的实例，如从患者的蜘蛛痣考虑到肝硬化，由痛风石考虑到痛风病的可能；由患者的气味想到宫颈癌，进而确诊。实验室的仔细检查发现钩虫病引起的贫血，从非流行区咳血患者的血痰涂片上发现肺吸虫虫卵从而确定诊断。这样的例子不胜枚举。

当然也有因为粗心大意误诊的例子。如患者为肺结核及糖尿病，急腹症以阑尾炎手术，后因合并症死亡。若能在手术前一次胸部透视或一个血糖或尿糖测定，就可以避免这样的的悲剧发生。另一个病例发生在上世纪五十年代。女性，20 岁，高热，神志模糊，以发热原因待查急诊，住内科。体检未现异常，血液白细胞增高，胸部透视未见异常，后经主治医师查房，发现右耳后压痛，请耳鼻喉科会诊，诊断为中耳炎，乳突脓肿，转科，手术。此例经过三，四位医师检查均未发现右耳的异常，延误诊断。看来，医生的认真，仔细，负责，努力学习的工作作风永远需要，无论是中医或西医都是如此。

中医的诊断的方法 2000 年没有大的进步。这是中医最大的短板。近二三十年放射诊断学及其他诊断方法的进步，使早期诊断肝癌，乳癌，肺癌，食管癌，胃癌，宫颈癌成为可能。这是凭肉眼观察或诊脉是不可能达到的。乳腺癌的钼靶 X 线照片已经行之有效，并用于普查诊断早期乳癌几十年。自从应用检查血液甲胎蛋白可以早期诊断肝癌以后，检出很多小肝癌。这些患者接受了手术切除，并且得到治愈。AFP 还可以作为随诊的检查方法，检查出那些术后复发的病例。上世纪八十年代，河南省在食管癌高发区作细胞学及食管镜筛查工作。对早期食管癌 200 例做了手术切除，五年治愈率在 90%以上。在我曾工作的医院，近年连续两位中年医生用 CT 检出早期肺癌。他们的病变都在 3mm 左右，其中一位在右侧上中两叶各发现一个。他们接受了手术，组织学切片证实为肺腺癌。两人现在均痊愈并恢复工作 10 年以上。此些年来城市空气污染严重，居民肺癌发病率高升。某些经济富裕的地区，某些公司或医院为其职工作年度体检时就包含胸部 CT，同时会检出几例早期肺癌，使得治愈效果提升。门诊体检血糖是必查的一项，由此诊断出的糖尿病每年不止万千，使这些病人得到及时早期治疗。中医师应当学习早期检查疾病的知识，在早期防病上尽自己的责任。

中医也应当学习西医的先进的诊断方法，不应当拒绝。学会看化验单，看影像学的报告。加上中医的本门功夫，就会如虎添翼。我们不能泥古不化，拒绝新鲜事物。但是只靠器械和实验室诊断也是不够的。医生的智慧，综合能力，推测，判断是永远需要的，而且是第一位的。预防的筛检是十分重要的，可以算是中医治未病思想的延伸吧。

第五章　中医药物治疗原则

5.1 简介

《神农本草经》与《内经》可能为同一时期或稍后时期的书，也是中国第一部本草书。该书记载植物，动物，矿物药物 365 种。这些药物现在仍是中医日常应用的药物，如人参，当归，附子，半夏，青蒿等。书中把药物分为上中下三品。上品是可以经常服用有补益作用的的药物，中品有些可以用于补益，下品是有一定毒性的药物，不能久服。相当数量的食品也有药物的作用，称之为药食同源，如生薑。大枣，肉桂等。内经和本草中的药物，按寒热温凉四气和酸、苦、甘、辛、咸五味分类。四气五味是药物的基本性情，可针对疾病的寒、热、湿、燥性质的不同选择用药。寒病选热药；热病选寒药；湿病选温燥之品；燥病须凉润之流，相互配伍。参考五行生克的关系，对药性清晰了解，才能选药组方，配伍用药。

《神农本草经》撰人不详，原书早佚。现行本为后世从历代本草书中集辑的。较早的有魏晋之际的补注本《名医别录》，梁陶弘景的《本草经集注》(494 AD)，现存最早的辑本为明卢复辑《神农本经》(1616)，流传较广的是清孙星衍、孙冯翼辑《神农本草经》(1799)。最早的国家药典为《唐本草》。明李时珍著《本草纲目》内容翔实丰富，是中国，也是世界权威的巨著，影响至今数百年。明清另一些本草的内容偏重个人用药的经验（如陈士铎《本草新编》)，与临床应用更为贴近，不求药物品种齐全。

5.2 中药物的性质

5.2.1 药物的五味

相传神农尝百草辨别药性。在漫长的历史时期先民与多种不同的植物接触，品尝植物的性味，了解了它们的品味，用他们充当食物，治疗疾病。这就是药食同源。《素问·22》说：肝色青，宜食甘，粳米牛肉枣葵皆甘。心色赤，宜食酸，小豆犬肉李韭皆酸。肺色白，宜食苦，麦羊肉杏薤皆苦。脾色黄，宜食咸，大豆豕肉栗藿皆咸。肾色黑，宜食辛，黄黍鸡肉桃葱皆辛。辛散，酸收，甘缓，苦坚，咸软。……毒药攻邪，五谷为养，五果为助，五畜为益，五菜为充，气味合而服之，以补精益气。此五者，有辛酸甘苦咸，各有所利，或散，或收，或缓，或急，或坚，或软，四时五藏，病随五味所宜。五味的本义是指药物和食物的真实滋味。中药性能“入口则知味，入腹则知性”，因此古人用滋味来解释药的作用。而在医学则以作用为概括药物作用的理论，这样就形成了最初的五味理论。药性的五味是指药物有酸、苦、甘、辛、咸五种不同的味道，因而具有不同的治疗作用。有些药物还具有淡味或涩味，因而实际上不止五种。但是，五味是最基本的五种滋味，所以仍然称为五味。

药物五味的认定：首先用人的感觉器官辨别出来的。五味不仅是药物味道的真实反映，更重要的是对药物作用的高度概括。自从五味作为归纳药物作用的理论出现后，五味的“味”也就超出了味觉的范围，而是建立在功效的基础之上了。因此，本草书籍的记载中有时出现与实际口尝味道不相符的地方。总之，五味的含义既代表了药物味道的“味”，又包含了药物作用的“味”。《内经》云：**“辛甘淡属阳，酸苦咸属阴。”《素问 22 · 藏气法时论》**指出：**辛散、酸收、甘缓、苦坚、咸软**。这是对五味属性和作用的最早概括。**五味入胃，各归所喜，酸先入肝，苦先入心，甘先入脾：辛先入肺，咸先入肾**。**久而增气，物化之常也**。下面分述五味的特性。

① 辛“能散能行”，即具有发散、行气、行血的作用。一般来讲，解表药、行气药、活血药多具辛味。因此辛味药多用治表证及气血阻滞之证。如苏叶发散风寒、木香行气除胀、川芎活血化瘀等。此外《内经》云：“辛以润之”，就是说辛味药还有润养的作用。

② 甘“能补能和能缓”，即具有补益、和中、调和药性和缓急止痛的作用。一般来讲，滋养补虚、调和药性及制止疼痛的药物多具有甘味。甘味药多用治正气虚弱。如人参大补元气、熟地滋补精血，黄芪能够补气。淡具有渗湿利水的作用。不少利水渗湿的药物都具有淡味。淡味药多用治水肿、脚气、小便不利之证。如通草、茯苓、猪苓、泽泻等。内经未提淡味。后世医家有人主张淡附于甘。

③ 酸能收能涩，即具有收敛、固涩的作用。一般固表止汗、止咳、止泻、固精缩尿、固崩止带的药物多具有酸味。酸味药多用治体虚多汗、肺虚久咳、久泻肠滑、遗精滑精、遗尿，尿频、崩带不止等证。如乌梅敛肺止咳、五倍子涩肠止泻、山茱萸涩精止遗。

④ 苦具有清热泄火、泄降气逆、通泄大便等作用。一般来讲这类药物多具有苦味。苦味药多用治热证、喘咳、呕恶、便秘等证。热证多是细菌感染的炎症，如咽炎，扁桃体炎，气管炎，肺炎，皮肤的痈，疖等。治疗用的中药如连翘，蒲公英，地丁，金银花（甘），野菊花（甘寒）配方多有良效，但不均为苦味。

⑤ 咸即具有泻下通便、软坚散结的作用。泻下或润下通便及消散结块的药物多具有咸味。咸味药多用治大便燥结、瘿瘤、癥瘕，痞块等症。如芒硝泻热通便，海藻、牡蛎消瘰散瘿等。不少入肾经的咸味药如紫河车、海狗肾、蛤蚧、龟板、鳖甲等都具有补肾作用。

5.2.2 药物的四气

四气，即指药物具有寒、热、温、凉四种不同的药性。它能通过调节机体寒热变化来纠正人体阴阳盛衰。四气药性也和五味一样，寓有阴阳属性，即寒凉属阴，温热属阳。寒凉与温热是相对立的两种药性，而二者仅是程度上的不同。药性的寒热温凉，是由药物作用于人体所产生的不同反应和疗效，而总结出来的。如病人表现为高热烦渴、面红目赤、咽喉肿痛、脉洪数，这属于阳热证，用石膏、知母、栀子等后，上述症状得以缓解或消除，说明它们的药性是寒凉的。反之，如病人表现为四肢厥冷、面色苍白、脘腹冷痛、脉微欲绝，这属于阴寒证，用附子、肉桂、干姜等药物治疗后，上述症状得以缓解或消除，说明它们的药性是温热的。

寒凉药分别具有清热泻火、凉血解毒、泻热通便、清热利水、清化热痰、清心开窍等作用。温热药则分别具有温里散寒、温阳利水、温经通络作用。**素问 74 · 至真要大论：“寒者热之、热者寒之”**。温热药多用治中寒腹痛、阳痿不举、不孕、阴寒水肿、风寒痹证、血寒经闭、亡阳虚脱等证。寒凉药主要用于实热、温毒发斑、血热吐衄、便秘、热淋涩痛、黄疸水肿、痰热喘咳、高热神昏等证。

5.2.3 药物的补泻

补泻是针对虚实病情起作用的两种药性。疾病过程都是邪正斗争的反应，都可用“虚”“实”加以概括。能够改善虚实证状的药都可以称为补泻药。**素问 5 阴阳应象大论中谓“形不足者，温之以气；精不足者，补之以味。其实者，散而泻之”**。五味各补其脏。五谷、五菜、五果、五肉皆补养之物也。实则泻之，诸痛为实，泻随之减。补性药物的作用主要是补益的亏损，增强机体的功能，提高机体的抗病机能，改善虚弱症状。诸如益气、补血、滋阴、壮阳、生津、安神等类药物，都是属于补性的药物。

泻性药物的作用：主要是祛除外邪，调整机体和脏腑功能，以制止病势的发展。诸如解表、泻下、行气、活血祛瘀、利水渗湿、祛痰、消导等类物的补泻作用，并非单补单泻。一种药物往往有多种作用，其中有些作用属补性，而有些作用属泻性。随着不同的配伍应用，而显现不同的补泻作用。如桂枝发汗解肌属于泻性作用，而温阳、通阳则属于补性作用。又如茯苓利水渗湿属于泻性作用，而健脾安神则属于补性作用。

补泻是两大治疗法则。药物补泻的应用，首先辨清病情的虚实。虚证用补性的药物，实证用泻性的药物。如气虚、血虚的虚证，当用补气、补血的补益药来治疗；而气滞、血瘀的实证，则当用理气、活血祛瘀等泻性的药物来治疗。

5.2.4 药物的升降浮沉

升降浮沉是指药物作用于人体后的不同趋向。中药性能药物的作用趋向，是与疾病所表现的趋向相对而言的。**素问 68 · 六微旨大论说：“升降出入，无器不有。”**指出气机升降是人体生命活动的基础，一旦发生故障便会产生疾病。《**素问 5 · 阴阳应象大论**》**说：“其高者因而越之（即呕吐）；其下者引而竭之；中满者泻之以内；其有邪者，渍形以为汗；其在皮者汗而发之。”**应根据升降出入所产生疾病的不同，采取相应的治疗方法。由于疾病在常常表现出向上（如呕吐、呃逆、喘息）、向下（如脱肛、遗尿、崩漏）、向外（如自汗、盗汗）、向内（表证未解而入里）；在病位上有在表（如外感表证）、在里（如里实便秘）、在上（如目赤肿痛）、在下（如腹水、尿闭）等的不同，因而能够针对病情，选用药物。

凡味属辛、甘，气属温、热的药物，大都属升浮药，如麻黄、升麻、黄芪等药。凡味属苦、酸、咸，性属寒、凉的药物，大都属沉降药，如大黄、芒硝等。病变部位在上在表者宜升浮不宜沉降，如外感风热则应选用薄荷、菊花等升浮药来疏散风热。病变部位在下在里者宜沉降不宜升浮，如大便秘结者则应选用大黄、芒硝等沉降药来泻热通便。

5.3 药物的毒性

对于毒性的概念，古今含义不同。明代《类经》云：“药以治病，因毒为能，所谓毒者，因气味之偏也。盖气味之正者，谷食之属是也，以养人之正气。气味之偏者，药饵之属是也，所以去人之邪气。人之为病大凡可辟邪安正者，均可称为毒药……”《内经》已把毒性看做是药物毒副作用大小的标志。《内经》，把药物毒性强弱分为大毒、常毒、小毒、无毒四类。**素问 70 五常政大论曰：病有久新，方有大小，有毒无毒。大毒治病，十去其六，常毒治病，十去其七，小毒治病，十去其八，无毒治病，十去其九，谷肉果菜，食养尽之，无使过之，伤其正也。**成为中医临床用药、养生的至理名言。[8]

后世本草书籍在其药物性味下标明“有毒”、“大毒”、“小毒”等记载，则大都指药性的毒副作用的大小。药物毒性的含义有两方面，一是指中毒剂量与治疗剂量比较接近，因此治疗用药时安全系数小。一是指毒性对机体组织器官损害剧烈，可产生严重或不可逆的后果。正确对待中药毒性，还要重视中药中毒的临床报道。文献中认为大毒、剧毒的固然有中毒致死的。小毒、微毒，甚至无毒的同样偶有中毒病例发生。

根据“以毒攻毒”的原则，在保证用药安全的前提下，也可采用某些毒药治疗某些疾病，如砒霜是中药著名的剧毒药物。现代研究表明，砷的注射剂，三氧化二砷，治疗早幼粒细胞白血病及慢性粒细胞白血病有肯定疗效(骨髓缓解)。这个结果已经为世界公认，广泛应用。

5.4 药方的大小及功能分类

素问 74 说；证有中外治有轻重，适其至所为上。君一臣二，奇之制也；君二臣四，偶之制也；君二臣三，奇之制也；君三臣六，偶之制也。小则数多，数多则分两轻，性力缓而仅及近病也。大则数少。君者，品味少而分两多。臣者，品味多而分两少。药味 2-9 为宜。[9]

---

[8] DJ 按：此处着重提出不可过度治疗，以免伤正气，要靠病人自己恢复。

[9] DJ 按：用药是根据病情，不是药物的种类数目。所以《黄帝内经》中说的“近者奇之，远者偶之，汗者不以奇，下者不以偶。”的说法是不妥的。中医治疗的最终治疗效果靠方剂。讲求理（即八纲中的阴阳，虚实），法（即用清热解表，泻下，发汗……），方(用什麽药)，剂（药物的主次，

中药大致可分为：解表类，清热解毒类，止咳，利痰，平喘类，活血化瘀类，止血类，镇肝熄风类，安神类，祛风湿类，泻下类，补气类，补阳类，滋阴类等。常用的方剂分为下列 11 类：各举一、二例说明

① 清热解表：桑菊饮，银翘散

② 清热解毒：五味消毒饮，

③ 止咳祛痰平喘：麻杏石甘汤

④ 安神定志，平肝潜阳：甘麦大枣汤，血府逐瘀汤

⑤ 补阳补气，理气：四君子汤，补中益气汤，

⑥ 补阴补血，理血：四物汤，当归补血汤

⑦ 活血祛瘀：血府逐瘀汤，少府逐瘀汤。

⑧ 滋阴降火，温肾散寒：六味地黄汤，金匮地黄汤，

⑨ 利水：五苓散，五皮饮

⑩ 攻下：大承气汤，桃仁承气汤

⑪ 止泻，黄土汤

5.5 古今衡器的影响和中药的剂型

中医讲究的理，法，方，剂四个环节，很少注明每味药的剂量。在两千年的历史过程中重量单位的名称常不统一。汉代的《伤寒论》中大量处方药物都表明剂量及服法。汉代的一两钱究竟相当现代多少？数百年来因循的认识为：汉代的一两相当现代一钱，即 3 克。但临床应用常达不到伤寒论书中的效果。汉代权（重量的标准衡器）的发现及研究，知道汉代的一两约为 15.6 克，即汉代的一两大约相当现代的 5 钱。这样数百年来伤寒论方剂的应用是否剂量太低了？

分量）。有关方剂君臣佐使的论述及方药适宜的数目加减，在丰富的实践后总结出来的。

经过李可医师（《李可临证要旨》，人民军医出版社）用古制剂量治疗众多病人，特别是心力衰竭的治疗，效果明显改善。

中药的剂型：中药自古就有丸，散，膏，丹四大类型。从饮片到速溶粉剂，中药的绝大部分是植物，所以中药学也称为本草。一味中药的植物鉴定，种植，采集，保存，制成饮片，皆有一定的程序。自古以来就有药物制的规范，如南北朝刘宋•雷敩的《雷公炮炙论》。长期以来患者从药店取得的药是以饮片的形式，或取回后病家自行煎煮。由于煎煮过程不规范，有时不能保证疗效。近年来药厂把常用的中药煎煮，提取水溶成分，干燥成粉，按折合饮片的剂量分装。医院药房只需按处方配药。病人取回后只需将药粉加温水融化后即可服用，称为冲剂。这是在中药在剂型上的一个进步。为了慢性病人长期服用某些药物，中药液也制成蜜丸，水丸等剂型，如用于补阴的六味地黄丸，补阳的八味地黄丸，补中益气丸，用于活血的复方丹参滴丸，速效救心丸等。治疗伤风的银翘解毒丸，安神的天麻丸，通便的麻仁丸等。也有为了使用方便的散剂，如云南白药用于急救。为了外用的方便也制成多种膏药，如烧伤膏等。中药的注射剂的安全性等问题尚未完全解决，故应用尚不能为人广泛接受。

5.6 治则

本节主要摘编自明李中梓《内经知要•治则》。正确的治疗在于正确的诊断。四诊八纲的判断。如果再辅以体温，血压的办法，大多数病人诊断不会错误。决定处方的程序在于：理，法，方，剂。四步部均可灵活，变通。

《素问 5 阴阳应象大论》曰：阴阳者，天地之道也，万物之纲纪，变化之父母，生杀之本始，神明之府也，治病必求其本。变化总不出于阴阳……故治病者必求于本，或本于阴，或本于阳，阴阳既得，病祟焉逃……（此即首先定法）。

《素问 74 至真要大论》曰：谨守病机，各司其属，有者求之，

无者求之，盛者责之，虚者责之，必先五胜，疏其血气，令其调达而致和平。此言病状繁多然不外于虚实。谨守者防其变动也。病机者状其所因之不齐，不可不圆活也。……盛者责之二句是一章之大纲，……分别虚实而处治也。……非专以攻伐为事。或补，或温，或清，或通。须随机应变，不得执一定之法。

补上治上制以缓，补下治下制以急，急则气味浓，缓则气味薄。适其至所，此之谓也（上药宜缓，下药宜急。欲急者须气味浓，欲缓者须气味薄）。**辛甘发散为阳，酸苦涌泄为阴，咸味涌泄为阴，淡味渗泄为阳，六者或收或散，或缓或急，或燥或润，或软或坚，以所利而行之，调其气使其平也**（涌吐也。泄泻也。渗泄利小便也。辛主散主润，甘主缓，酸主收主急，苦主燥主坚，咸主软，淡主渗泄，各因其利而行之）。

对症治疗：**寒者热之，热者寒之，坚者削之，**……**留者攻之，燥者濡之，散者收之，损者益之，**……毋太过以伤正，毋不及以留邪。**逆者正治，从者反治（温之甘温能除大热也），从少从多，观其事也**。

少数特殊情况可采用：**热因寒用，寒因热用，塞因塞用，通因通用**。寒病宜热，然寒甚者格热，须热药冷服。此热因寒用也。热病宜寒，然热甚者格寒，须寒药热服，此寒因热用也。塞因塞用者，如下气虚乏，中焦气壅，欲散满则更虚其下，欲补下则满甚于中，治不知本而先攻其满，药入或减，药过依然，气必更虚，病必转甚，不知少服则壅滞，多服则宣通，峻补其下则下自实，中满自除矣。

以补开塞，是指用补益药物来治疗具有闭塞不通症状的虚证。适用于因体质虚弱，脏腑精气功能减退而出现闭塞症状的真虚假实证。如血虚而致经闭者。由于血不足，故当补益气血而充其源，则无须用通药而经自来。又如肾阳虚衰，推动蒸化无力而的尿少癃闭，当温补肾阳，温煦推动尿液的生成和排泄，则小便自然通利。再如脾气虚致弱，出现纳呆、脘腹胀满、大便不畅时，是因为脾气虚衰无力运化所致，当采用健脾益气的方药治疗，使其恢复正常的运化及气机升降，则症自减。因此，以补开塞，主要就是针对病证虚损不足的本质而治。

通因通用是指用通利的药物来治疗具有通泻症状的实证。适用于因实邪内阻出现通泄症状的真实假虚证。一般情况下，对泄泻、尿频等症，多用止泻、缩尿等法，但这些症状出现在实性病证中，则当以通治通，使食积去而泄自止。

有时用寒药治热病而热反增，非火有余，乃阴不足。阴不足则火亢，故当取之阴，但补阴则阳自退耳。用热药治寒症，而寒反增，非寒有余，乃阳不足也，阳不足则阴寒，故当取之阳，但补水中之火，则寒自消耳。求其属者，求于本也。一水一火，皆于肾中求之，六味地黄、八味地黄二丸是也。

《素问 5 阴阳应象大论》曰：**因其轻而扬之，因其重而减之，因其衰而彰之**（轻者在表宜扬而散之。重者在内宜减而泻之。衰者补则再生故曰彰）。形不足者温之以气；精不足者补之以味。（此彰之法。阳气衰微则形不足温之以气，则形渐复也。阴髓枯竭则精不足补之以味，则精渐旺也）。**其高者因而越之**（高者病在上焦。越者吐也），**其下者引而竭之**（下者病在下焦，竭者下也，通利二便也。）**中满者泻之于内**（中满，非气虚中满也，如胀满而有水有积，伤寒而结胸便闭是也。）**其有邪者，渍形以为汗**（渍浸也，或煎汤液以熏蒸，或表清邪重，药不能汗，或冬月天寒发散无功，非渍形之法不能汗也）；**其在皮者，汗而发之；其悍者，按而收之**（悍者猛也，怒气伤肝之症也，按者制伏酸收，如芍药之类是也），**其实者散而泻之**（以姜、桂、附散其寒。阳实者，以芩、连、栀、柏泻其火），**审其阴阳，以别柔刚**（审病之阴阳，施药之柔刚），**阳病治阴，阴病治阳**（阳胜者阴伤，治其阴者，补水之主也；阴胜者阳伤，治其阳者，补水中之火也），**定其血气，各守其乡**（或血或气，用治攸分，各不可紊也）。**气虚宜掣引之**（提其上升，如手掣物也）。

同病异治：**故圣人杂合以治，各得其所宜。故治所以异而病皆愈者，得病之情，知治之大体也**。如功能性子宫出血，中医根据辩证可以用脾不统血的补脾法治疗，也可以用按肾阳虚的思路施治。此二法都会达到好的疗效，关键是辩证诊断。

5.7 有关内经十三方

内经有关治疗的篇幅很大，但有关药物的内容很少。更没有以一个处方为例说明其论述。如君臣佐使，奇方，偶方，药方的构成以 2-9 味为宜等。是否后人植入内经的观点？内经中能见到的药方只有 13 个。这 13 种药方散在于《素问》《灵枢》各篇之中。记录如下：

一、生铁落饮用于安神，镇静。见《**素问 46 · 病能论**》：**"有病怒狂者治之奈何？……使之服以生铁洛为饮。"**生铁落即炉冶间锤落之铁屑。治怒狂有效。

二、《**素问 47 · 奇病论**》：**"有病口甘者，病名为何？何以得之？岐伯曰：此五气之溢也，名曰脾瘅……治之以兰，"** 脾瘅，即脾胃湿热证。它主要的症状是口中时有甜味，其成因多由肥甘厚味太过。治用兰草，即佩兰。临床用煎汤代茶。

三、血枯方，见《**素问 40 腹中论**》，即乌贼骨，藘茹，鲍鱼汁，雀卵，治疗月经少，血枯，经闭，精血两伤。用乌贼骨四分，藘茹即茜草一分，二药研末混合，以麻雀卵和丸，如小豆大。每次饭前服五丸，鲍鱼汤送下。

四、泽泻饮：见《**素问 46 · 病能论**》：**"有病身热解堕，汗出如浴，恶风少气，此为何病？岐伯曰：病名曰酒风。……以泽泻、术各十分，麋衔五分，合以三指撮为后饭。"**

五、鸡失醴，治鼓胀。《**素问 40 · 腹中论**》：**"心腹满，旦食则不能食，……名为鼓胀。……治之奈何？岐伯曰：治之以鸡矢醴，一剂知，二剂已。"** 矢，同屎。鸡屎能下气消积，通利大小便，故治鼓胀有特效。

六、左角发，左耳附近头发若干，烧灰入酒，治疗尸厥。《**素问 63 · 腹中论**》：**"邪客于手足少阴、太阴、足阳明之络。……鬄其左角之发，方一寸，燔治，饮以酒一杯，立已。"**

七、半夏汤：《**灵枢 71 · 邪客篇**》说：**"今厥气客于五藏六府，**

则卫气独卫其外，……不得入于阴，……饮以半夏汤一剂，……其汤方以发生药效为度。”

八、翘饮：**《灵枢 81 · 痈疽》说：“发于胁名曰败疵，败疵者病大痈脓。治之。剉陵，翘草根各一升，以水煮之，强饮，汗出而已。”**翘即连翘，陵即菱角。

九、小金丹：《素问 72 • 刺法论》：辰砂，雄黄，雌黄等治疗僻疫

十、马膏方：外用治肌肉，筋痛。**《灵枢 13 · 经筋》说：“足阳明之筋……，有热则筋弛纵缓不胜收，故僻。治之以马膏，膏其急者。以白酒和桂以涂其缓者。治在燔针劫刺，以知为数。”**

十一、豕膏，即猪脂。**《灵枢 · 81 痈疽》说：“痈发于嗌中，即咽喉处，名曰猛疽。猛疽不治，化为脓，脓不写，塞咽。其化为脓者，写则合豕膏，冷食，三日而已。……发于腋下赤坚者，名曰米疽，治之以砭石，涂以豕膏，六日已。”**可惜当时的人并未用连翘与豕膏合用。

十二、蜀椒酒：见**灵枢 6.寿夭刚柔**，蜀椒，干姜，桂，酒，外用，热敷治疗寒证。

十三、**汤液和醪醴**，见**《素问 · 14》汤液醪醴**。以五谷作为原料，经过酿制而成。古代用五谷熬煮成的清液，作为五脏的滋养剂，即为汤液。这种汤液就是酒。这可能是中国制酒的较早记载。

这 13 个药方属于单方的 8 个。有些像马王堆汉墓的《五十二病方》或东汉《甘肃武威汉简》医方的水平。内经十三方失之过简，与《素问》文字的水平不相匹配。对比三世纪的《伤寒论》《金匮》的桂枝汤，白虎汤等相差亦多。所以有人认为医方始于《伤寒》《金匮》不无道理。十三方中的某些药至今仍在应用，如连翘，白术，半夏。十三方之一是粮食制酒。另一方为制造药酒外用。酒为制药提供重要的进步。这些都是古人留下的宝贵遗产。

5.8 引经药，药引子及其它

《神农本草经》为我国最早的药学专著。其原书早佚。现存最早的辑本为明卢复辑《神农本经》(1616 年)。《本草纲目》收录药品 1892 种。2010 版中国药典录中药有 2165 种。2015 年 10 版药典又有增加。但是一个中型的中药店常备中药不会超过 1000 种。一般中医常用的中药不过一百多种。在这些众多的药材中，为什么众多医生常用药如此相似？

《伤寒论》书中，对发热性急病按其发展过程分为六类，即太阳，阳明，少阳，太阴，少阴，厥阴，也称之六经，提出了治疗方案及处方。《金匮》谈论的是非发热的杂病，也有许多处方。二书中并无引经药的提法。实际上以后的医生都遵循二书为经典，从而形成了大致的规范。举例：六味地黄丸及八味地黄丸是金匮书中的处方，时至今日仍是常用的成药。内中的地黄和山药成了有名的四大怀药之二。地黄及其加工品各有其药理功能清热，凉血，滋阴，补血。早在三千年前成为药品种植基地。怀药中的牛膝有活血祛瘀，镇痛作用。这些重要的药品奠定了中药治疗的基础。下表显示不同的药物组成，功能亦有变化。

表 5，1 不同的地黄丸药物组成的变化

六味地黄	地黄	山药	山萸肉	牡丹皮	茯苓	泽泻	/	/	补肾阴
桂附地黄	地黄熟地	同上	同上	同上 e	同上	同上	桂枝	附子	补肾阳
杞菊地黄	同上	同上	同上	同上	同上	同上	杞子	菊花	补肾阴清肝明目
知柏地黄	同上	同上	同上	同上	同上	同上	知母	黄柏	滋阴降火

经过了几百年用药的经验积累，增加了一些新药，淘汰了一些药物，发现某些药物对某一经的病症有较好的疗效，就有了六经引经药。用现代的话语即：引导治疗六经病用药的引导。如下：太阳

经——羌活，阳明经——白芷，葛根，少阳经——柴胡，太阴经——苍术，少阴经——细辛，厥阴经——吴茱萸、藁本。（注：这里羌活、柴胡又是治疗该经的主药，不止于引导）。

引经之说起源较早，在宋代已有较多的临床运用。金元时期的张元素及其弟子李东垣（1180-1251）、王好古等人，提出制方用药必须引经报使。至此归经理论体系基本形成。但是由于一开始就缺乏明确的定义，一直没有统一的认识，所以至今众说纷纭。

五脏引经药：肝经用柴胡；肺经用桔梗、芦根；脾经用龙眼肉、升麻；肾经用狗脊、肉桂；肝、脾血分用赤芍；胆经用龙胆草。

十二经络本是起源于针灸《灵枢·19 经脉》，称其为“正经”。灵枢书中并未提到某一经络用何药物治疗。十二经脉均含有各自的脏腑。这样每一脏腑的虚实盈亏都需要相应的药物，在长期的应用实践中就出现各脏腑的引经药，如桔梗、升麻、葱白、辛夷为手太阴肺经的引经药。在治疗肺燥所致的咳喘方剂中加入桑白皮能引药入肺经；香附、柴胡是肝经的引经药，在治疗肝气郁滞、胁肋胀痛时加人柴胡、香附可引药人肝。白芷、石膏为手阳明大肠经的引经药等。

引经中药只对某一经或某几经发生明显的作用，对其它经无作用，或作用很小。古人称为“引经报使”。十二经的引经药为：

一、手太阴肺经：桔梗、升麻、白芷、生姜、葱白.

二、手阳明大肠经：白芷、升麻、石膏.

三、手厥阴心包经：柴胡、牡丹皮.

四、手少阳三焦经：连翘、柴胡、上焦用地骨皮、中焦用青皮、下焦用附子

五、手少阴心经：黄连、细辛.

六、手太阳小肠经：藁本、黄柏.

七、足太阴脾经：升麻、苍术、葛根、白芍.

八、足阳明胃经：升麻、白芷、葛根、石膏.

九、足少阴肾经：独活、知母、桂枝、细辛.

十、足太阳膀胱经：羌活

十一、足厥阴肝经：柴胡、青皮、川芎、吴茱萸

十二、足少阳胆经：柴胡、青皮 [10]

奇经八脉用药：奇经八脉与肝肾的联系甚为密切。常用的药物，枸杞子、桑寄生、杜仲、肉桂、牛膝、续断、生熟地黄、黑芝麻、菟丝子、柏子仁、山萸、女贞、旱莲、锁阳、龙骨、牡砺、阿胶等，这些药都入肝肾二经。巴戟天、肉苁蓉、补骨脂，莲肉等药则入肾经。通过调治肝肾来调理奇经，这样将肝肾与奇经的关系结合起来。其中有些药物还能直入奇经。如：督脉用药：附子、细辛、鹿角胶、藁本、杞子、肉桂、黄芪。任脉、冲脉用药：龟板、巴戟天、香附、川芎、鳖甲、当归、白术、吴茱萸、杞子、丹参、甘草等（文外之意，这类药不需引经药，自己进入该经）。

部位引导药：据称有些药物可以把其他药物引导到特殊部位，无以名之姑称之为部位引导药。这对骨伤科用药尤为重要。伤科书治骨折诸方多重用南星，南星多收捷效而无副作用。南星有镇静，止痛作用。跌打损伤要用香附。元胡，香附，川芎的作用为治疗月经病，痛经。因此能用在外伤，这几味药的止痛的作用不言自明。

头颈部引经药头后部用太阳经引药，如羌活、蔓荆子、川芎等；头两侧用少阳经引药，如柴胡、川芎、黄芩等；前额及眉棱骨用阳明经引药，如升麻、白芷、葛根、知母等；巅顶用厥阴经引药，如吴茱萸、藁本、细辛等；颈项部用白芷、葛根等。

四肢引经药：上肢用桑枝、桂枝，羌活、防风；臂膀用姜黄。下肢用牛膝、独活，也可用木瓜、防己、泽泻等。骨节用松节、天南星。躯干部上部用羌活，下部用独活。胸部用柴胡、郁金、香附、紫苏子、枳壳。两胁肋部用青皮、陈皮、元胡。背部用威灵仙、乌

---

[10] DJ 按：升麻一味药同时是肺经，大肠经，脾经，胃经四经的引经药。患者用了升麻，它把众药引向何处？柴胡也分管四经，怎么办？每一经有几种引经药，怎么选用，只选一个，还是多个？

药、羌活、防风。腰部用杜仲、续断、淫羊藿、补骨脂、狗脊、山茱萸。腹部损伤加炒枳壳、厚朴、木香。小腹部损伤加小茴香、乌药。上述这些药品本身有止痛作用，有些能改善局部循环，消肿。对于外伤的修复极为重要。

引经药与药引子：引经药指药物对机体某部分的选择性作用，即某些药对某些脏腑经络有特殊的亲和作用，因而对这些部位的病变，起着主要或者特殊的治疗作用。经过多年积累人们对药物的认识逐渐深入，引经药的出现就是其中成果之一。由于不同的作者认识不同，对于引经药和药引子的区分并不明确。

药引子：中药的药引在中药汤剂中起着重要作用。这些药引均是普通的食品，如大枣、生姜、葱白、酒、醋、蜂蜜等，它们的作用是：

① 解除毒、副作用。如使用甘遂、大戟、芫花时加入大枣，可缓和药性的峻烈。白虎汤中用粳米作药引以和胃养阴。

② 治疗风寒感冒时药中放入 3～5 片生姜，以增强发汗作用。用 2～3 茎葱白煎汤作引能发汗解表、散寒通阳。治疗燥咳的药中可加入枇芭叶、生梨汁，以加强润肺、止咳的效果。在治疗滋阴养血的药中可加入 4—5 个胡罗卜头，可加强养肝血的效果。在清热利尿的药中可加入鲜茅根、鲜竹叶，会很快的消除尿急、尿频、尿痛。

③ 引药归经。跌打损伤时常用黄酒送服云南白药可助其通调气血。用鲜荷叶加入消暑方剂中能增强其清暑除湿热的功效。清热解毒方剂中加入竹叶可增强疗效；在助消化的方剂中引入红枣能增加健脾的效果。

④ 改变异味。放人冰糖、饴糖可减少药物异味。

5.9 讨论

内经奠定了中医治疗的原则，治病务求其本。高明的医生，靠自己的学识，经验，思辩得出正确诊断。对治疗虚实，虚实夹杂病例，慢性病合并急性发热，在没有体温计及计时器的时代，区别实热与虚热，力求用药正确。实属不易。中国文化认为医者乃仁术。治病在于济世活人。医生用药须谨慎，灵活，绝不能强求。内经提倡对症治疗。根据药物的四气，五味用药。提出君臣佐使的处方原则。这就是中医用药的基础。明代李中梓著《内经知要·治则》一节，论述严谨，条理清晰，望读者细读。

内经提出治未病，药食并用，饮食有节，起居有常等思想贯彻全书。这些知识给我们重要的启示。我们应当在预防性治疗上多下功夫。如改变不良的生活习惯，用药物阻断癌前病变，用药物预防血管栓塞等。

《黄帝内经》是中医的源头。《伤寒论》《金匮要略》二书是中医处方的源头。引经概念的提出，是中药理论中一个飞跃。它引导医生用同一类型的药物，同一思路即理，法，方，剂；深入而集中的对某些药物的探索。在试错的过程中取得相对的真知。引经药学说在发展过程中未能深化与细化，至今还显得过于粗糙，缺乏严谨性，客观性。表现在以下方面：

① 引经药的选取及应用并无一个统一标准。引经药是否同时也是治病的主药？

② 作为引经药，应该有与该经有着亲和力的、强于其它药物的物质，而这种特殊物质至今还只是一种推测。中药在体内的代谢研究至为重要，否则引经药只是凭空臆测。

③ 数药引至一经尚可理解，一药引数经则未免失之牵强。

④ 由于经络所属脏腑具有物质与功能的双重性，引经药的引导定位很难确定。有些作者甚至比喻为中医的靶向治疗。[11]

中药的标准化问题：中药的绝大部分是植物药。一味中药在不

[11] DJ认为不妥，因为不能以猜测为根据，中药的引经药研究是个大课题，涉及中药的药理学诸多领域，内容广泛。且不论归经的本质，只讨论部位引导这个词，如何引导？先把药物在体内分布搞清楚。

同地区可以存在不同名称，因此植物的种属分类学名称应当是标准名称。它的种植方法，采集时间，采集方法也极为重要。中药的有效成分含量与产地，采集时间，炮制的方法，有很大的关系。我国的药典尚不完善。因此中药的标准化的工作要系统化，细化，法规化，刻不容缓。达到同一味中药的性能，作用有一个标准。

中药的现代研究也远远不够。例如，古医书早就知道青蒿可以治疗疟疾，但疗效并不突出。青蒿素的抗疟的应用就是因为发现用乙醚提取青蒿素，比用乙醇提取要高很多，青蒿素的药用才有可能。砒霜在《神农本草经》就列为有毒的药品。民间也用它治疗癌症。只有把它提纯成为了亚砷酸，制成了注射剂以后，它的抗癌作用才被肯定。现在我们需要对某些有苗头的药物做系统的研究，如中药的清热解毒药需要花大力气系统深入研究，预期在其中可以发现极为有用的特效药。中药的现代研究是否止于分析成分，精炼出有效的单体，而用于临床？如此，一味中药的研究完成了，就等于多了个现代药，中医的研究在何处呢，中医的理法方药，君臣佐使如何体现？我们需要深思，讨论，实践，在实践中前进。

第六章 经络现象

在《黄帝内经》中，经络的概念贯穿于全书。经络是经脉和络脉的总称，古人发现人体上有一些纵贯全身的路线，称之为经脉；又发现这些大干线上有一些分枝，在分枝上又有更细小的分枝，古人称这些分枝为络脉，“脉”是这种结构的总括概念。对经络的认识是从大量的临床观察中得来的。记载这些临床观察的文献，已在马王堆帛书等出土文物中找到。马王堆汉墓中出土的帛书《足臂十一脉灸经》及《阴阳十一脉灸经》可能是有关针灸的最早文献，成书年代不详，但应早于《黄帝内经》，与内经有一定的传承关系。这些早期文献主要描述了经脉系统，并涉及了三种古老的医疗手段：一个是针刺，一个是灸法，一个是砭术（即用石头治病的一种医术）。内经书分两分部份，《素问》与《灵枢》。后者的重点在经络与针灸。针灸有其独特的优势，表现为快速，有效，易行。在古代及现代都广泛接受。先民在实践过程中逐渐认识到经络及穴位。但是经络及穴位的学习和传承不易。文字描述不够准确。最好的方法是制成人体模型。

6.1 人体经络模型从木质到铜制及其意义

针灸史中的北宋针灸经络铜人脍炙人口，但是实物早已流失。近年来因国内基建大量开展，在四川绵阳、成都相继发现木制经络人体模型。长沙，绵阳，成都三处均是西汉古墓，埋葬时间相距不会相差 100 年。但是出土的医学器物年代很难推定。

世界现存最早的经络穴位木质漆人——经脉漆雕彩绘经络漆人，1993 年出土于四川绵阳汉墓。头、胸、背、手部用红色描绘有人体经脉十余条。这具髹有黑色重漆的小型木质人形，其上镌记有红色漆线的针灸经脉循行经路，但无文字及经穴位置标记。这些经脉循行径路，在黑漆肤色的烘托下，格外清晰分明。这个木质人体模型，与中医通行的十四经脉系统不同，该模型只有十脉。一般认为，经脉木人身上缺足三阴与任脉，但是，这仅仅是为了省略。因而，经脉木人的经脉仍然是十四脉系统，不能称为“十脉系统”。

2012 年 7 月在成都市老官山汉墓出土的人体经穴髹漆人高约 14cm，五官、肢体刻画准确，人像身体上用白色或红色描绘的经络线条和穴点清晰可见，并在不同部位还阴刻“心、肺、肾、盆”等小字。这是第二次发现这样的漆人，它比此前绵阳汉墓出土人体经络髹漆人更为精致、完整。但绵阳漆人只有经脉而无穴位，而成都漆人，都进行了人体经脉、穴位标注。(《成都出土“医书”或为扁鹊失传经典》，华夏经纬网 2013-12-18)

《内经》成书年代并无定论，可能在秦汉。另长沙等三处考古发现，埋葬时也都在 100-200BC。比较经络学说的发展四者有前有后。可以说此时经络学说处于发展过程，嗣后有不断的补充而没有重大修改。这从另外一个角度给我们提示，经络学说虽不断丰富、补充，但经络的存在一直不存争议。

6.2 经络现象

经络，经络学说和针灸治疗在我国医学存在数千年。急救穴位和针刺方法在中国家喻户晓。现代医学未能有其应有的地位，究其原因，主要是直到现在并未能显示什么是经络的基础，经络研究方法针对性不强，及长期的习惯势力与偏见。

经络是什么？存在于何处？经络有哪些作用，是通过什么途径实现的？尽管有关经络的研究已取得相当丰硕的成果,但总体来说，这些问题仍处于科学数据和学说形成、积累阶段。

6.2.1 经络现象的观察-循经感传：当患者接受针灸治疗时，常会出现一种特殊的感觉，表现为酸、麻、胀、痛、蚁走感或流水感等，从被刺激穴位开始，沿着经络路线传导，这种现象就称为“得气”，或循经感传。循经感传的记述，在《内经》中所说针刺时的“得气”，就是循经感传现象。1972 年，309 医院等在 8 名感传显著者身上全面地、细致地观测了十二经脉和奇经八脉，结果报道后引起国内普遍的重视，由此开展了对循经感传现象的普查。普查的分型标准是：

> I 型（显著型）：刺激井穴(或原穴)时，有 6 条以上经脉的感传能通达经脉全程，其余经脉，感传能超过肩髋关节，但不能抵达经脉终点者。
>
> II 型（较显著型）：有 2 条以上经脉的感传能通达全程，或 3 条以上的经脉的感传能超过肩髋关节者。
>
> III 型(稍显著型)：有 1 条以上能过肩髋关节，或 2 条以上(刺激井穴)能过腕踝关节，或(刺激原穴)能过肘膝关节者。
>
> IV 型(不显著型)：所测各经感传均不能超过腕踝关节，或仅 1 条经脉感传能超过腕踝关节者。

井穴分布在指或趾末端。井穴是主管 12 条正经所有支脉的穴位，位于指，足趾尖处。普查循经感传所刺激的穴位常用穴，刺激方法大多采用低频脉冲电。据 28 个地区和单位对 63，228 人的普查结果，感传出现率在 5. 6%—45. 2%之间。以后又对莫桑比克人(203 例)，尼日利亚人(182 名)、塞内加尔人(193 名)、英美德法等白人(110 名)的循经感传也进行了观察，证明循经感传在黑人、白人中同样存在，是一种普遍存在的现象，并无人种和地域的差别。

6. 2. 2 隐性感传：一般来说，有感传的人是少数，特别显著者尤为少见。有人通过一系列实验，在感传阴性者身上，用特殊横行叩击法可在肢体上叩出一连串敏感点。这些点的纵行联线恰好就是经络线。因此，把这种叩击出来的联线命名为隐性感传线。实验表明，隐性感传具有循经性，它是显性感传的基础。

6. 2. 3 循经感传现象的主要特征

① 循经感传的路线：一般说来，在四肢部，感传线与古代经络

线大体一致，在胸腹部则不大一致，头部则大半不一致。

② 循经感传的感觉性质因采用不同的刺激原，产生的感传感觉会有不同。例如，针刺一般产生酸、麻、胀、抽动、冷，热等感传。指压般和针刺类似，电脉冲刺激一般和指压同，还可有流水感、虫跳感，蠕动感等，艾灸多见热感及麻感。

③ 循经感传的方向呈双向传导。在躯体上任何一穴给予刺激时，可自该穴发出两个相反方向的感传。循经感传的宽度在四肢多较细，约在 0.2～2．0cm 之间。循经感传的速度一般感传速度较躯体神经更慢。其速度约为 10cm / s。而且感传不是匀速。

④ 循经感传的阻滞：当感传自刺激点双向传导时，在任何方向一点施加压力，多数可阻断感传。在感传线上放置冰袋局部冷冻降温，也可造成感传阻滞，撤去冰袋，局部温度回升后，感传又可恢复。

⑤ 循经感传的趋病性：在病理状态下，当感传自四肢出现后，进入躯干趋向病所，即所谓的“气至病所”。如有心脏病的患者，不同经脉出现感传后，都有趋向心脏的集中现象。

⑥ 循经感传的效应性：当感传沿经脉到达所络属的脏腑时，相应脏腑器官的功能活动便发生明显的变化，此即为循经感传的效应性。如当感传沿肺经到达肺部时，受试者有胸闷、气喘、咳嗽，呼吸困难，心悸等感觉。感传沿胃经到达上腹部时，可出现腹胀、呃逆、恶心、胃部烧灼感或饥饿感，或胃蠕动明显增强。循经感传的效应性出现率为 50%～90%。

⑦ 循经感传的相对稳定性：对感传显著受试者所做的追踪观察表明，39 名观察对象中，循经感传保持相对稳定在 1 月内占 94．9%(37 人)，1 年后降至 74．3%(29 人)，3 年后则降至 64．1%(25 人)。

6.3 其他经络现象

6.3.1 循经性皮肤病和循经性皮肤显痕：循经性皮肤病是指沿经络路线分部的呈带状的皮肤病，循经性皮肤显痕是指沿经络线发生的、以皮肤色泽变化为特征的功能性皮肤病理变化现象。因二者能‘看得见”或‘摸得着”。1958年有人报道脊柱结核患者沿肝肾两经出现皮疹以后，陆续有人发现和报道各种循经性皮肤病。

循经性皮肤病出现于：贫血痣、神经性皮炎，皮肤色素沉着等多个病种，其中有些是先天的，有些是后天的；并广泛地分部于十四经脉及带脉上，可见于经脉的一部分，也可波及全程，有一些皮肤病损(如贫血痣、色素痣)边缘整齐，连续不断，宛若一条细带或细线，十分醒目。循经皮肤病与相关内脏的病变可能有联系，如足少阴肾经皮损伴发肾脏及神经、精神方面变化，足太阴脾经的皮损多伴有消化不良的症状。从循经皮肤病的病理变化来看，真皮上部血管变化、血管周围炎性浸润及表皮变化，可能是循经性皮肤病的共同特点。

有的受试者针刺时还可沿经出现红线、白线、红疹和皮下出血等血管神经性反应。这是经络现象的另一类型，是由刺激穴位引起的。反应波及的距离有长有短。出现的潜伏期因人而异，短者留针时即出现，长者达数小时。曾有人将循经出现的红线与皮肤划痕反应相对比，在划痕反应完全消失之后，循经出现的红线仍可保持几小时至十几小时之久。

6.3.2 通过望耳、触耳诊断疾病和刺激耳郭防治疾病的方法，在我国古代文献中早有记载。《灵枢 28·口问》“耳为宗脉之所聚”，指出了耳与全身经脉、脏腑的密切联系。利用针灸刺激耳郭治疗距耳廓远处的不同疾病。历代医学文献中均有散在记载，民间也有流传。但是足可以说明存在另一种传感的现象。(将于第七章耳针法讨论)

6.3.3 循经性疼痛与循经性感觉异常

循经性疼痛与循经性感觉异常是机体出现的一种现象，亦有人称之为循经性感觉病。循经性疼痛性质为钝性轻痛或压痛，有时疼痛难忍。疼痛区域边界模糊，不伴红、肿、热等现象。循经性感觉异常的性质多种多样，如麻感，痒感、灼热感，热流感、冷气感或吹风感等。二者的路线既不同于神经血管的走行路线，也不同于某些神经痛、感觉障碍或与古典经脉循行路线吻合。其长度大多短于经脉全长。病变可局限于一条经脉，也可出现于数条经脉。

6.4 经络检测及其与脏腑相关的实验研究

6.4.1 皮肤电阻和电位检测法

主要是测定经穴上的皮肤电阻。结果表明，经穴部位都呈低电阻性。这些穴位的沿经排列，被认为可证实经络的客观存在。通过对十四经脉的测试结果，证明皮肤低阻点的分布基本是循经的。低阻点密集分布，沿经排列，但并不连续，结果稳定，可以重复。

6.4.2 光检测法

① 以光电倍增管探测（300-650nM）体表超弱冷光为指标，观察到高发光点也基本上是沿十四经脉的循行路线而分布的，经上发光点的强度明显高于其两侧旁开对照点。发光强度与年龄、体质有关，不同部位发光强度不同，井穴部位的发光强度大于其他穴位或非穴部位。

② 经络红外线成象技术：温度高于绝对零度(—273℃)时，物体分子就会因热运动而向空间放射红外线，其放射量随物体温度的变化而变化。针刺得气时，相应的经、穴常出现“热感”或“凉感”，在荧光屏上也相应出现亮带或暗带，其显示的路线与古典经络相符，而不同于神经或淋巴的走向。

6.4.3 同位素示踪法

在人体的穴位上注入 32P，通过盖胶计数器记录放射性的强度，可以观察到经络循行路线上的放射线强度较其两侧旁开的对照部位高。所测试的十二条示踪轨迹与古医籍中所描述的循行路线基本一致。

应用γ—闪烁照相技术的研究：如将 99mTc 高锝酸钠注入穴位，以γ照相机进行记录，可以观察到：

① 注入四肢穴位的同位素可循经向上下迁移。同位素迁移的轨迹主要位于皮下。

② 在非穴位部注射时，同位素淤积于注射部位。

③ 同位素的示踪轨迹与古典十二经脉的循行路线基本一致。

④ 在同一肢体的两条经脉的穴位上注入同位素，可同时显示出两条行程不同的轨迹。

⑤ 针刺可使迁移的潜伏期缩短，清除率增加，标记经穴与示踪轨迹的吻合度提高。

⑥ 在猴、狗等动物肢体上也可观察到类似的同位素示踪轨迹。

⑦ 上述同位素示踪轨迹与淋巴循环和神经干无直接关系。

2002 年，解放军总医院陈英茂等人报道，用正电子发射断层扫描仪的透射扫描图象和发射扫描图象的融合技术，显示出示踪剂循经迁移线在体内的三维断层图像及立体透视图像，初步证实了经络的存在及其在体内局部的空间位置及走向。

武汉同济医院龚萍、张明敏等对 6 例女性志愿者，针刺右三阴交穴前后氟标记脱氧葡萄糖 F-FDG，脑功能成像，用 SPM 法分析。结果：对脑葡萄糖代谢区双侧第一躯体感觉区，对侧第一躯体运动区，双侧辅助运动区（BA6），对侧前辅助运动区（BA8）BA24，BA32，BA9，BA10，葡萄糖代谢增加。BA17，BA18，BA28，BA30，BA35 区代谢减低。结论：针刺三阴交对脑的葡萄糖代谢功能区的变化有很好的对应关系。大脑对针刺三阴交对机体的调节起作用。[12]

---

[12] 针刺三阴交的 PET 脑功能研究，中国中西医结合杂志 Vol26，no2，2006

6.5 讨论

从上述人体的观察和多种仪器的测定，经络现象的客观存在不应当存在疑问。问题是，如何进一步探索经络的本质，如何解释经络在生命中的意义。下面归纳了一些学说，仅供参考。

① 经络与神经系统相关说：在体表发生的感传线并非仅仅是体表存在，而是一种在中枢神经系统里的反映，认为“感在中枢，传也在中枢”。

② 躯体神经系统、植物神经系统和内分泌系统构成人体平衡系统。前二者的反应（传导）100 米/秒和 1 米/秒左右；而内分泌系统的反应速度则以分计。经络感传的速度约在 10～20 厘米/秒左右，介于神经的传导速与但比内分泌系统之间。因此经络感传系统可称为第三平衡系统。

③ 经络作为一种生物状态是进化的产物，可用比较生物学的方法用低等动物模型来研究，解经络的实质。

马王堆帛书的记载有经络循行路线而只有起止及路线，没有穴位名称，更没有进入，引出胸，腹的记载。有灸法而无针法。在《黄帝内经》才出现穴位和针法。说明先有循经传感现象，然后才有穴位。从古代在铁器普及前，艾条比针刺的针容易得到。因此有灸法而无针法，是可以理解的。从长期临床灸法治疗积累了经络在皮肤表面循行的知识，也是可以理解的。但是经脉如何从体表进入体内，又如何离开体内形成经别，或表里的关系，这些不能靠观察经络敏感人得到。那么古人是靠甚麼方法得到的呢？针刺或灸法治疗都存在得气现象。而针刺穴位以外的点常常只有痛感，并非得气的感觉。腹痛时针刺足三里穴位常收到良效。腰背痛需要针刺委中穴及阿是穴，这两者都是止痛，其机制相同吗？退一步言之，痛的本质是甚麼？冷热酸麻又是麼？恐怕也需要令人信服的神经生物学解释。

古人对经络针灸的研究主要靠临床观察和反复的思考。现代人的研究靠的是大规模的普查及统计分析。近年来从试用某些物理学仪器观察，得到了有益的资料。但是还未达到登堂入室的地步。最近计算机技术的进步，有了观察人脑功能的可能。核磁共振成像技术及 PET 技术为脑功能研究提供了好开端。利用 PET 观察针刺对脑代谢的影响，这是一个创新的研究方法，近年来这方面的研究方兴未艾，给我们打开认识经络与针灸的一扇门。

欧洲一些国家早已接受针灸治疗。有的国家对针灸经络的现代研究颇有成绩。世界针灸学会联合会终身主席洪伯荣 1929 年生，69 岁到达美国，从事针灸的教育，培训，普及，推广等工作。获美国 2014 年爱丽丝移民奖。如今美国针灸有了培训机构，资格认证，开业执照，纳入医疗保险。40%医院有针灸人员为患者服务。甚至网上消息，美军培训军中医生学习针灸以适应战时的需要。曼哈顿的某针灸诊所，需经常加班一小时以适应病人增多。病人以非华裔为主。

面对中外医务界接受针灸，研究针灸，我们预期针灸的机理的探索必将受到重视。针灸的应用必将推广到全球。我们需要对脉络的认识提高一步，需要新的研究手段，新的模型去探索脉络的内涵。从最基本的生物学问题研究，不能急于求成。我们期待国内外的研究人员共同努力对针灸的理论作出贡献。

参考文献

1. 西汉经脉漆雕木人 2015-11-13 兴安书馆来源于网络，2015-10-16 转载

2. 成都出土“医书”或为扁鹊失传经典华夏经纬网 2013-12-1813：43：23

3. 陈英茂等：PET 显像中的校正技术/陈英茂……//中华核医学杂志.-2002，22(6).-382～384，SPECT/CT 双探头符合线路衰减与非衰减校正在肿瘤诊断中的应用//中华核医学杂志.-2002，22(6).-379～381/川玲……//中华核医学杂志.-2002，22(6).-333～334

4. 武汉同济医院龚萍，张明敏等：针刺的 PET 脑功能研究中国中西医结合杂志 Vol26，no2，2006）

第七章 针灸治疗

《灵枢经》是专门论述用微针治疗经络的著作。对经络作了系统的总结，在经脉之外，增加了络脉、经别、经筋和奇经等概念，它们共同组成了经络系统。张仲景《黄帝内经》的基础上发展了经络学说。他认为人所生的病是通过一条叫“太阳—阳明—少阳—太阴—少阴—厥阴”这样的通路从体外向体内传输的，根据疾病所属的经络不同，要用不同的方法治疗。如风寒感冒病在太阳经，要用麻黄汤来治。

经络系统的组成：网络由经脉及络脉组成。

经脉由手三阴，手三阳，足三阴，足三阳 12 条经脉组成。也称为 12 正经，是经络的主干。十二经别是十二经脉在胸腹及头部的内行支脉。奇经八脉具有特殊分布和一定的作用。十五络脉是指人体十二经脉，加上躯干前的任脉、躯干后的督脉，各自别出的一络和躯干侧的脾之大络，共 15 条。

脾之大络：十五络脉之一。穴名大包。灵枢 • 经脉：“脾之大络名曰大包，出渊腋下三寸，布胸胁。”该脉从渊腋穴（胆经）下三寸的大包穴处分出，散布在胸胁部。病变时，实则浑身尽痛；虚则全身关节松弛无力。

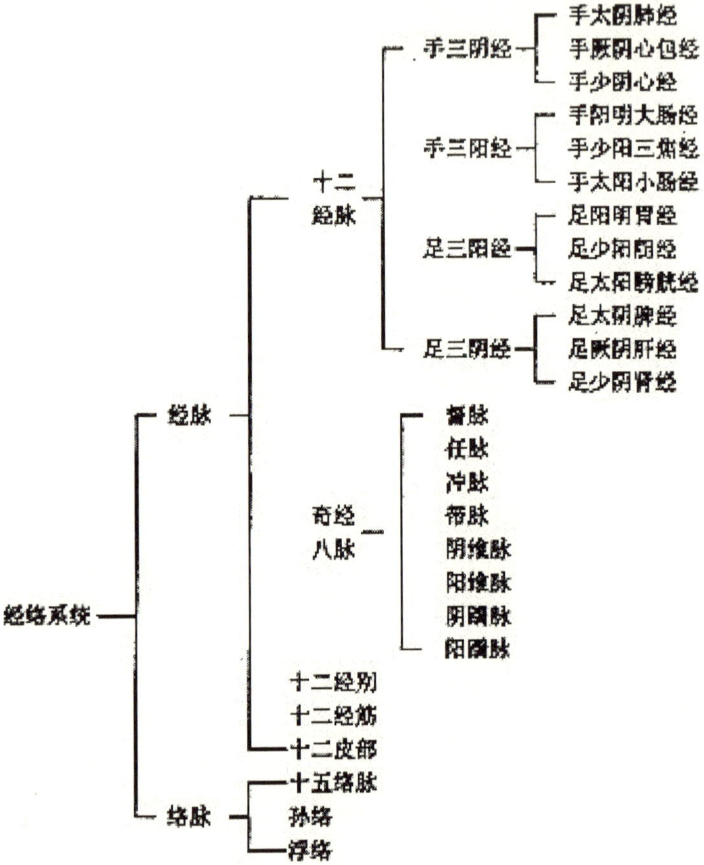

表 7.1 经络系统组成

7.1 十二经脉

按其循行顺序分别成为：手太阴肺经（LU），手阳明大肠经（LI），足阳明胃经（ST），足太阴脾经（SP），手少阴心经（HT），手太阳小肠经（SI），足太阳膀胱经（BL），足少阴肾经（KI），手厥阴心包经（PC），手少阳三焦经（SJ），足少阳胆经（GB），及足厥阴肝经（LR）。称其为“正经”。文中 LU，LI，ST 等大写字符代表经脉的国际代码。（图见 7.1-7.12）

7. 1. 1 手太阴肺经 LU

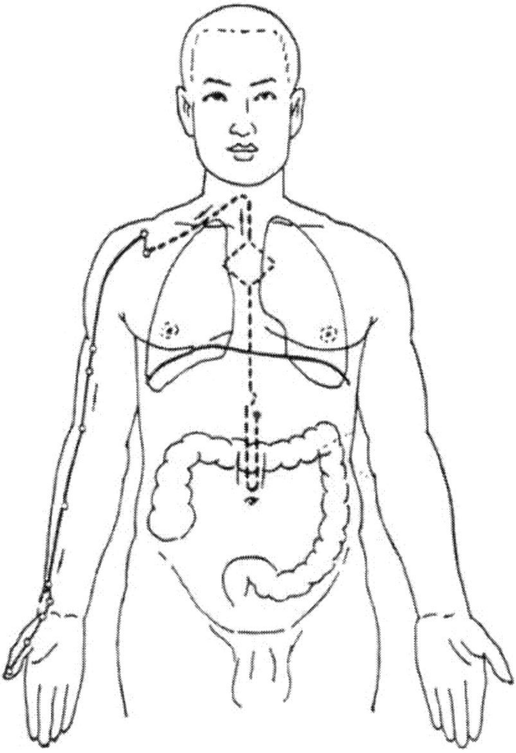

图 7.1a 手太阴肺经（LU）

一手太阴是肺经，臂内拇侧上下循……列缺交叉示指尽，经渠寸口动脉行。太渊掌后纹头是，鱼际节后散脉荣。少商穴在大指内，去指甲角一分明。

手太阴肺经 LU 与大肠经相表里

经脉循行：起于中焦，向下联络大肠，回绕过来沿着胃的上口，通过横膈，属于肺脏，横行出来，向下沿上臂内侧，行于手少阴经和手厥阴经的前面，下行到肘窝中，沿着前臂内侧前缘进入寸口，经过鱼际，沿着鱼际的边缘出拇指内侧端**少商**。手腕后方的支脉：从列缺穴分出，一直走向食指内侧端**商阳**与**手阳明大肠经**相接。

主治：喉、胸、肺病以及经脉循行部位的其他病证。如咳嗽，气喘，咳血，伤风，胸部胀满，咽喉肿痛，手臂内侧前缘痛，肩背寒冷、疼痛等证。

经穴分布：本经经穴分布在胸部的外上方，上肢掌面桡侧和手掌及拇指的桡侧。起于**中府**，止于**少商**，左右各 11 个穴位。

7.1.2 手阳明大肠经 LI

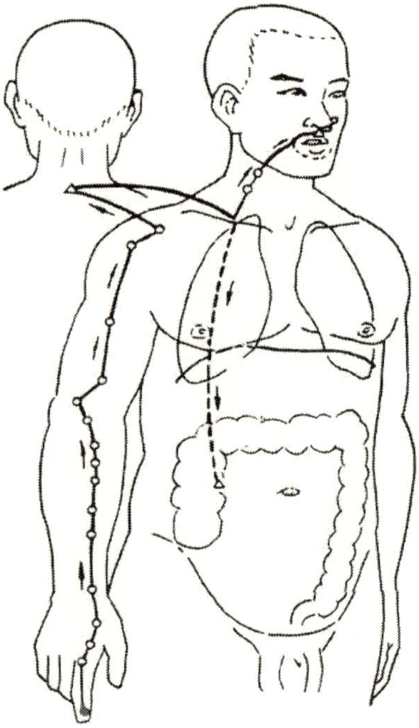

图 7.2　手阳明大肠经（L I）

二手阳明属大肠，臂前外侧须审量。商阳示指内侧取。合谷虎口歧骨间。……曲池屈肘纹头尽，肘上三寸寻五里。肩髃肩峰举臂取，鼻旁五分是迎香。

手阳明大肠经 LI 与肺经(LU) 相表里

经脉循行：起于食指桡侧端商阳穴，经过手背行于上肢伸侧前缘，上肩，至肩关节前缘，向后与督脉在**大椎**穴处相会，再向前下行入锁骨上窝，进入胸腔，通过膈肌下行，入属大肠。其分支从锁骨上窝上行，经颈部至面颊入下齿中，回出夹口两旁，左右交叉于**人中**，至对侧鼻翼旁，经气于**迎香穴**处与**足阳明胃经**相接。

主治：头面、五官疾患，热病，皮肤病，肠胃病及经脉循行部位的其他病证。如腹痛，腹泻、肩酸、喉干、喘息、腹胀、肩背部不适或疼痛、牙疼等。

经穴分布：经穴分布在上肢前外侧面、肩部、锁骨上窝、颈部、面部。起于**商阳穴**，止于**迎香**，左右各 20 穴。

7.1.3 足阳明胃经 ST

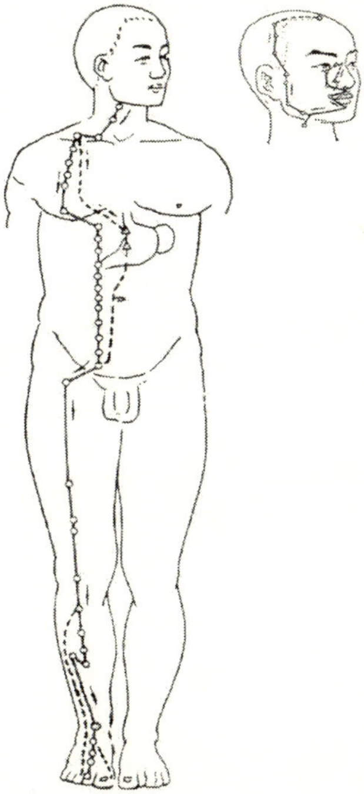

图 7.3 足阳明胃经（ST）

三足阳明是胃经，起于头面向下行。承泣眼眶边缘下，四白目下一寸匀。颊车耳下曲颊临。

陷谷庭后二寸取，次趾外侧是内庭。厉兑次趾外甲角，四十五穴须记清。

足阳明胃经 ST 与脾经 SP 相表里

经脉循行：起于鼻翼两侧**迎香**，上行到鼻根部与**足太阳经**交会，向下沿着鼻的外侧（**承泣**），进入上齿龈内，回出环绕口唇向下交会于颏唇沟**承浆（任脉）**处，再向后沿着口腮后下方，出于下颌**大迎**处，沿着下颌角**颊车**，上行耳前经过**上关（足少阳经）**，沿发际达前额**神庭**。

面部支脉：从**大迎**前下走**人迎**，沿着喉咙，进入缺盆部，向下通过横膈，属于胃联络脾脏；缺盆部直行的支脉：经乳头向下挟脐旁，进入少腹两侧**气冲**。胃下口部支脉：沿着腹里向下与气冲会合，再由此下行至**髀关**，直抵伏兔部，下至膝盖，沿着胫骨外侧前线，下经足跗，进入第二足趾外侧端**厉兑**。胫部支脉：从膝下 3 寸，**足三里**处分出，进入足中趾外侧；足跗部支脉：从跗上**冲阳**分出进入足大趾内侧端**隐白**，与**足太阴脾经**相接。

主治：胃肠病、头面及经脉循行部位的其他病证。如肠鸣，腹胀，水肿，胃痛，呕吐或口渴，咽喉肿痛，鼻衄，胸部及膝膑等本经循行部位疼痛，热病等。

经穴分布：足阳明胃经经穴分布在头面、颈部、胸腹、下肢的前外侧面。起于**承泣**，止于**厉兑**，左右各 45 穴。

7.1.4 足太阴脾经 SP

足太阴脾经 SP 与胃经相表里

四脾原属**足太阴**，下肢内侧向上循。隐白大趾内甲角，大都节前陷中藏。商丘踝前陷中找，

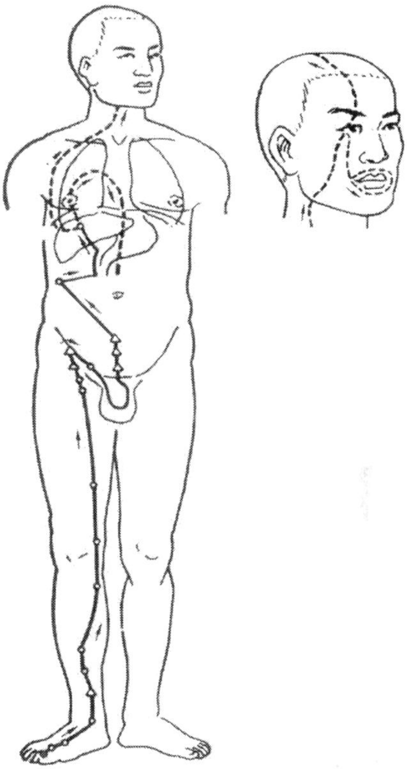

图 7.4　足太阴脾经（SP）

踝上三寸三阴交。膝内辅下阴陵泉，血海膝膑上内廉。箕门血海上六寸，天枢旁二大横藏，

适当脐旁四寸详。大包腋下方六寸，上直渊液三寸悬。

经脉循行：起于足大趾末端**隐白**，沿着大趾内侧赤白肉际，经过大趾本节后的第一跖趾关节后面，上行至内踝前面，再上腿肚，沿着胫骨后面，交出**足厥阴经**的前面，经膝股部内侧前缘进入腹部，属于脾脏联络胃，通过横膈上行，挟咽部两旁连系舌根分散于舌下。胃部支脉：向上通过横膈，流注于心中，与**手少阴心经**相接。

主治：脾胃病，妇科，前阴病及经脉循行部位的其他病证。如胃脘痛，嗳气，腹胀便溏，黄疸，无力，下肢肿胀等。

经穴分布：本经经穴分布在足大趾，内踝，下肢内侧，腹胸部第三侧线。起于**隐白**，止于**大包**，左右各 21 穴。

7.1.5 手少阴心经 HT

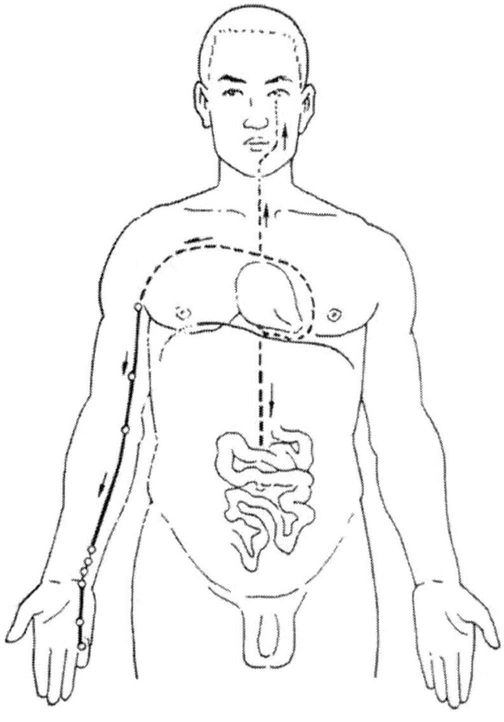

图 7.5 手少阴心经（HT）

五是心经手少阴，极泉腋窝动脉牵。青灵肘上三寸觅，少海肘后五分连。灵道掌后一寸半，通里腕后一寸间。阴郄去腕五分是，神门锐骨端内缘。少府小指本节后，少冲小指内侧边。

手少阴心经 HT 与小肠经 SI 相表里

手少阴心经 Heart Channel　极泉 HT1 青灵 HT2 少海 HT3 灵

道 HT4 通里 HT5 阴郄 HT6 神门 HT7 少府 HT8 少冲 HT9

经脉循行：起于心中，通过横膈联络小肠。向上的脉：挟着咽喉上行连系于“目系”。“心系”直行的脉上行于肺部，再向下出于腋窝部（**极泉**），沿着上臂内侧后缘，行于**手太阴经**和**手厥阴经**的后面，到达肘窝，沿前臂内侧后缘，至掌后豌豆骨部，进入掌内。沿小指内侧至末端（**少冲**）与**手太阳小肠经**相接。

主治：心、胸以及经脉循行部位的其他病证。如心痛，咽干，口渴，胁痛，上臂内侧痛，手心发热等。

经穴分布：经穴分布在腋下，上肢掌侧面的尺侧缘和小指的桡侧端。起于**极泉**，止于**少冲**，左右各 9 穴。

7.1.6 手太阳小肠经 SI

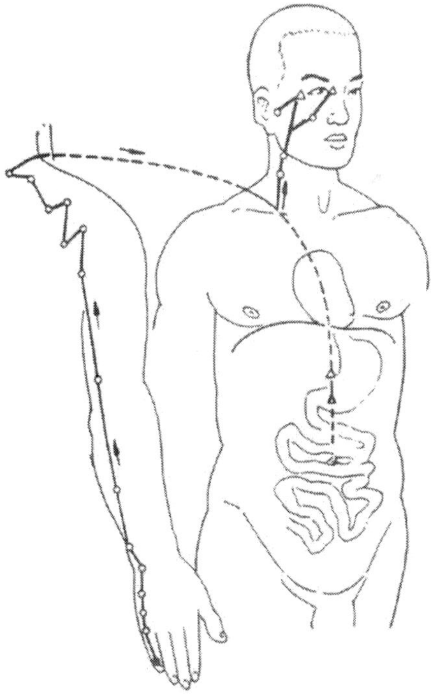

图 7.6 手太阳小肠经（SI）

六小肠经手太阳。少泽小指外甲角，前谷泽后节前扬。后溪握拳节后取，养老转手踝空藏。

肩贞腋缝上一寸。大椎旁开肩中俞，天容耳下曲颊后，颧髎面鸠下廉张。听宫二穴归何处，

耳小瓣前陷中央。

手太阳小肠经 SI 与心经 HY 为表里

经脉循行：起于小指外侧端少泽，沿手背外侧至腕部，出于尺骨茎突，直上沿着前臂外侧后缘，经尺骨鹰嘴与肱骨内上髁之间，沿上臂外侧后缘，出于肩关节，绕行肩胛部，交于大椎，向下进入缺盆部，联络心脏，通过横膈，到达胃部属小肠。

缺盆部支脉：沿着颈部上达面颊，至目外眦，转入耳中（**听宫**）；颊部支脉：上行目眶下，抵于鼻旁至目内眦（**睛明**），与足太阳膀胱经相接，而又斜行络于颧骨部。

主治：头、项、耳、目、咽喉病，热病，及经脉循行部位的其他病证。如少腹痛，腰脊痛，耳聋，目黄，咽喉肿痛，肩臂外侧后缘痛等。

经穴分布：分布在指、掌尺侧、上肢背侧面的尺侧缘，肩胛及面部。起于**少泽**，止于**听宫**，左右各 19 穴。

7.1.7 足太阳膀胱经 BL

足太阳膀胱经 BL 与肾经 KI 相表里

经脉循行：起于目内眦**睛明**，上额交会于巅顶百会。巅顶部支脉：从头顶到颞颥部；巅顶部直行的脉：从头顶入里联络于脑，回出分开下行项后，沿着肩胛部内侧，挟着脊柱到达腰部，从脊旁肌肉进入体腔，联络肾脏属于膀胱；腰部的支脉：向下通过臀部进入腘窝中。后项的支脉：通过肩胛内缘直下经过臀部（**环跳，胆经**）下行，沿着大腿后外侧与腰部下来的支脉会合于腘窝中。从此向下，通过腓肠肌，出于外踝的后面，沿着第五跖骨至小趾外侧端（**至阴**）

与**足少阴经**相接。

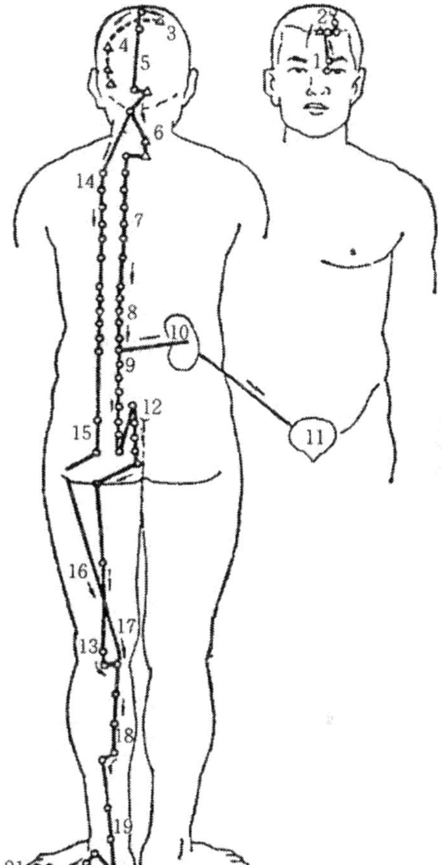

图 7.7 a 足太阴膀胱经（BL）

主治：头、项、目、背、腰、下肢部病证以及背部第一侧线的俞穴及第二侧线相平的腧穴。主治小便不通，遗尿，癫狂，目痛，鼻塞，头痛，项、背、腰、臀部疼痛等证。

经穴分布：在眼眶，头，项，背腰部的脊柱两侧，下肢后外侧及小趾末端。起于**睛明**，止于**至阴**，左右各 67 穴。

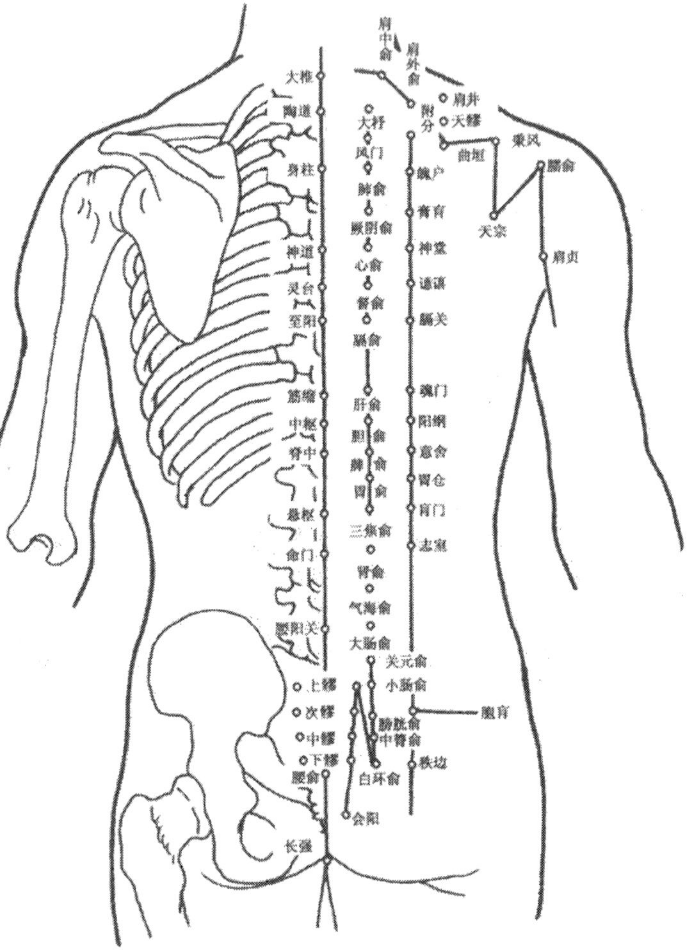

图 7.7 b　人体背部穴位 正中为督脉，旁边为膀胱经

八髎（liáo）位于一、二、三、四骶后孔中。分上髎、次髎、中髎和下髎，两侧各四个，故称八髎穴。八髎调节全身的水液，疏通气血，志室在腰部横向同一条线上。

7.1.8 足少阴肾经 KI

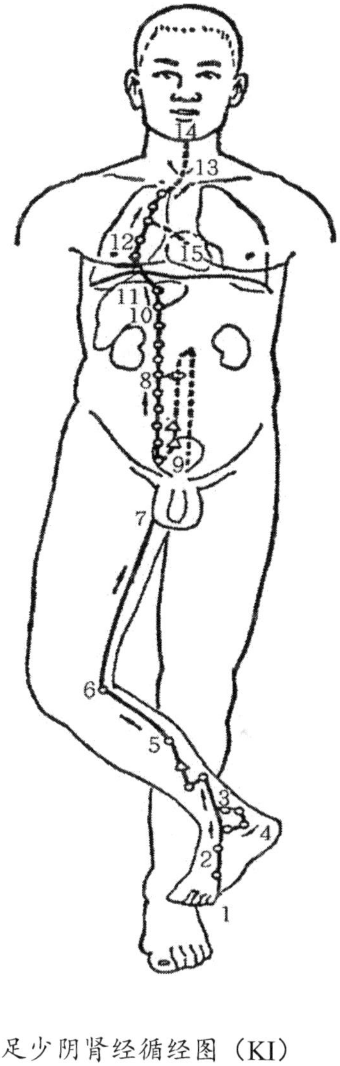

图 7.8 足少阴肾经循经图（KI）

八足少阴肾经属，内侧后缘足走腹。足心凹陷是涌泉，大骨之下取然谷。太溪内踝后陷中，…

足少阴肾经 KI 与膀胱经相表里

经脉循行：起于足小趾之下斜向足心（**涌泉**），出于舟骨粗隆下沿内踝后进入足跟，再向上行于腿肚内侧，出腘窝内侧向上行股内后缘，通向脊柱（**长强，属督脉**），属于肾脏：还出于前，向上行腹部前中线旁开 0.5 寸，胸部正中线旁开 2 寸，终止于锁骨下缘俞府穴。肺部支脉：从肺部出联络心脏，与**手厥阴心包经**相接。

主治：妇科，肾、肺、咽喉病及经脉循行部位的其他病证。如：咳血，气喘，咽喉肿痛，水肿，大便秘结，泄泻，腰痛，无力等病证。

经穴分布：分布在足心，内踝后，跟腱前缘，下肢内侧后缘，腹部，胸部。起于**涌泉**，止于**俞府**，左右各 27 穴。

7.1.9 手厥阴心包经 PC

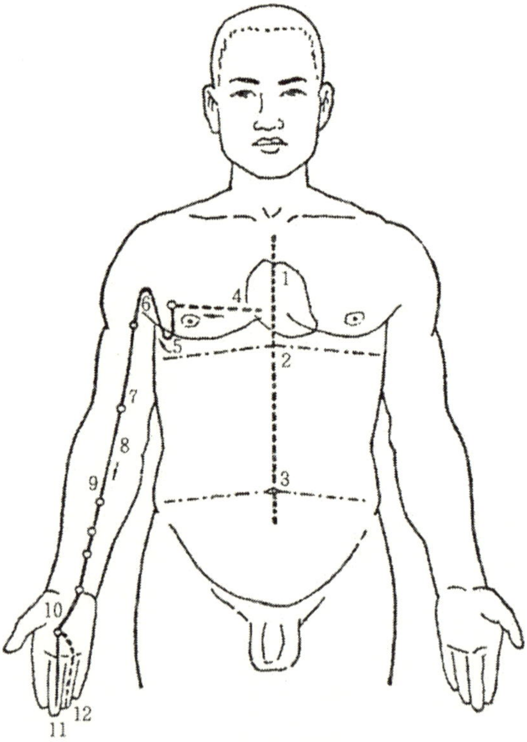

图 7.9 手厥阴心包经

掌中的支脉：从劳宫分出，沿着无名指到指端，与手少阳三焦经相接。

心包络手厥阴，前正中线诸穴均。天池乳旁四肋取，天泉液下二寸循。曲泽肘内横纹上，内关掌后二寸停。掌后横纹大陵在，尺桡骨间陷中扪。劳宫屈指掌心取，中指末端中冲生。

手厥阴心包经 PC 与三焦经相表里

经脉循行：起于胸中出属心包络，向下通过横膈，从胸至腹依次联络上、中、下三焦。胸部支脉：沿着胸中出于胁部，至腋下三寸处上行到腋窝中，沿上臂内侧，行于手太阴和手少阴之间，进入肘窝中，向下行于前臂两筋的中间进入掌中，沿着中指到指端（**中冲**）. 掌中支脉：从劳宫分出，沿着无名指到指端（**关冲**），与**手少阳三焦经**相接。

主治：心、胸、胃以及经脉循行部位的其他病证。如心痛，胸闷，心悸，心烦，癫狂等。

经穴分布：在乳旁，上肢掌侧面中间及中指末端。起于**天池**，止于**中冲**，左右各 9 穴。

7.1.10 手少阳三焦经 TE

手少阳三焦经 TE 与心包经相表里

经脉循行：起于无名指末端（**关冲**）向上出于第四、五掌骨间，沿着腕背出于前臂外侧桡骨和尺骨之间，向上通过肘尖，沿上臂外侧上达肩部，交出**足少阳经**的后面，向前进人缺盆部，分布于胸中联络心包，向下通过横膈，从胸至腹，属上、中、下三焦；

胸中支脉：从胸直上出于缺盆部，上走项部沿耳后向上，出于耳部上行额角，再屈而下行至面颊部，到达眶下部；耳部支脉：从耳后进入耳中，出走耳前，与前脉交叉于面颊部，到达目外眦（**丝竹空**），与**足少阳胆经**相接。

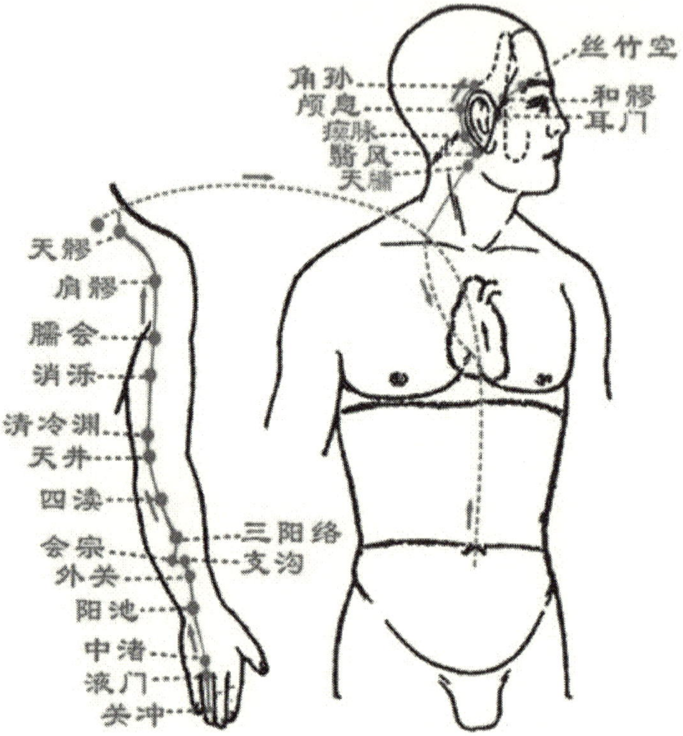

图 7.10 手少阴三焦经（TE）

经穴分布：分布在无名指外侧，手背，上肢外侧面中间，肩部，颈部，耳翼后缘，眉毛外端。起于**关冲**，止于**丝竹空**，左右各 23 穴。

主治：侧头、耳、目、胸胁、咽喉病，热病以及经脉循行部位的其他病证。如腹胀，水肿，遗尿，耳鸣，耳聋，咽喉肿痛，目赤肿痛，颊肿等证。

7.1.11 足少阳胆经 GB

肝经与胆经相表里

经脉循行：起于目外眦，**瞳子髎**。向上到达额角部（**颔厌**），下行至耳后（**风池**），沿着颈部行于**手少阳经**的前面，到肩上交出手少阳经的后面，向下进入缺盆部。耳部的支脉：从耳后进入耳中，出走耳前，到目外眦后方。

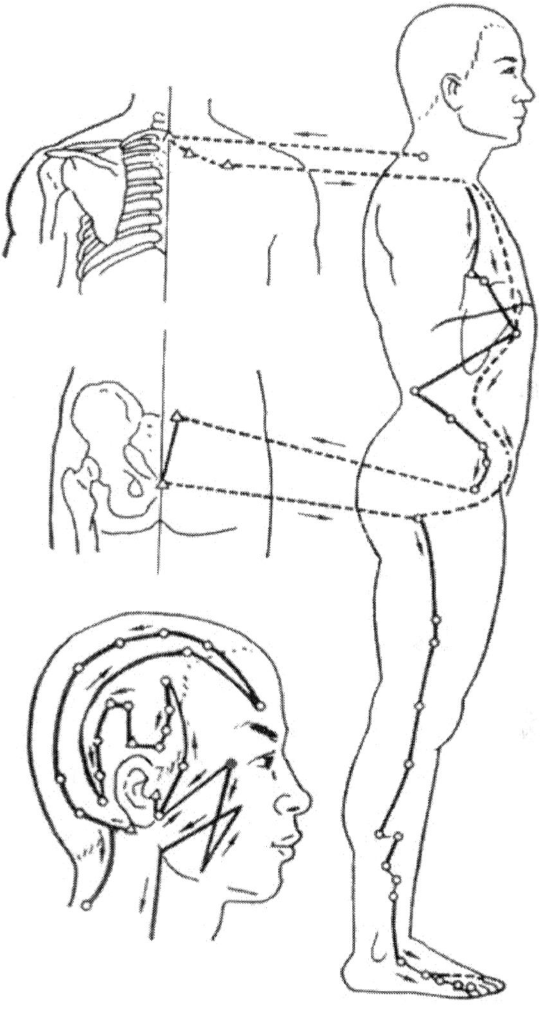

图 7.11 足少阳胆经 GB

外眦部的支脉：从目外眦处分出，下走**大迎**，会合于**手少阳经**到达目眶下，下行经**颊车**，由颈部向下会合前脉于缺盆，然后向下进入胸中，通过横膈联络肝脏属于胆，沿着胁肋内，出于少腹两侧腹股沟动脉部，经过外阴部毛际，横行入髋关节部（**环跳**）；

缺盆部直行的脉：下行腋部沿着侧胸部，经过季胁向下会合前脉于髋关节部，再向下沿着大腿的外侧，出于膝外侧，下行经腓骨前面，直下到达腓骨下段，再下到外踝的前面，沿足背部，进入足第四趾外侧端（**足窍阴**）。足背部支脉：从足临泣处分出，沿着第一、二跖骨之间出于大趾端穿过趾甲，回过来到趾甲后的毫毛部（**大敦**）与**足厥阴肝经**相接。

经穴分布：分布在目外眦，颞部，耳后，肩部，胁肋，下肢外侧，膝外侧，外踝的前下方，足第四趾端等部位。起于**瞳子髎**，止于**足窍阴**，左右各 44 穴。

主治：头、目、耳、咽喉病，热病以及经脉循行部位的其他病证。如口苦，目眩，头痛，颌痛，目痛，胸、胁、股及下肢外侧痛，足外侧痛，足外侧发热等。

7.1.12 足厥阴肝经 LR

起于足大趾上毫毛部（大敦），沿着足跗部向上，经过内踝前 1 寸处（中封），向上至内踝上 8 寸处交出足太阴经的后面，上行膝内侧，沿着股部内侧，进入阴毛中，绕过阴部，上达小腹，夹着胃旁，属于肝脏，联络胆腑，向上通过横膈，分布于胁肋，沿着喉咙的后面，向上进入鼻咽部，连接于“目系”（眼球联系于脑的部位），向上出于前额，与督脉会合于巅顶。

足厥阴肝经 LR　与胆经相表里

经脉循行：起于足大趾毫毛部**大敦**，沿着足跗部向上，经过内踝前一寸处（**中封**），向上至内踝上八寸处交出于**足太阴经**的后面，上行膝内侧，沿着股部内侧进入阴毛中，绕过阴部，上达小腹，挟着胃旁，属于肝脏联络胆腑，向上通过横膈分布于胁肋，沿着喉的后面，向上进入鼻咽部，连接于“目系”（眼球连系于脑的部位），向上出于前额，与督脉会合于巅顶。“目系”的支脉：下行**颊里**，环绕唇内。肝部支脉：从肝分出，通过横膈，向上流注于肺，与**手太阴肺经**相接。

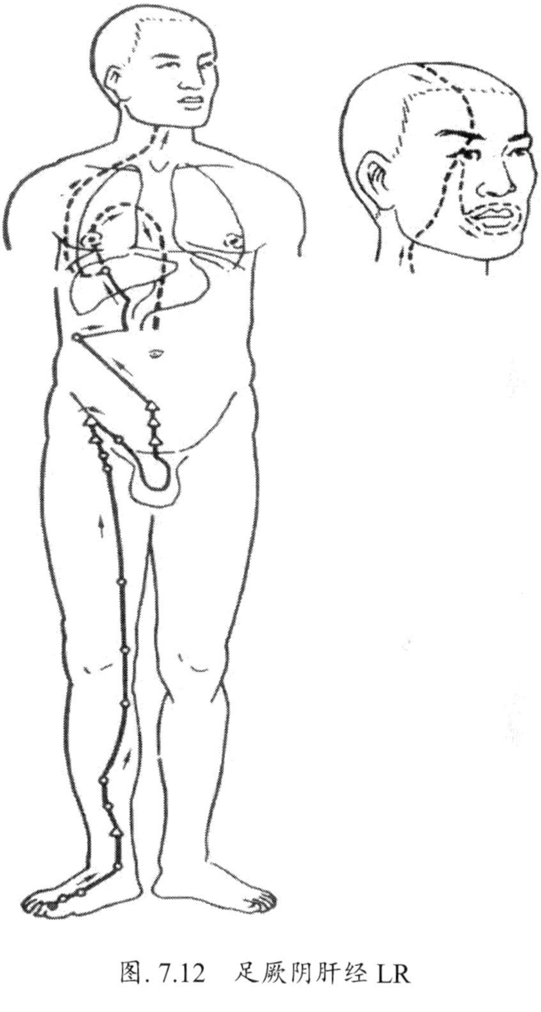

图. 7.12 足厥阴肝经 LR

经穴分布：本经分布在足背，内踝前，胫骨内侧面，大腿内侧，前阴，胁肋等。起于**大敦**，止于**期门**，左右各 14 穴。

主治：肝病，妇科、前阴病以及经脉循行部位的其他病证。如腰痛，胸满，呃逆，遗尿，小便不利，疝气等证。

7.1.13 十二经脉表里属络关系

手足三阴、三阳十二经脉，通过经别和别络相互沟通，组成六对。“表里相合”关系，即足太阳膀胱经/足少阴肾经为表里，足少阳胆经/足厥阴肝经为表里，手阳明大肠经/手太阴肺经为表里，手太阳小肠经/手少阴心经相表里。手少阳三焦经/手厥阴心包经为表里，足阳明胃经/足太阴脾经为表里。

互为表里的两经，分别循行于四肢内外侧的相对位置，并在四肢末端交接；又分别络属于相为表里的脏腑，从而构成了脏腑阴阳表里相合关系。十二经脉的表里关系，不仅由于相互表里的两经的衔接而加强了联系，而且由于相互络属于同一脏腑，因而使互为表里的一脏一腑在生理功能上互相配合，在病理上可相互影响。在治疗上相互表里的两经的腧穴经常交叉。[13]

7.1.14 十二经脉的分布规律

《灵枢 38·逆顺肥瘦》载：**“手之三阴从藏走手，手之三阳从手走头，足之三阳从头走足，足之三阴从足走腹。”**从以下三方面叙述：

头面部：手三阳经止于头面，足三阳经起于头面，手三阳经与足三阳经在头面部交接。

躯干部：足三阴与足阳明经分布在胸、腹部（前），手三阳与足太阳经分布在肩胛、背、腰部（后），手三阴、足少阳与足厥阴经分

---

[13] DJ 按：脏腑相表里，五脏六腑十二经脉配起来确有困难。五脏配五行，所以五脏不能动。 三阴三阳加上手足一共十二经脉也不能动，　所以只能从六腑上想主意。六腑中胃，小肠，大肠，胆囊，膀胱这五个也不能动，余下来三焦，心包，膻中都是六腑的入选者，这时候需要的是七腑，这样五脏七腑加在一起共十二，配合十二正经正合适。三个候选者选二，去掉影响最小的自然是膻中。因为它位置功能都不明确。所以就有了六对表里经络。其实内经中有关脏腑腹对应的说法并不一致，有的主张五脏五腑，有的主张六脏六腑，有的主张有膻中而无心包络。没有统一的认识。究其原因在于缺乏实地观察，只凭臆测。

布在腋、胁、侧腹部（侧）。

十二经脉在四肢分布的一般规律是：阴经分布在四肢的内侧面，阳经分布在外侧面。在小腿下半部和足背部，肝经在前，脾经在中线。至内踝八寸处交叉之后，脾经在前，肝经在中线。

表 7.2　十二正经的分布

部位		内　侧	外　侧
手 上肢	前	太阴，肺经	阳明，大肠经
	中	厥阴心包经	少阳三焦，经
	后	少阴心经	太阳，小肠经
足 下肢	前	太阴，脾经	阳明，胃经
	中	厥阴肝经	少阳胆经
	后	少阴，肾经	太阳膀胱经

7.1.15 十二经别（灵枢 11 经别）

经别就是别行的正经。十二经别的循行都是从十二经脉的四肢部分(多为肘、膝以上)别出(称为“离”)，走入体腔脏腑深部(称为“入”)，然后浅出体表(称为“出”)而上头面，阴经的经别合入阳经的经别而分别注入六阳经脉(称为“合”)。所以，十二经别的循行特点，可用“离、合、出、入”来概括。每一对相为表里经别组成一“合”，十二经别共组成“六合”。十二经别的功能主要是加强和协调经脉与经脉之间、经脉与脏腑之间，以及人体各器官组织之间的联系。下面举例说明。

足太阳与足少阴(一合)：

① 足太阳经别：从足太阳经脉的腘窝部分出，其中一条支脉在骶骨下五寸处别行进入肛门，上行归属膀胱，散布联络肾脏，沿脊柱两旁的肌肉到心脏后散布于心脏内；直行的

一条支脉，从脊柱两旁的肌肉处继续上行，浅出项部，仍注入足太阳本经。

② 足少阴经别：从足少阴经脉的腘窝部分出，与足太阳的经别相合并行，上至肾，在十四椎(第二腰椎)处分出，归属带脉；直行的一条继续上行，系舌根，再浅出项部，入足太阳的经别。

③ 足少阳之与足厥阴（二合），足阳明与足太阴（三合），四合，五合，六合仿此。[14]

7.2 奇经八脉

奇经八脉是督脉（GV），任脉（CV），冲脉、带脉、阴维脉、阳维脉、阴跷脉、阳跷脉的总称。它们与十二正经不同，既不直属脏腑，又无表里配合关系，故称“奇经”。八脉中的督、任、冲脉皆同出会阴。其中督脉行于腰背正中，上至头面；任脉行于胸腹正中，上抵颏部。冲脉与足少阴肾经相并上行，环绕口唇。带脉起于胁下，环行腰间一周。

奇经八脉作用：

① 沟通十二经脉之间的联系。奇经八脉将部位相近、功能相似的经脉联系起来，达到统摄有关经脉的作用。督脉与六阳经有联系，称为“阳脉之海”，具有调节全身阳经经气的作用。任脉与六阴经有联系，称为“阴脉之海”，具有调节全身诸阴经经气的作用。冲脉与任、督脉，足阳明、足少阴等经有联系，故有“十二经之海”之称，具有涵蓄十二经气血的作用。

② 冲、带、跷、维六脉腧穴，都附于十二经与任、督脉之中。与十二经合称为“十四经”。

---

[14] DJ 按：十二经别的循行有无实际观察，抑或推测，内经灵枢 11 未说明。后人有无观察？

7.2.1 任脉 CV

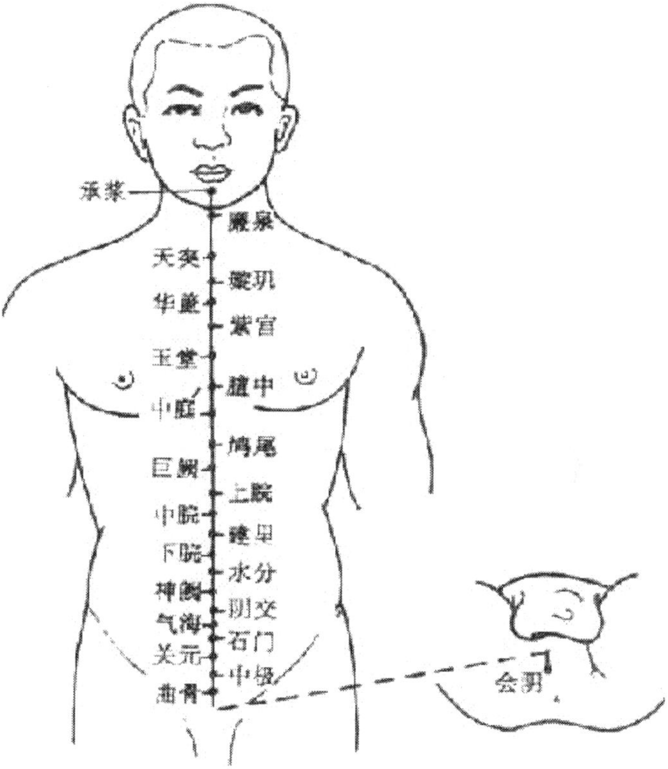

图 7.13 任脉图（CV）

任脉，“任”字有担任，任养之意。本经穴 1 名 1 穴，计二 24 穴，分布于面、颈、胸、腹的前正中线，“手、足三阴脉之海”。起于会阴穴，阴阳相贯，任脉与督脉必相交，下交于会阴之间，上则交于唇。上至毛际曲骨端，内行腹内入胞中，是为“经络之海”。

任脉为血海，又与胃脉相会，同时任脉、督脉、冲脉三脉同起于会阴，而任脉走腹部，督脉走背部，冲脉并少阴，分布于胸中。患任脉疾病者的病候：遗尿、遗精、腹胀痛、胃痛、呃逆、舌肌麻痺、疝气。主治神经系统、呼吸系统、消化系统、泌尿生殖系统病症，以及寒性病症和本经所经过之部位的病症。

任脉行于胸腹部的正中，能总任一身之阴经，故有″阴脉之海”之称。

循行部位：下出会阴，沿腹部正中线上行，通过胸部，颈部，到达下唇内，环绕口唇，上至龈交，分行至两目下。主要病证：带下、少腹肿块、月经不调、流产、不孕等。

7.2.2 督脉 GV

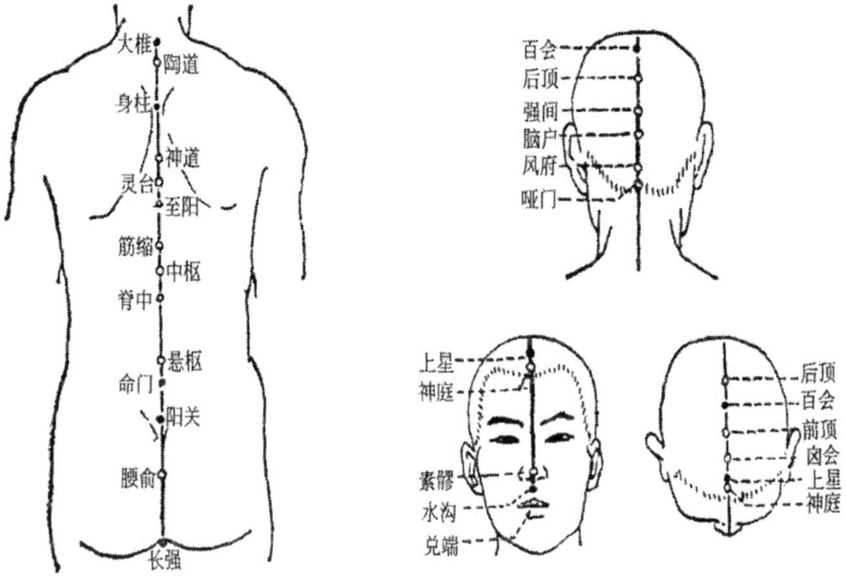

图 7.14 督脉图（GV）

督脉总督一身之阳经，六条阳经都与督脉交会于大椎，督脉有调节阳经气血的作用，故称为“阳脉之海”。主生殖机能，特别是男性生殖机能。督脉起于胞中，下出会阴，后行于腰背正中，循脊柱上行，经项部至风府穴，进入脑内，再回出上至头项，沿头部正中线，经头顶、额部、鼻部、上唇，到唇系带处。本经脉腧穴有长强…命门，大椎，哑门、风府…百会…水沟…龈交等共 28 穴。

本经穴，1名1穴，计28穴，分布于头、面、项、背、腰、骶部之后正中线上。主治神经系统、呼吸系统、消化系统、泌尿生殖系统、运动系统病症。

督，有总督的意思。督脉行于背正中，总督一身之阳经，故又称“阳脉之海”。

循行部位：下出会阴，后行于腰背正中，经项部，进入脑内，属脑，并由项沿头部正中线，经头顶、额部、鼻部、上唇、到上唇系带处。并有地脉络肾、心。主要病证：脊柱强直、角弓反张、脊背痛、精神失常、小儿惊风等。

7.2.3 冲脉与带脉

冲脉的“冲”字，含有冲要、要道的意思。冲脉上至于头，下至于足，贯串全身，为总领诸经气血的要冲。冲脉能调节十二经气血，故有“十二经之海”的要冲和“血海”之称。由于冲脉与任脉相并行，又与督脉相通，其脉气在头部灌注诸阳，在下肢渗入三阴。冲脉与足阳明会于气冲穴，又与足少阴经相并而行，与胃和肾相联系。胃为“后天之本”，肾为“先天之本”“原气之根”。冲脉起于胞中，又称“血室”“血海”。妇女月经与冲脉功能有密切联系，《素问·上古天真论》说：**“太冲脉盛，月事以时下”“太冲脉衰少，天癸竭，地道不通”**。这里说的“太冲脉”即是指冲脉而言。“冲为血海”说明冲脉与妊产胎育密切相关。

带脉：带脉围腰一周，有如束带，能约束诸脉，起于季胁，斜向下行至带脉穴，绕身一周。足三阴、三阳以及阴阳二蹻脉皆受带脉之约束，以加强经脉之间的联系。带脉还有固护胎儿和主司妇女带下的作用。带脉穴处再向前下方沿髋骨上缘斜行到少腹。

7.3 人体穴位

人体周身约有52个单穴，300个双穴、50个经外奇穴，共720

个穴位。在医生临床实践过程中又不断开发（发现）新的穴位（参见附录）。有 108 个要害穴，其中有 72 个穴一般点击不至于致命，其余 36 个穴是致命穴，俗称‘死穴’。所谓死穴均位于身体的隐蔽部位，不易戳及。武侠小说的文学夸张描写，增加了其神秘性。死穴又分软麻、昏眩、轻和重四穴，各种皆有九个穴。合起来为 36 个致命穴。

认识针灸就从了解人体穴位开始。人体的存在身高差异，用一把尺子决定穴位的位置，显然不合适。穴位定位就用了一个病人自身携带的“同身寸”。请看下图

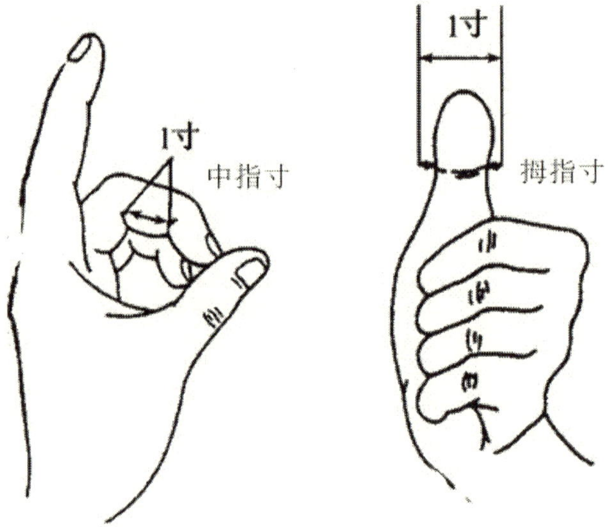

图 7.15 人体同身寸

7.3.1 某些特定穴位，如何选穴 1：五腧穴的重要性 表 7.3

人体共有 700 多个穴位，其治疗的重要性不同。下面介绍的是最重要的穴位，也可以说是针灸治疗选穴的基础，即五腧穴。

五输穴是十二经分布于肘膝以下五个特点输穴。就是井、荥、输、经、合五个穴。每个穴位有其不同的作用。至于**“所出为井，所溜为荥**（音行），**所注为输，所行为经，所入为合”**，意思是说：经气所出如地下所出水的源头，故称井，形容脉气浅小，其穴位位于四肢爪甲之侧；经气流过之处，如刚出的泉水微流，故称荥，脉气稍大，其穴位于指（趾）、掌（跖）；经气所灌注之处，如水流由浅入深故称输，其穴多位于腕踝关节附近；所行部位像水在通畅的河道中流过，故称经。其穴多位于腕踝附近；经气最后汇集，如百川的汇合入海，故称合。其穴位于肘膝关节附近。

总之，五输穴全部位于肘膝以下，取穴方便安全，而且实用有效。肘膝下还包括络穴、郄穴、下合穴和八脉交会穴等特定穴位。这些穴位一直被认为治疗范围广，效果好，不仅可治疗局部，邻近和循经的疾病，还可治疗全身脏腑疾病。一些高明的医生也就仅针肘膝以下的穴位即能达到治疗目的。

针灸医生常用合谷穴（大肠经的原穴），和脚上靠近姆趾第一、二跖骨之间的太冲穴（肝经的原穴），认为这二个穴治病的范围广，作用强，疗效高。同时把合谷、太冲两对穴道一起使用叫做“开四关”，有镇静、镇痉等作用。可以治“诸脏腑病症”和疑难杂症，尤其是神经和精神方面的疾病有良好疗效。

五输穴是一种要穴归类法。古人言：“善用针者，手不过肘，足不过膝”。有关五输穴的应用，首先仍系以《内经》为主，其次则为《难经》所述。应用最广的为**《灵枢经 19 四时气篇》**所说：**“病在脏者取之井，病变于色者取之荥，病时间时甚者取之输，病变于音者取之经，经满而血者病在胃及饮食不节得病者取之于合。”**

表 7.3 十二经五腧穴表

经脉 channel		井穴 Jing-well	荥穴 Xing-spring	输穴 Shu-stream	经穴 jing-river	合穴 He-sea
手三阴 /hand ThreeYin	手太阴肺经 LU	少商 LU11	鱼际 LU10	太渊 LU9	经渠 LU8	尺泽 LU5
	手厥阴心包经 PC	中冲 PC9	劳宫 PC8	大陵 PC7	间使 PC5	曲泽 PC3
	手少阴心经 HT	少冲 HT9	少府 HT8	神门 HT7	灵道 HT4	少海 HT3
足三阴 /foot ThreeYin	足太阴脾经 SP	隐白 SP!	大都 SP2	太白 SP3	商丘 SP5	阴陵泉 SP9
	足厥阴肝经 LR	大敦 LR1	行间 LR2	太冲 LR3	中封 LR4	曲泉 LR8
	足少阴肾经 KI	涌泉 KI1	然谷 KI2	太溪 KI3	复溜 KI7	阴谷 KI10
手三阳 /hand ThreeYang	手阳明大肠经 LI	商阳 LI1	二间 LI2	三间 LI3	阳溪 LI5	曲池 LI11
	手少阳三焦经 SJ	关冲 SJ1	液门 SJ2	中渚 SJ3	支沟 SJ6	天井 SJ10
	手太阳小肠经 SI	少泽 SI1	前谷 SI2	后溪 SI3	阳谷 SI5	小海 SI8
足三阳 /foot ThreeYang	足阳明胃经 ST	厉兑 ST45	内庭 ST44	陷谷 ST43	解溪 ST41	足三里 ST36
	足少阳胆经 GB	足窍阴 GB44	侠溪 GB43	临泣 GB41	阳辅 GB38	阳陵泉 GB34
	足太阳膀胱经 BL	至阴 BL67	足通谷 BL66	束骨 BL65	昆仑 BL60	委中 BL40

① **病在脏者取之井**：井穴有醒脑开窍，宁神泄热及祛邪的作用。可用于神志突变之急救。或某一脏器之功能失调。据**《灵枢 47 · 本藏篇》所述，五脏者所以藏精神血气魂魄者也**。井穴为十二经交接点，急救必用。如在少商 LU11 商阳 LI1 点刺出血能泻脏热，疏通气血，开郁通窍，对中风、热厥、喉肿有特效。脾井隐白 SP1，配胃井厉兑 ST45 能安神；隐白配肝井大墩 LR1 能治崩漏症。心井少冲 HT9，小

肠井少泽 SI1 均能治中风猝倒，昏沉，不省人事。少冲清热镇心尤有卓效。肾经井穴涌泉 KI1 善治各种厥逆及各种痫症，小儿惊风。此外中冲 PC9、关冲 SJ1 均能回阳救逆，治疗中风猝倒。窍阴 GB44 也能治失眠。

② **病变于色者取之荥**：治疗肺热病初发期。刺手太阴经之荥穴鱼际 LU10 和手阳明经之荥穴二间 LI2，能退热镇咳平喘。《灵枢 20 · 五邪篇》**指出：邪在肝即病肋中痛，取之行间** **LR2**，治疗肋间神经痛刺行间有镇痛疗效。三焦荥穴**液门** SJ2 配肺荥**鱼际** LU10 善治喉病。

③ **病时间时甚者取之输**：输穴善治中满、倦怠、溏泄、疼痛。输穴对于阵发性神经痛及间歇性发热有效。所谓“时间时甚”，就是有间歇。风湿痛平时平安无事，下雨天潮即发作。这些都是输穴主治范围。用**束骨** BL65 治后头痛颠顶痛，**陷谷** ST43 治前头痛，**临泣** GB41 治偏头痛效果很好。用各经输穴治风湿病痛也极有效，这都是从同样原则出发。

④ **病变于音者取经穴**：经穴对因病致声音失常症状有效。对于各经病变累及某一器官，功能失调者也适用。例如：刺肺经之经穴**经渠** LU8 能治喘咳，就是有调整呼吸功能紊乱的作用。刺脾经经穴**商丘** SP5 能治舌本强痛。心经经穴**通里** HT5 善治暴瘖（嘶哑，失音）。综合观察各经经穴如：**阳溪** LI5 治牙痛；**解溪** ST41 治风湿面肿及颏部、下颌、前颈病变；**阳谷** SI5 治颌肿口禁；**昆仑** BL60 能定喘，及治齿痛；**复溜** KI7 能定喘；**间使** PC5 可治失音。

⑤ **病在胃及饮食不节得病者取之于合**：合穴能调整内脏器官活动，主脏腑一切慢性病，有健脾强胃之功，善治逆气、胀闷、泄泻等症。如消化病多取**足三里、曲池、阴陵泉**等合穴。又刺**手足阳明经**之合穴**曲池**和**足三里**，则能促进消化，保健作用。**尺泽、委中、足三里**刺血能治饮食不节，急性肠胃病。

《灵枢 4 • 邪气脏腑病形篇》说：**“荥输治外经，合治内府。”**

这是说荥穴、输穴适于治疗各经的体表，合穴适于治疗所属六腑的疾病。所谓“荥输治外经”，指荥输部位较浅，用治体表及经脉病，而善治外感病。**液门** SJ2 治感冒甚效，配合**肺荥** LU10 尤佳。

阴经之输穴属土，阳经之输穴属木，土应脾主湿主肉，外经病多与风湿及筋肉有关，所以风湿肌肉疼痛之病多取输穴，外感风寒风热之病及上火火热，体寒阳虚之病多取荥穴。每一经之输穴皆善治本经之筋肉疼痛，如：束骨治腰痛，太阳经走向头痛。

7.3.2 某些特定穴：如何选穴 2 表 7.4，表 7.5

穴位的学名是腧穴，别名包括：“气穴”、“气府”、“骨空”。五脏六腑“正经”14 经上的穴称为“正穴”。十四经穴中有一部分腧穴被称之为“特定穴”，它们除有经穴的共同主治特点外，还是最常用的穴，特定穴可分为“五输穴”、“原穴”、“络穴”、“郄穴”、“下合穴”、“背俞穴”、“募穴”、“八会穴”、“八脉交会穴”和“交会穴”等。

表 7.4 十二经原穴表

手三阴经	肺经 LU 太渊 LU9	心经 HT 神门 HT7	心包经 PC 大陵 PC7
手三阳经	大肠经 LI 合谷 LI4	小肠经 SI 腕骨 SI4	三焦经 SJ 阳池 SJ4
足三阴经	脾经 SP 太白 SP3	肾经 KI 太溪 KI3	肝经 LR 太冲 LR3
足三阳经	胃经 ST 冲阳 ST42	膀胱经 BL 京骨 BL64	胆经 GB 丘墟 GB40

① 原穴：“原”含本原，原气之意。十二经脉在腕，踝关节附近各有一个重要经穴是脏腑原气经过和留止的部位，称为“原穴”。灵枢・九针十二原中提出了五脏原穴：肺原出于太渊，心原出于大陵，肝原出于太冲，脾原出于太白，

肾原出于太溪。《灵枢·本输》补充了六腑原穴，并指出了各原穴的位置。阴经五脏之原穴，即是五输穴中的输穴，所谓“阴经之输并于原。”

② 络穴即联络之意

③ 郄穴：奇经八脉中的阴跷、阳跷、阴维、阳维脉之经气深聚的部位，称为“郄穴”。急病找郄穴。“郄”，有空隙之意。郄穴共十六个，除胃经的梁丘之外，都分布于四肢肘膝关节以下。郄穴可用于本经循行和所属脏腑的急症、痛症、炎症。**阴经郄穴有止血作用**，如**孔最**止咯血，中都止崩漏、阴郄止吐血衄血等。**阳经郄穴偏于止痛**，如急性腰痛取养老，急性胃脘痛取**梁丘**等。郄穴可以单用，亦可与会穴合用，叫郄会取穴法，如梁丘配中脘治疗急性胃病；孔最配膻中治气逆吐血等。

表 7.5 十六郄穴表

手三阴手太阴肺经——孔最手厥阴心包经——郄门手少阴心经——阴郄
足三阴足太阴脾经——地机足厥阴肝经——中都足少阴肾经——水泉
手三阳手阳明大肠经——温溜手少阳三焦经——会宗手太阳小肠经——养老
足三阳足阳明胃经——梁丘足少阳胆经——外丘足太阳膀胱经——金门
阴维脉/筑宾（足少阴）阴跷脉——交信（足少阴）阴郄穴
阳维脉——阳交（足少阳）阳跷脉——附阳（足太阳）

④ 背俞穴及募穴：脏腑之气输注于背腰部的腧穴，称为“背俞穴”。“俞”，有转输、输注之意。六脏六腑各有一背俞穴，共十二个。俞穴均位于背腰部足太阳膀胱经第一侧线上，大体依脏腑位置的高低而上下排列。背俞穴共 12 个，

它们是**肺俞 BL13，心俞 BL15，隔俞 BL17 肝俞 BL18 胆俞 BL19 脾俞 BL20 胃俞 BL21 三焦俞 BL22 肾俞 BL23，大肠俞 BL25，小肠俞 BL27 膀胱俞 BL28.** 参见图.7.7b

① 脏腑之气汇聚于胸腹部的腧穴，又称为**“腹募穴”**。“募”，有聚集、汇合之意。六脏六腑各有一**募穴**共 12 个。募穴均位于胸腹部有关经脉上，其位置与其相关脏腑所处部位相近。募穴分布，有在本经者有在他经者；有呈双穴者，有为单穴者。脏腑病证多取募穴治疗。如胃病多取中脘，大肠病多取天枢，膀胱病多取中极等。脏腑之气与俞募穴是相互贯通的。因此，募穴主治性能与背俞穴有共同之处。募穴可以单独使用也可与背俞穴配合使用，即“俞募配穴”。

表 7.6 募穴(Front Mupoint)

两 侧		正 中	
脏腑 Viscera	募穴 Mupoint	募穴 Mupoint	脏腑 viscera
肺 LungLU	中府 LU1	膻中 CV17	心包 Pericardium
肝 LiverLR	期门 LR14	巨阙 CV14	心 Heart
胆 GallGB	日月 GB24	中脘 CV12	胃 Stomach
脾 SpleenSP	章门 LR13	石门 CV5	三焦 Sanjiao
肾 KidneyKI	京门 GB25	关元 CV4	小肠 mall Intestine
大肠 LargeIntestine	天枢 ST25	中极 CV3	膀胱 Bladder

⑤ 下合穴：六脏之气下合于足三阳经的腧穴，称为“下合穴”(lower He-seapoint)。下合穴共有六个，其中胃、胆、膀胱的下合穴位于本经，大肠、小肠的下合穴同位于胃经，三焦的下合穴位于膀胱经。《灵枢 2·本输》指出：“六腑皆出足之三阳。”说明六腑之气都通向下肢，在足三阳经

上各有合穴。《灵枢 4 •邪气脏腑病形》提出了“合治六腑”的理论。说明脏腑之病应取下合穴：**“胃合于三里，大肠合于巨虚之上廉，小肠合入于巨虚之下廉，三焦合于委阳，膀胱合入于委中，胆合入于阳陵泉。”**《灵枢 2 • 本输》说：“大肠、小肠皆属于胃”，三焦是“太阳之别”，“入络膀胱”。

⑥ 八会穴：指脏、腑、气、血、筋、脉、骨、髓等精气聚会的八个腧穴，其中脏、腑、气、血、骨之会穴位于躯干部；筋、脉、髓之会穴位于四肢部。八会穴均可治疗相关的疾病。

脏会—LR13 章门：与脾之募穴同，脾为后天之本。**章门**治疗五脏病。

腑会—中脘：与胃之募穴相同，胃为后天之本。**中脘**治疗六腑病。

气会—膻中：膻中位于胸为宗气之所聚。**膻中**治疗一切气病

血会—膈俞：位于心俞与肝俞之间，心主血脉，肝主藏血为血之会。**膈腧**治疗各种血病。

骨会—大杼：穴近椎骨（柱骨之根）故称之骨会。**大杼**治疗骨病，小儿发育不良。

筋会—阳陵泉：穴近膝，膝为筋之府，又肝主筋，胆肝相合，阳陵泉之合穴。**阳陵泉**治疗各种筋病。

脉会—太渊：为肺之原合于寸口，肺朝百脉。**太渊**治疗脉病，心血管病。

髓会—悬钟：胆经穴，胆经主骨病，骨生髓，故称之髓会。**悬钟**治疗脑病小儿发育不良。

⑦ 交会穴：十二经脉与奇经的八脉相通的八个腧穴，称为“交会穴”。交会穴均位于腕踝部的上下。两经或数经相

交会的腧穴称为“交会穴”。由于奇经与正经的经气通过八穴相会通，所以此八穴既能治奇经病，又能治正经病。如公孙通**冲脉**，故公孙既能治足太阴脾经的病，又能治冲脉的病。临床上常采取上下相应的配穴法。如下肢**公孙**（SP4）配上肢**内关**（PC6）治疗胃、心、胸部病证。

表 7.7 交会脉

穴位 1/正经/奇经/位置	穴位 2/正经/奇经/位置	适应症，疾病
SP4 公孙/脾经/冲脉/下肢	PC6 内关/心包经/阴维脉/手	心/胸/胃/
SI3 后溪/小肠/督脉/上肢	BL62 申脉/胆经/阳跷脉/下肢	眼内眦/颈项/耳/肩/小肠/膀胱
GB41 临泣/GB/带脉/足	SJ5 外关/三焦/阳维脉/手	眼外眦/耳后/面/颈/肩/胸膈
LU7 列缺/肺经/任脉/手	KI6 照海/肾经/阴跷脉/足	咽/喉/胸膈/肺

7.3.3 推荐常用穴位；在三百多穴位中，选择 20 个可能对你有些用。

百会：位于前发际正中直上 5 寸，即当头正中线与两耳尖连线交点上。刺激此穴有集中精力、增强记忆力之效。当您感到困倦、不妨用拇指按此穴片刻，会令你神清气爽。

睛明：内眼角稍内上方凹陷处。近视、用眼疲劳可闭目点按此穴，按摩眼周，可养眼明目，缓解视疲劳。

迎香：位于鼻翼旁。用于治疗鼻不通气。

听宫；位于耳屏前张口凹陷处，治疗耳鸣。

颊车：位于下颌角上方一寸，按压有酸麻感处。用于治牙痛，面神经麻痹。

水沟：即“人中”。在人中沟上 1/3 与下 2/3 交点处。可抢救昏迷、呼吸衰竭者。此穴须用大拇指尖强刺激方可奏效。

曲池：曲肘 90 度，肘横纹消失处是穴。此穴有降压作用。经常点按此穴防病保健。另外此穴对皮肤病、肘臂挛痛亦有良好的效果。

内关：腕横纹上 2 寸两肌腱之间。是心血管病首选穴位，对心痛、胸闷、心动过速及过缓、心律不齐、冠心病、心绞痛都有良效，还可防止晕车晕船。

外关：手背横纹上二指，与内关穴对应，用以治疗落枕，手臂麻。

列缺：拇指掌掌指关节，肌腱靠内凹陷处。用于治疗偏头痛、失眠。

后溪：在小指尺侧第五掌骨后方。微握拳，小鱼际上部突出的尖部即是。可治疗急性腰扭伤、落枕。在刺激穴位的同时，腰或颈部配合向患侧扭转。

合谷：五指自然并拢，虎口附近肌肉隆起最高处是穴。如果牙痛、流鼻血、感冒头痛时，掐此穴可缓痛止血。

委中：腘窝正中凹陷处。如腰酸背痛，腿部困乏，用拇指点按几分钟，可感到腰背轻松。流鼻血时，用蘸了凉水的手掌拍打此穴至红，可止血。

足三里：正坐，小腿和大腿成直角，从外膝眼往下即同身寸的 3 寸，再往胫骨前缘量 1 横指。此穴对胃痛、呕吐、腹泻、便秘有治疗作用，而且还是人体保健强身要穴。用艾灸效果更佳。

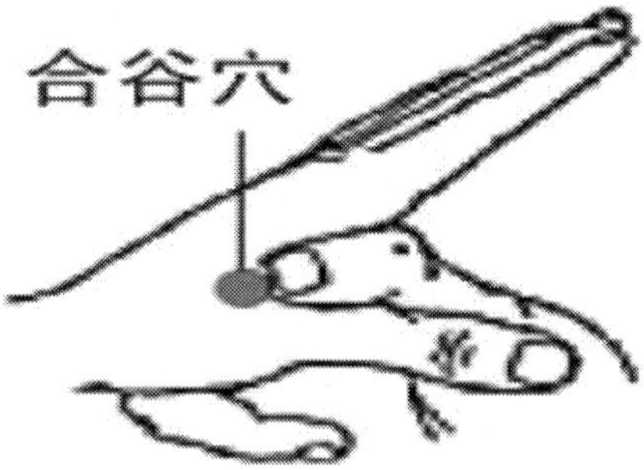

图 7.16 合谷穴

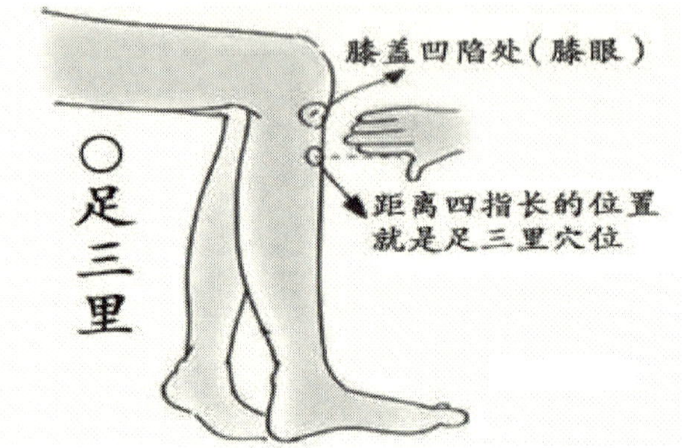

图 7.17 足三里穴

太冲穴位于第一，二趾缝上一寸处。同时刺合谷、太冲两对穴叫做“开四关”，有镇静、镇痉等作用。可以治“诸脏腑病症”和疑难杂症。

涌泉：足底（去趾）前 1/3 凹陷处。中暑、昏厥病人可用此穴强刺激急救。也可用于头晕、目眩、失眠。此穴亦为保健穴位。

关元：脐下三寸。对男性遗精、阳痿、早泻，女性月经不调、痛经有良效。多用灸法。

阿是穴：为身体上的疼痛点，无固定位置。痛则不通，点按阿是穴并按揉其附近肌肉组织，可舒筋活络，达到通则不痛。

补气的三个保健穴位：即气海、膻中、足三里。气海：顾名思义是人体元气的海洋，有补益元气的功能，位置在神阙穴正下方 1.5 寸。用艾灸法最好。灸 20~30 分钟。可以培元固本。用膻中配气海，能补元气。膻中穴位置在胸部两个乳头之间的中点（参阅图 7.17，图 7.18）。

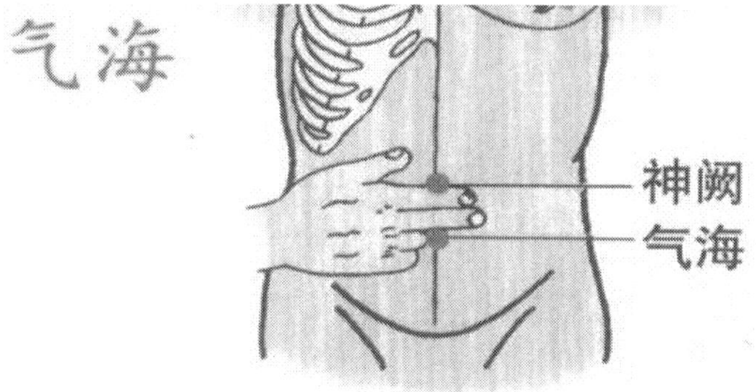

图 7.18 气海穴

7.4 针及手法，艾灸，铜人与歌诀针灸的普及

7.4.1 针及手法：灵枢 1，九针十二原记载针长度一寸六分至七寸。未提及针的直径和材质。现在最常用的是毫针，长度可有变化。针体用不锈钢丝制成，针柄缠绕细铜丝以利医生捻转。历代针灸家都强调针灸治病，术者要守神，患者须气至。**《灵枢·经脉篇》：“盛则泻之，虚则补之，热则疾之，寒则留之，陷下则灸之，不盛不虚，以经取之”**。补泻是针灸治病的治则，而手法则是补泻的具体操作。所谓“补泻之法在手指”。用与不用，运用如何，都直接影响到疗效、刺穴的多少。同一患者，甲医治无效，而乙取同样的穴，却能针到病除。其奥妙就在“手指”。各种补泻手法，使“气至病所”方能达效之信。诊室应整洁，明亮，空气流通。患者取卧位或坐位。四季均可进行。**《灵枢 34·五乱》**多处论及季节对针刺治疗的特殊要求是没有根据的。

7.4.2 灸法：灸法是一種溫熱刺激。**《素问 14·汤液醪醴论》说：“砭石针艾治其外”**。是说砭石、针刺、艾灸等方法，通过刺激身体外部的体表腧穴经络，治疗疾病。远古时人类尚不能铸铁，使用砭石这些磨制石器。可以想象由磨成的石针或骨针远没有艾灸容易操作。用金属制成医用针秦汉时期不易得到，也不如艾灸方便。《内经》关于灸疗的应用主要有：

① 痈毒生于肩臂部的可立即实行灸法。

② 五脏背腧穴都位于脊椎两旁，宜用灸法不可妄用针刺。**《灵枢 51》背俞背中大腧，在杼骨之端…皆挟脊相去三寸……灸之则可，刺之则不可。**

③ 足部发生阴寒之气厥逆时宗气不能循经下行，脉中的血液滞涩不能畅行，先用温熨艾灸调治，再行针刺。内脏受寒容易发生胀满的疾病，宜用艾火烧灼。

⑤ 颈项强痛的疾患，应取巨骨穴施以灸法。风寒侵袭发生麻痹不仁或肿痛可用灸法。

⑥ 治疗寒热病证先灸大椎再灸长强，背部有陷凹之处灸之。

长沙汉墓出土的帛书是现存记述灸法最早的文献。黄帝内经中亦有记载热证可灸，如《素问·60 骨空论》明确提出了**"灸寒热之法，先灸项大椎，……"**《素问·74》云：**"逆者正治，从者反治"**。且有"以热治热"的理论。东汉时期铁器已经非常发达，医用毫针才有可能普遍应用。在针法与灸法之间才有了选择。张仲景在**伤寒论**中提出"热证不可灸"，依据**《素问·74》"寒者热之，热者寒之"**的理论。东晋葛洪为代表。他认为灸法对于虚实寒热，无所不宜。在**肘后备急方**中云："诸痈疽发背，灸其上百壮。"唐代孙思邈临证更加重视热证用灸法，如**《千金翼方卷 28》**："凡卒患腰肿附骨肿痈疽节肿风游毒热肿，此等诸疾，但初觉有异，即急灸之立愈"。用灸法治疗痈疽，不宜针者直灸之，此为良医。现代研究表明灸疗可以提高人体白细胞数量，促进巨噬细胞的吞噬作用。

艾条灸：过去艾条由医者自制，并无规定尺寸，一般 1.5-2cm 直径，长度 15-20cm。施灸的方法分温和灸和雀啄灸。温和灸：施灸时将艾条的一端点燃，对准应灸的腧穴部位或患处，约距皮肤 1.5-3cm 左右，进行熏烤。熏烤使患者局部有温热感而无灼痛为宜，一般每处灸 5-7 分钟，至皮肤红晕为度。对于昏厥、局部知觉迟钝的患者，医者可将中、食二指分开，置于施灸部位的两侧，这样通过医者手指的感觉来测知患者局部的受热程度，以便随时调节施灸的距离和防止烫伤。雀啄灸：施灸时将艾条点燃的一端与施灸部位的皮肤并不固定在一定距离，而是像鸟雀啄食一样，一上一下活动地施灸。另外也可均匀地上、下或向左右方向移动或作反复地施转施灸。一个艾条从头燃起到燃尽所需时间称为一壮。每次 3-5 壮。艾灸治疗多用于寒证。

7.4.3 针灸铜人：为了正确的掌握针灸的穴位，1027 年，北宋仁宗诏命制造针灸铜人。有 2 具，其高度与正常成年人相近，胸背前后两面可以开合，体内雕有脏腑器官，铜人表面镂有穴位，穴旁刻题穴名。用以教学及考试用。在相国寺内有“针灸图石壁堂”，堂内除针灸铜人外，其后壁上嵌有针灸图经刻石。以后因战乱下落不明。明清两代，公私铸造铜人很多。学习铜人穴位已成了针灸医生的重要工具，对普及，提高针灸知识起了重要作用。

7.4.4 针灸歌诀：针灸治疗比药物治疗简单易行。有关经络，穴位，针灸的知识在民间逐渐普及。有关这方面的歌诀应运而生。内容有关经络，穴位的走向，位置的歌诀，重要常用穴位的歌诀，常见疾病针法的歌诀，急救的歌诀。歌诀朗朗上口，易学易记，非常有用。兹举八要穴歌如下：肚腹三里留，腰背委中求；头项寻列缺，面口合谷收；心胸取内关，小腹三阴谋；坐骨刺环跳，腿疼阳陵透。昏迷人中主，足心有涌泉，重刺并捻转，指尖并十宣。

7.5 针刺麻醉

针刺麻醉是针刺穴位以达到手术麻醉效果的技术。它的优点是操作简便，避免麻醉药品的副作用，患者能在手术中保持清醒状态，术后疼痛较轻、恢复较早等。针刺麻醉研究始于 50 年代，1960-1970 年代之 20 年，约进行针麻数十万例，应用于普外科、脑外科、胸外科、五官科、妇产科等几十种手术。针刺麻醉的研究促进了痛觉生理和麻醉学的发展，推动了经络实质和针灸原理的研究。

针刺麻醉以人体的经络感传为基础，通过穴位针刺来调动和发挥机体的镇痛调整功能，在不用麻醉药的情况下取得麻醉效应，使病人无痛苦地接受手术；且病人在术中神志清醒，能主动配合，术后恢复快，尤其适用于那些不宜进行药物麻醉的病人；必要时选择适当药物相辅可更加理想。有些手术单用针麻即可顺利进行。一些较大的手术，特别是腹腔和胸腔内手术，往往镇痛效果差，肌肉放松较差，内脏牵拉反应较重，个体差异较大，这是它的严重缺点。

在针麻术前或手术中，辅用一些药物以增强麻醉效果，以减轻病人的反应。同时保护呼吸机能和循环机能，有利于手术进行。用药的种类、剂量、途径和时间，应综合病人的年龄、体质、病情、精神状态以及手术的性质选择。针麻硬膜外复合麻醉可减少麻醉药物剂量 1/3 至 1/2，目前在针麻的手术有效果较好的甲状腺手术也极少应用针麻。为甚麽？除了针麻的应用受到非医学因素的干扰，大起大落，基础不牢固之外，我们借用作者谢黄瑞的意见如下[15]：

现代麻醉是一项复杂而精密的工作，麻醉的工作不仅要让患者无痛，还要保证患者的各项生命体征正常，抑制手术创伤带来的炎症反应，抑制植物神经的过分激动导致的神经功能紊乱，以及保障微循环稳态以改善患者远期预后。针灸仅能在镇痛方面的效果得到了证实，而这种镇痛机制在刺激机体分泌内啡肽等内源性阿片类物质的同时，也引起体内包括白介素 6，肿瘤坏死因子等炎性介质的产生增多，使手术的炎性反应加剧，影响预后。再加上学习成本，术野无菌环境要求，以及作用程度持续时间不确定等因素限制，针灸完全不能胜任现代麻醉的要求。

7.6 耳针法

《素问 4·金匮真言论》说：**“南方赤色，入通于心，开窍于耳，藏精于心”**，《灵枢 37·五阅五使》说：**“耳者，肾之官也”**，《灵枢 17·脉度》说：**“肾气通于耳，肾和则耳能闻五音矣”**，《素问 22·脏器法时论》说：**“肝病者，……虚则；无所视，耳无所闻”**，《证治准

[15] 来源：知乎 https://www.zhihu.com/question/21929136/answer/148023732

绳》说："肾为耳窍之主，心为耳窍之客"。观察耳的形态、色泽等改变，可"视其外应，以知其内脏"的病变。

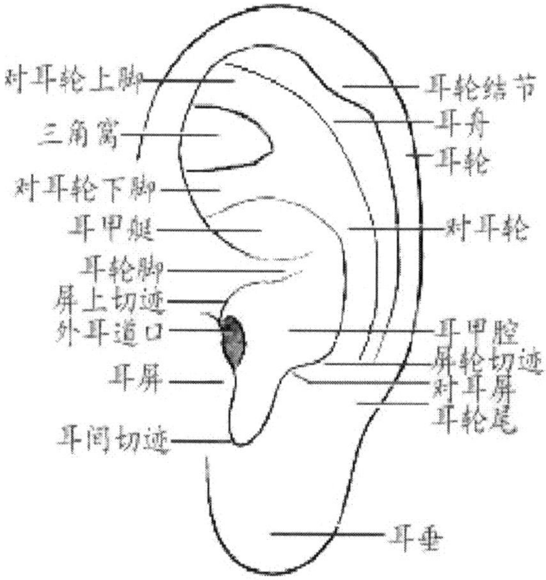

图 7.19 耳廓表面解剖

耳轮 helix：耳廓卷曲的游离那分。耳轮结节：耳轮后上部的膨大部分。耳轮脚：耳轮深入耳甲的部分。对耳轮；与耳轮相对呈"丫"字型的隆起部，由对轮体、对耳轮上脚和对耳轮下脚三部分组成。对耳轮体：对耳轮下部呈上下走向的主体部分。对耳轮上脚：对耳轮向上分支的部分。对耳轮下脚：对耳轮向下分支的部分。三角窝：对耳轮上脚、对耳轮下脚与相应耳轮之间的三角形凹窝。

耳舟 scaphoid fossa：耳轮与对耳轮之间的凹沟。

耳屏 tragus 耳廓前方呈瓣状的隆起。屏上切迹：耳屏与对耳屏之间的凹陷处。

对耳屏：耳垂上方与耳屏相对的瓣状隆起。轮屏切迹：对耳轮与对耳屏的凹陷处。耳垂 earlobe，耳廓下部无软骨的部分。

耳甲：部分耳轮与对耳轮、对耳屏、耳屏及外耳门之间的凹窝。由耳甲艇、耳甲腔两部分组成。耳甲腔：耳轮脚以下的耳甲部。耳

甲艇 耳轮脚以上的耳甲部。

耳门 ear gate 耳甲腔前方的孔窍。

外耳孔 external auditory cannel

耳轮结节 耳轮后上部的膨大部分。耳轮脚 耳轮深入耳甲的部分。对耳轮 与耳轮相对呈“丫”字型的隆起部，由对轮体、对耳轮上脚和对耳轮下脚三部分组成。

耳甲 concha auriculae, 部分耳轮与对耳轮、对耳屏、耳屏及外耳门之间的凹窝。由耳甲艇、耳甲腔两部分组成。耳甲腔 耳轮脚以下的耳甲部。耳甲艇 耳轮脚以上的耳甲部

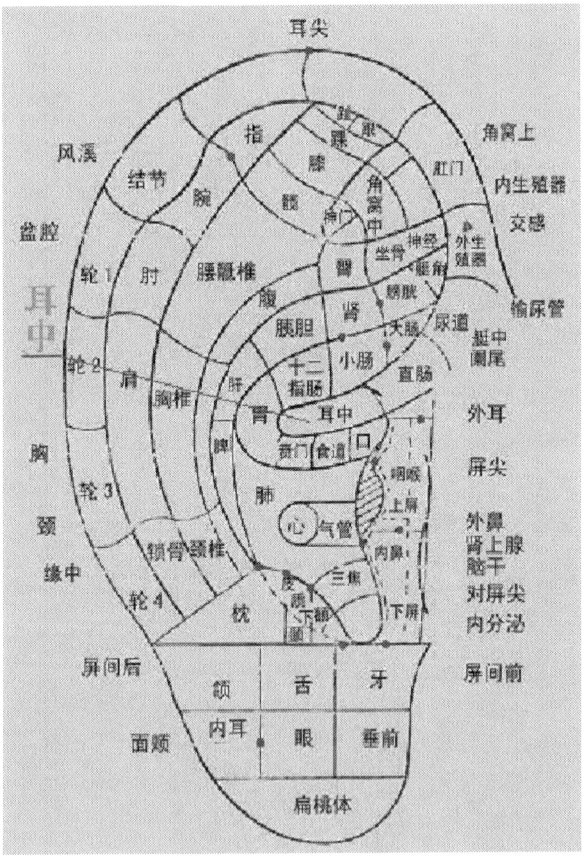

图 7.20 耳穴区域图

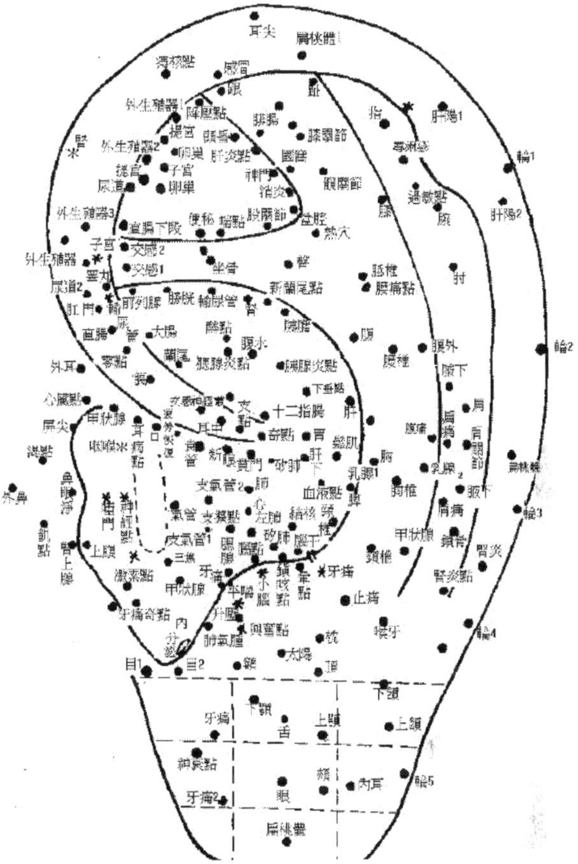

图 7.21 耳廓穴位图

耳穴是指分布在耳廓上的一些特定区域。人体发生疾病时，常会在耳廓的相应部位出现压痛敏感、皮肤电特异性改变和变形、变色等反应。可参考这些现象来诊断疾病，并可通过刺激这些部位防治疾病。耳穴在耳廓的分布有一定规律，其分布图好像一个倒置的胎儿，头部朝下，臀部朝上。其分布规律是：与头面部相应的耳穴在耳垂和耳垂的邻近；与上肢相应的耳穴在耳舟；与躯干和下肢相应的耳穴在对耳轮和对耳轮上脚、对耳轮下脚；与内脏相应的耳穴多集中在耳甲艇和耳甲腔；消化道的耳穴环形排列在耳轮脚周围。

耳穴探查方法主要有 2 种：

① 直接观察法：利用肉眼或借助放大镜，观察有无脱屑、水泡、丘疹、充血、硬结、疣赘、软骨增生、色素沉着以及血管的形状、颜色的变异等。

② 按压法：诊断明确后，在病人耳部相应部位用探针、火柴梗、毫针柄等物用轻、慢、用力均匀的压力寻找痛点。一般在疾病相应部位的耳廓部从周围向中心探压，或自上而下、自外而内对整个耳廓进行普查，耐心细致地找压痛点。当压到敏感点时，病人会出现皱眉、呼痛、躲闪等反应。挑选最明显的一点作为耳针的治疗点。

耳针的操作方法：只介绍最常用的二种：

① 毫针刺法选用 28-30 号 0.3—0.5 寸长毫针。刺人皮肤 2-3 分，以达软骨后毫针站立不摇晃为准。刺入耳穴后，如患部感应强烈，患者症状有即刻减轻感；留针的时间为 15-30 分钟。

② 压丸法即在耳穴表面贴敷压丸替代埋针的一种疗法。此法既能持续刺激穴位，又安全无痛，无副作用，目前广泛应用于临床。压丸选用材料，如王不留行籽、油菜籽、绿豆、小米、白芥子等。

耳针的适用范围：

① 疼痛性疾病如各种扭挫伤、头痛、神经性疼痛等。

② 炎症性疾病如牙周炎、咽喉炎、扁桃腺炎、流感、腮腺炎、百日咳、急慢性结肠炎、菌痢等。

③ 功能紊乱和过敏性疾病如眩晕、高血压、心律不齐、神经衰弱、荨麻疹、哮喘、鼻炎等。

④ 内分泌代谢病：甲状腺功能亢进或低下、糖尿病、肥胖症、更年期综合征等。

7.7 现代针灸治疗主要适应症与禁忌

主要用于止痛，功能康复，如：头颈部，头痛，偏头痛，头晕，失眠，耳鸣，听力减退，过敏性鼻炎，三叉神经痛，面神经麻痹，牙痛。颈椎病；胸腹部。急腹症止痛，肩周炎，胸闷，冠心病，呃逆，腰背痛，坐骨神经痛，痛经，小儿遗尿；虚脱，脑卒中后遗症，偏瘫的康复治疗，高血压。急性关节扭伤，挫伤，落枕等。针刺可以用于发热时的解热，但是现代解热药方便易得，很少人会选用针刺解热。

禁忌症：

① 中风中的出血的急性期、支气管哮喘并发阻塞性肺气肿、肺心病等。

② 怀孕三个月者不宜针刺小腹部的腧穴。怀孕三个月以上者不宜针刺腹部、腰骶部腧穴，三阴交、合谷等一些通经活血的腧穴。妇女行经时慎用针刺。

③ 小儿囟门未合时，头项部的腧穴不宜针刺。

④ 自发性出血或损伤后出血不止的患者，皮肤感染、溃疡、瘢痕、血管瘤的部位不宜针刺。

7.8 讨论

人体的经络系统有主干，有侧枝，有末支，联系身体的四肢百骸，内脏形成一个大网，保持身体体表，内脏的互联互通，身体的平衡运作，真是奇妙。今日的互联网的功能有其相似之处，但是人体脉络网的功能要比社会互联网要强大许多。构成人体的网络应当包含神经，消化，内分泌，呼吸循环，免疫系统，各种化学感受器，各种细胞表面受体十分复杂，又有规律。应当说人体经络系统也在这个人体大网之内，是其中的组成部分。举例：人受冷风吹了以后，反应是打喷嚏，流清鼻涕（别忘了其中含有免疫球蛋白），畏寒，咳嗽。有的人经过一两分钟又恢复原状，有的人就继而发热，头痛，因此“感冒”了。人体十二经络的三阳都汇于面部，这是哪一经起作用，只有太阳经起作用？还是都起作用？今日的电脑受了病毒的攻击，反应如何？远远没有达到如人体网络此的感知，反应及自我调节，自我稳定的程度。社会的互联网现在发展到下班以前，用手机控制家中的电灯。这也算为自控。无人驾驶汽车已经行驶在公路上。仔细想，两种网络比较孰优孰差，无须赘述。社会的互联网应当借鉴人体的经络，存在而不感知，反应广泛而快速，自我稳定的特点，不是吗？

针灸治疗的主要基础在于经络及穴位两项。具体到每一位病人的选穴及手法则是更为关键的。针灸医生的选穴一是靠自己的经验，二是靠理论的指导。前边所述的针不过肘（膝），成为名医，并非虚妄之言。名医的选穴有独到之处。他们从个人的临床经验为基础，发现了许多穴位，自成派别。如台湾的**董氏针灸**源于山东，后随军入台，收徒授业，行医，创立甚多穴位。著书立说，建立学会，网站。他们技艺精湛，常常针到病除。这些事实一要承认，二要努力究其原因，下功夫研究。

针灸治疗起源于原始社会。先人在遇到伤痛后自救、互救的权宜之计，以后逐渐发展用热敷，温泉浴，热水浸，艾灸，局部温热等方法治疗。由于生产方法的进步，有了金属毫针，才可能产生针刺治疗。针刺，艾灸治疗简单，易学，易行不需要复杂的知识及设备。能对一些伤痛起急救的作用，而且确有实效。所以深入民心，广为流传。以后或同时衍生出头针，指压按摩，拔罐等治疗方法，至今应用不衰。面对普通人对经络系统的开发及应用，我们对人体的认识不应当有所借鉴吗？

第八章　中医的病因分类与发病

8.1 概述

《素问 62 · 调经论》说：**“夫邪之生也，或生于阴，或生于阳。其生于阳者，得之风雨寒暑。其生于阴者，得之饮食居处，阴阳喜怒。”**汉代张仲景《金匮要略》指出：“千般疢难，不越三条，一者，经络受邪入脏腑，为内因。二者，四肢九窍，血脉相传，壅塞不通，为外皮肤所中也；三者，房室、金刃、虫兽所伤。以此详之，病由都尽。”他将病因按其传变概括为三个途径。宋代陈无择著《三因极一病证方论》(1174 AD)，在前人病因分类的基础上，明确提出了“三因学说”，即把病因分为外因、内因及不内外因三类。

8.2 病因分类

8.2.1. 阴阳五行学说为纲领的病因分类

素问 62 将邪气分为阴阳两大类。对生于阴者，**《素问 5 · 阴阳应象大论》有“暴怒伤阴，暴喜伤阳”**之分；生于阳者，在**《灵枢 66 · 百病始生》有“风雨则伤上，清湿则伤下”**之别。即天之气伤于上部肌表属阳，地之气袭人下部属阴。亦有“伤心者病在阳，伤肾者病在阴”的不同。可见阴阳学说被用于说明病因的属性。

8.2.2. 整体观念为指导分类

《内经》强调人是一个有机的整体，功能上相互协调，病理上相互影响，人与自然界有着密切的关系。形成天人内外统一体人体内外的联系。这一观点反映在病因学方面，是从人与自然统一关系的破坏、机体本身整体联系失调这两方面来认识致病因素。

因而，自然界气候变化，地域方土失宜，情志失调，饮食劳倦都作为致病因素。人生活在自然界，自然界的气候变化是导致疾病的主要外因，外邪致病的整体观表现在：

① 外邪致病有明显的季节性。《**素问 3 · 生气通天论**》有“**春伤于风、夏伤于暑、秋伤于湿、冬伤于寒**”之说。素问 4 · 金匮真言论曰：“**春善病鼽衄，仲夏善病胸胁，长夏善病洞泄寒中，秋善病风疟，冬善病痹厥**”。

② 外邪发病，内通五脏。《**素问 5 · 阴阳应象大论**》曰：“**天之邪气，感则害人五脏**”。风气入肝，寒气入肾，暑热之气入心，湿气入脾，燥气入肺。肝与春季相应，风气通于肝，风邪伤肝，春多肝病。《**素问 5**》说：“**风伤筋**”。

③ 外邪之生因地而异。《**素问 12**》有：东方者“**鱼盐之地，海滨傍水**”，西方者“**其民陵居而多风**”，北方者“**其地高陵居，风寒冰冽**”，南方者“**阳之所盛处也**”，中央者“**其地平以湿**”。《**素问 5**》谓“**东方生风、南方生热、中央生湿、西方生燥、北方生寒**”。在研究外感邪气致病的规律时，地域方土是不可忽视的因素。

内伤七情与五脏相应的整体观。情志与五脏相应，病则首伤五脏。《**素问 5**》说：“**人有五脏化五气，以生喜怒悲忧恐**”。情志活动称五志，脏腑气血是产生情志活动的基础，情志活动又是脏腑气血功能活动的一种表现形式。《**灵枢 66 · 百病始生**》说：“**喜怒不节则伤脏**”。因心主神明，为“五脏六腑之大主，精神之所舍”，故情志所伤，五脏各有所属，总由于心。

8.2.3. 从辨证求因认识病因

这种认识病因的方法亦源自《内经》。 《**灵枢 47 · 本藏**》说：“**视其外应以知其内脏，则知所病矣**”。《灵枢 45 • 外揣》更明确指出：“**内外相袭，若鼓之应桴，响之应声，影之似形。**”病因作用于人体产生病理变化，临床出现相应证候。证候表现是果，病因是变化之缘由，三者之间有必然的联系。通过分析证候就可认识和掌握疾病的本质和原因。病因不同所致疾病的证候表现亦不同，故可根据证候表现推求其因。应结合时令气候、情志变化和体质因素全面分析。

8.3 总说外因

风寒暑湿燥火是自然界的六种气候变化称为“六气”。六气的正常运行有利于万物的生长，如果六气太过或不及则气候反常，在人体抵抗力低下时，就能成为致病因素，则称“六淫”或“六邪”。**《素问 74》说：“夫百病之生也，皆生於风寒暑湿燥火。”**六淫可单独作用机体而致病，也可二、三种邪气同时侵袭人体致病，如风寒感冒、风热感冒，湿热黄疸，风寒湿痹等，且可互相转化，如风寒不解入里化热；热邪不解耗伤津液可化燥；热极生风等。中医除指六淫为病因外，也将六气的特征与该病症状联系起来认识而形成病证名称，即风证、寒证、湿证、火证、燥证……等。

8.4 “六淫”之火与热，君火与相火

六淫之中以“火邪”的形成和发病最为复杂。**《素问 74》提出：“夫百病之生也，皆生於风寒暑湿燥火”**。中医对“火”的认识是一个逐步完善的过程。“火”邪致病的机理：**火热为阳盛所生，火为热之源，热为火之性，**其本质皆为阳盛。但火与温热，同中有异，热为温之渐、火为热之极。二者没有本质上的区别。但是“火”可以代表人体阳气，缊藏于脏腑之内，具有温煦、生化等作用，是人体的正气，《内经》中称为“少火”。只有亢烈之火才成为病邪，称为“壮火”即所说的“火”邪。而热只是邪气，没有属于人体正气的说法，这是火与热的主要区别。火常由内生，如心火上炎、肝火亢盛、胆火横逆之类病变。

古人以火的概念阐明人体新陈代谢过程。火能生热，是阳气的形象和化身。阳气虽不可见，但可以通过火热而察知。人体内也在燃烧，只不过是在 37C 左右下缓慢进行而已。所以古人认为阳气存

则生，阳气散则死。但阳气又不是孤立的，不能脱离阴精而存在，就象火不能脱离燃料而存在一样。阳气亢盛了就消耗太多，来不及补充，机能亢进也不会持久。这种有害于人体的亢盛的阳气就叫“壮火”。

《内经》中把火分为正、邪两类。正气之火即为“少火”，又分为“君火”和“相火”。**《素问 66 · 天元纪大论》说：“君火以明，相火以位。”“少阴君火，少阳相火。”** 基本上是指六气中的火。后世将此概念明确为，“君火”是心之阳气，“相火”为肝、肾、胆、膀胱、心包、三焦之阳气。其中肾之阳气也叫“命门火”，肝之阳气也叫“雷火”。“君火”单指正气而言，若过旺时便是“心火亢盛”（例如考试前夕，由于紧张的复习功课，往往会出现心悸、失眠、心烦、急躁，失眠，口唇发疱疹等现象）。而“相火”包含正气和邪气两方面，过旺时叫“相火妄动”（如有的运动员在接受大运动量训练最初的一段时间，往往血压升高，出现头痛、失眠、心烦等情况）。“心火亢盛”和“相火妄动”都属于影响人体健康的“壮火”。

一般情况下，绝大多数火邪是内生的，但在某些情况下，火邪也可以由外感而来。这种“火邪”，多称为“热邪”，这就“五气化火”。“五气”也就是“风、寒、暑、湿、燥”五种外邪。五气之中只有“暑邪”纯属外来之火邪，称为暑热。其余风、寒、湿、燥非火热之邪，之所以能化火，需要有人体内阳气亢盛或阴分不足的条件。即外在的因素要通过内体的变化才能在人体内转化为“火邪”。从表象来看，“五气化火”是由外感而来，实质上仍由内生。因此就有“气有余便是火”这个说法。

火热为阳邪，其性炎上。**《素问 5》说：“阳胜则热”**。阳主躁动而向上，火热之性，燔灼焚焰，亦升腾上炎，故属于阳邪。因此火热伤人，多见高热、恶热、烦渴、汗出、脉洪数等症。因其炎上，阳邪常可上炎扰乱神明，出现心烦失眠，狂躁妄动，神昏谵语等症。**《素问 73 · 至真要大论》说：“诸躁狂越，皆属于火”**。临床所见火热病症，多表现在人体的头面部位。

火易耗所伤津。炎热之邪，最易消灼阴液，使人体阴津耗伤，故火邪致病，往往伴有口渴喜饮，咽干舌燥，小便短赤，大便秘结等症。火易生风，燔灼肝经，劫耗阴液，使筋脉失其滋养而导致肝风内动，称这“热极生风”，表现为高热、神昏谵语，四肢抽搐，颈项强直，角弓反张等症状。同时火热之邪可以加速血行，灼伤脉络，甚至迫血妄行，而导致各种出血，如吐血、咳血、便血，尿血，皮肤发斑及月经过多、崩漏等病证。火热之邪入于血分可聚于局部发为痈肿。因此《**灵枢81·痈疽**》**说：“大热不止，热胜则肉腐，肉腐则为脓，故名曰痈。”**此外，火热与心相应，心主血脉而藏神，所以火盛除可见血热或动血症状外，还有火邪扰心所出现的神志不安，烦躁，或谵语、发狂、昏迷等症状。

8.5 外感“火”“热”，实火与虚火

外感火邪特点有四：

① “火”为阳邪，其性向上，故火之为病，常见面红，目赤，发烧，舌边、舌尖红肿或口舌生疮，牙龈肿痛，咽红肿痛。

② “火”耗气伤津，往往口渴喜冷饮，咽干舌燥，小便短赤，大便秘结。

③ “热”入血分可灼伤脉络，迫血妄行，而致各种出血，如衄血、便血、尿血、崩漏。

④ “火”若侵入血分再郁结局部使脉络气血不通，可发痈肿疮疡。

内生火热有虚、实之分。表现类似。实火可致伤阴耗津，又可形成阴虚火旺的虚火或虚实夹杂之证。心火旺可见心悸、失眠、多梦、舌尖痛、口舌糜烂、尿黄灼热等证，肝火上炎表现为头涨痛，面红目赤，急躁易怒，耳鸣甚至暴聋。“心火”也有虚、实之分，因肝阴不足，水不涵木，可致因肝火亢盛，气郁化火。肺阴不足内热自生，可见干咳少痰、气短、口咽干燥、潮热盗汗、五心烦热，若肺络受损会见咯血。肾阴不足导致五心潮热，面赤，发落，腰痛，

舌质红，干燥，大便干燥，

8.6 六淫之风，风为百病之首（素问 42，74）

风的特点是来去无踪，变化莫测，有强有弱。一切突然发生的病都认为与风有关。如伤风，偶感风寒。所以说，风夫百病之生也，皆生于风寒暑湿燥火，所以要虚邪贼风避之远。风为春天的主气，故风病多见于春天，但四时之风均可致病。风邪引起的病很多，不仅可单独致病，如伤风，还常和他邪合并而致病如风寒、风湿、风燥、风热等。

《素问 42 · 风论》说“风之伤人也，或为寒热，或为热中，或为寒中，或为疠风，或为偏枯，或为风也，其病各异，其名不同，或内至五藏六府。”（这已经超出外因的范围）。金元时期的刘河间、李东垣都曾明确指出中风病并非均由外感风邪所致，也可由劳逸不当，情志所扰等因素引起。明代张景岳在此基础上将由内而生的风定为“非风”，以资同外风鉴别。

外风证：外风证主要包括：风寒证以发热恶寒，头身疼痛，骨节疼痛等为特点。风热证：以发热，微恶风寒，咽痛等为主要表现。多见于感冒、咳嗽及支气管炎、肺炎等疾病。风湿证：风邪与湿邪合而侵犯人体，以头重如裹，肢体困重，胸闷，关节酸痛等为主要表现。常见于痹证及风湿性关节炎等病。

很多疾病没有明显的外因突然发生，就责之为内风，如中风。内经虽没有脑中风，或中风的名词，但是**《素问 28 · 通评虚实论》云：“凡治消瘅、仆击、偏枯、痿厥、气逆、发满，甘肥贵人，则高梁之疾也。”**营养过剩的人有偏枯可能就是中风的后遗症。现代称为即脑血管意外引起的半身不遂即偏枯。仆击指突然跌倒，一过性之意识丧失或跌倒。

热极生风临床表现为高热烦渴，神志昏迷，四肢抽搐，舌红苔黄，脉弦数等。常见于温病极期及西医的流行性脑炎、高热惊厥、小儿肺炎等病。

肝阳化风表现为头痛眩晕，肢体震颤，麻木，言语不利，步履不稳，甚则突然跌倒，不醒人事，口眼歪斜，半身不遂等。阴不制阳，则肝阳亢而化风，此为本虚标实证，常见于高血压、脑血管疾病。

血虚生风表现为面色无华，头摇肢动，手足震颤，舌淡少苔，脉弦细，常伴有双目干涩，视物模糊，眩晕耳鸣，失眠等。因失血过多，或热病耗伤阴血，血虚不能上荣头面、目睛、筋脉而动风。治宜养血熄风，可用四物汤、加减复脉汤等。

头风指突然头痛，偏头风指偏头痛。痛风指关节痛并不一定指尿酸代谢失常的病。疠风特点为须眉脱落，麻木，即西医的麻风病。漏风：酒醉后，大汗，身热，口干善渴。

8.7 六淫之湿症

湿症是指感受外界湿邪，或体内水液运化失常，以身体困重、肢体酸痛、腹胀腹泻、纳呆、苔滑脉濡等为主要表现。湿证既可因外湿侵袭，如淋雨，下水、居处潮湿，雾露等而形成，又可因脾失健运，水液不能正常输布而化为湿浊，或多食油腻、嗜酒饮冷等而生，前者称为外湿，后者称为内湿。湿淫证常是内外合邪而为病。

寒湿证指伤于寒湿而致的病证。**《素问 62 · 调经论》：“寒湿之中人也，皮肤不收，肌肉坚紧，营血泣，卫气去。”《素问 71 · 六元正纪大论》则谓：“寒湿之气，持于气交，民病寒湿，发肌肉痿，足痿不收，濡泻，血溢(出血性疾病)。”**湿寒多为脾虚导致。若空气潮湿寒冷便会导致湿寒之证。**症状：**面色发白、发青、发暗、发黑。颜色越是发暗，就代表寒湿越重。舌苔发白，反复的口腔溃疡。咳嗽，痰稀白，流清鼻涕，出凉汗，遇风喷嚏不断，身冷。经常腹痛、腹泻，手、脚冰冷。长湿疹、牛皮癣、白癜风。脚踝浮肿。四肢关节疼痛、颈肩酸痛、腰酸背痛等症状。疼痛部位越多，时间越长，体内寒湿越重。寒湿之邪停留在经络，关节，要用祛风湿通络药物。停留于脏腑，要选用燥湿药。

8.8 中医学说中的四大病因，浅谈痰饮

① 疫疠：是一种具有强烈传染性的致病邪气。具有发病急骤、病情重笃、症状相似、传染性强的特点。其传染途径是空气与接触，自口鼻而入。

② 七情：即喜、怒、忧、思、悲、恐、惊七种情志的变化，属于精神致病因素。不同的情志变化，产生不同的影响. **《素问 5》说："怒伤肝、喜伤心、思伤脾、悲伤肺、恐伤肾"**。

③ 饮食劳逸：饮食要有节制，劳逸要合理安排。劳力过度则耗气，劳心达过伤阴耗血，房劳过度易耗伤肾精，过度安逸亦会使气血运动不畅、脾胃功能呆滞，继发其他病证。

④ 痰饮、瘀血：都是脏腑功能失调的病理产物，同时又能直接或间接地作用于机体的某些脏腑组织引起疾病，所以也是致病因素之一。

痰饮：痰和饮都是由水液代谢的局部障碍而引起的病理产物。分有形与无形两类。有形的痰饮，较为稠粘的叫痰；较为清稀的则称为饮。所谓无形之痰饮，是指有痰饮的症状如头目眩晕、恶心呕吐、昏不识人等，却看不到排出来的或其他实质性的痰或饮。中医将痰分为广义和狭义两大类。狭义的痰指呼吸系统的分泌物可吐出，故又称外痰。广义的痰指内痰，内痰的形成主要是机体内的体液在致病因素的影响下，失去了正常的运行规律，逐步停蓄凝结成为一种黏稠状的、有害的液体。这种液体一般不咯出，而留伏在体内产生病变。"痰随气行，无处不到"，因而可产生各种病证。痰饮，是因于肺、脾、肾等脏的气化功能受障或水道失于通调，影响了津液的正常输布与排泄，以致水湿停聚而形成。

因痰饮所在的部位不同表现各异.痰饮在肺，可见咳喘咯痰；痰迷于心，可见胸闷，心悸、神昏癫狂；痰停在胃，可见恶心呕吐、痞满不舒；痰在经络筋骨可致瘰疬痰核、肢体麻木；痰饮上犯于头可使眩晕昏冒；饮泛肌肤则成水肿；饮在胸胁则见胸胁胀痛、咳嗽引痛；饮在膈上常见咳喘不能平卧。

瘀血：凡血液运行不畅，或体内离经之血未能消散者，都可形成瘀血。瘀血的形成主要是由于气虚、气滞、血寒等使血行不畅。瘀血的症证的特点：瘀症证繁多，常随其瘀阻的部位不同而各异，其共同特点为如刺痛、紫绀、肿块、出血以及肌肤甲错，脉细涩等。（参见第九章）

8.9 病因与发病，疾病与健康是相对的

人体脏腑、经络的生理活动正常，气血阴阳协调平衡，即“阴平阳秘”。人体各脏腑组织之间，以及人体与外界环境之间，相互作用，维持着相对的动态平衡，当这种动态平衡因某种原因而遭到破坏又不能立即自行调节得以恢复时，人体就会发生疾病。

中医将致病因素分为三种：即外因（如六淫），内因和不内外因。痰饮和瘀血是人体受某种致病因素作用后在疾病过程中形成的病理产物，又能直接或间接作用于人体某一脏腑组织，发生多种病证，故又属致病因素。其实所谓“不内外因”，有的即是外因，如外伤等；有的则是内因为主，但常结合外因而致病的，如饮食不节、劳逸损伤等。没有一种致病因素既不属于内因又不属于外因，充其量是某一致病因素由内因与外因的协同作用形成。因此，严格说来病因是内因与外因两大类。

8.10 讨论

中医对病因的认识限于历史的发展。例如中医说的外感类发热

病实质上是指传染病及一些非传染性的疾病。因为对病原体的认识不足，对此类疾病仍不能跳出伤寒，温病的圈子。把这些疾病分出传染病与非传染病，在中医的书上出现白喉，猩红热，麻疹，流感等病名称。期盼有开明之士写出一部中医传染病治疗学。

天气的变化影响人的健康。天气的变化六种因素，风，寒，暑，湿，燥，火都会是致病因素。长久以来，中医对病因的认识过分偏重于外因。人们从受风，受寒得病，这是很容易联系起来的。所以才有风为百病之首的说法。外因以风、火（热）、湿的影响为主。由于风的变化迅速，无常，不可预测。有的病突然而至，又无外因可循。这样就责之为内风。实属牵强附会。内风诸证的认识完全与风无关。金元四家刘河间，李东垣已经认识到脑中风并非外感之风，但是不能深入探究，到此为止。究其原因在于中医缺乏解剖，生理学，病理学的基础。中医的进步只靠人脑的思辨是不可能逾越这个鸿沟的。

因病体温增高等症状出现。但是同时患者还会有面部潮红，急躁，口干，食欲不振，头痛，便秘，尿少等症状。在没有体温计测量体温的时代，这些给医生增加了困难。这时候需要鉴别病人是热还是火，是外感还是内伤，实火还是虚火。是结核病还是外感引起的发热。这样迫切需要对此有明确的认识，就有了君火与相火的认识。

肺结核病是上世纪初的常见病。颈淋巴结结核，中医称为瘰疬又称老鼠疮。在颈部皮肉间可扪及大小不等的核块，互相串连。多见于青少年及原有结核病者，好发于颈部、耳后，锁骨上窝、胸部和腋下。相当于现代医学的淋巴结核，严重时可溃破流脓。与肺结核病人咳出的痰相似。所以在没有活检的时代只靠临床检查是很难分辨下述几种情况的，如淋巴结结核，正常淋巴结，转移癌，皮下脂肪瘤，纤维瘤等。中医独归之于痰，是可以理解的。

第九章　中医病症分类

中医有两千多年的历史，自成系统。关于疾病的名称，病因的认识分类与现代医学多有不同，但也有很多相同之处。因此叙述起来难免重复。为了节省笔墨，本章只讨论有中医特点的某些疾病。

中医现在的病名大部分已经有两千年之久。有些病名废弃已久。由于历史的原因，中医对于病名，证名的区别也不很清楚。症：是症状、体征（如发热、恶寒等），是人体出现疾病的反映。证：是根据四诊所获资料的概括，对病因，病位（如表、里、脏、腑等）、病性（如寒、热等）、病机、病势（如邪正盛衰）及患病时季节气候与周围环境等的概括。病：是疾病发展全过程中的（与其他疾病表现有所不同）特点以及发展的独特规律的概括。

中医疾病的命名大致可分为三类，即：

① 按照五脏分类，如肝阳上亢，脾胃虚寒；五脏的病多按虚实分类，如肾阳虚，肾阴虚，脾肾阳虚等。

② 按照外因分类如，伤寒，温病，风症，湿症，中暑……

③ 有些按照疾病的后果命名，如厥证，癖证，痿证等，实指这一组相类似的病。

有的不易按上述归类，如痈，疟，消渴等各有自己的特点，自归一类。有的病症古时不明发病的原因，但症状典型，如疟。为了不遗漏这些内容。把这些病症归入到这章，这样就对古代及现代中医对此类病症的认识有一个大致的轮廓。《内经》中少用“病”这个词，多用“证”这个词。

9.1 从脏器的角度认识五脏病证(素问 22 脏气法时论)

肝病：则两肋下疼痛牵引少腹，使人多怒，这是肝气实。肝气虚则两目昏花而视物不明，两耳听不见声音，多恐惧。治疗取厥阴肝经和少阳胆经的经穴。如肝气上逆，则头痛、耳聋而听觉失灵、颊肿，应取厥阴、少阳经脉刺出其血。因风气通于肝，故肝病禁忌受风。肝木性喜条达而恶抑郁，故肝病急用辛味以散之，若需要补以辛味补之，若需要泻，以酸味泻之。肝色青，宜食甘。

心病：胸中痛，胁支满，胁下痛，膺背肩甲间痛，两臂内痛；虚则胸腹大，胁下与腰相引而痛，取其经，少阴心经，神门，少海。心有病的人应禁忌温热食物，衣服不能穿的太暖。心脏有病的人在中午的时候神情爽慧，半夜时病加重，早晨安静。**心色赤，宜食酸**。

脾病：身体沉重，易饥，肌肉痿软无力，两足弛缓，行走时容易抽搐，脚下疼痛，这是脾实的症状；脾虚则腹部胀满，肠鸣，泄下而食物不化。治疗取太阴脾经、阳明胃经和少阴肾经的经穴，刺出其血。脾病应禁忌饮食过饱、居湿地、穿湿衣等。脾有病的人在午后的时间精神清爽，傍晚安静。脾脏病需要缓和，甘能缓中宜食甘味以缓之，需要泻则用苦味药泻脾，以甘味补脾。脾色黄，宜食咸。

肺病：则喘咳，气逆，肩背部疼痛，出汗。尻、阴、股、膝、足等部皆疼痛，这是肺实。肺虚就出现呼吸困难，耳聋，咽干。治疗取少阴肾经的经穴，刺出其血。肺有病应禁忌寒冷饮食及穿的太单薄。肺有病的人傍晚的时候精神爽慧，到中午时病就加重，到半夜时变安静了。肺气欲收敛，宜食酸味以收敛，需要补的用酸味补肺，需要泻的用辛味泻肺。肺色白，宜食苦。

肾病：则腹部胀大，胫部浮肿，气喘，咳嗽，身体沉重，睡后出汗，恶风。肾虚会出现胸痛，大腹和小腹痛，四肢厥冷，心中不乐，脱发，牙齿松动。后世医家对肾病的分类提出，肾脏只有虚证，不存在实证。肾存在阳与阴的平衡。肾阴虚表现肾火相对亢奋，表现为出热象，如五心潮热，口干，舌赤等。肾阳虚则表现为寒象，如面色白，大便稀軟，怕冷，舌质淡白等。肾病禁食炙过热的食物。肾有病的人在半夜的时候精神爽慧。肾主藏，其气欲坚，需要补的宜食苦味以坚之，用苦味补之，需要泻的用咸味泻之。肾色黑，宜食辛。

9.2 伤寒及温病(素问 31，灵枢 23)

《素问 31 · 热论》说：**今夫热病者皆伤寒之类也，或愈或死，其死皆以六七日之间，其愈皆以十日以上者皆伤寒之类也**。意指以发热为主要症状的病要看患者的发热病程。言外之意受寒或伤风，感冒之类列入外感类疾病，不是伤寒。古时尚没有传染的概念。在没有预防性的疫苗出现以前，鼠疫，霍乱，天花，麻疹，白喉，猩红热等传染病肆虐全世界。这些疾病是否当时主要的问题？在内经并未反映。治疗方面，热不满三日者发汗，热满三日者泄之。《素问 32》及《灵枢 23》均提出用针刺法可以作为解热治疗，可见当是用针刺治疗热证很普遍。但是现代中医已经很少用这种方法解热。

太阳病：凡出现发热，恶寒，头痛，项强，脉浮等脉证，就叫太阳病。分为经证和腑证二类。经证为邪在肌表的病变为中风（伤风)，腑证是太阳经邪不解而内传于膀胱所引起的病变，恶寒脉紧者为伤寒。阳明经证表现身大热，不恶寒，汗大出，大渴引饮，或心烦躁扰，气粗似喘，面赤，苔黄燥，脉洪大。阳明腑证是指邪热内盛于里，燥屎内结，阻滞肠道所表现的证候。是阳明经证进一步发展的结果。少阳病为伤寒六经病之一，以口苦，目眩，寒热往来，胸胁苦满，心烦多呕，默默不欲食，多见苔白或薄黄，脉弦为特征。少阳病或来自太阳；或起病即为少阳病的。

温病：早在《黄帝内经》中就有了温病的名称以及有关证候的记载。《伤寒论》指出温病初起“发热而渴，不恶寒”的特点，是一类外感急性热病的总称，属广义伤寒。温病以发热、热象偏盛、易化燥伤阴为临床主要表现。一般外感疾病中除风寒性质以外的急性热病，都属于温病。西医的麻疹，风疹，天花，猩红热，白喉等都归入温病范围。温病发生具有明显的季节性，起病急骤、传变较快，且多数具有程度不等的传染性、流行性。

9.3 风证（参见第8章，素问42，74）

《素问42》中就有“风论”专篇，对风邪有较全面的描述。**风之伤人也，或为寒热，或为热中，或为寒中，或为疠风，或为偏枯，或为风也，其病各异，其名不同，或内至五藏六府。**

风的特点是来去无踪，变化莫测。一切突然发生的病都认为与风有关。如伤风，偶感风寒。风病多见于春天，但四时之风均可致病。风邪引起的病很多，不仅可单独致病如伤风，还常和它邪合并而致病如风寒、风湿、风燥、风热等。

外风证：可分为①风寒证；②风热证；③风湿证。风邪与湿邪合而侵犯人体，临床以头重，肢体困重，胸闷，关节酸痛等。常见于痹证及风湿性关节炎等病。

内风证：很多疾病没有明显的外因就责之为内风，内经记载痿厥、气逆，发满。中风多指脑中风，现代称为即脑血管意外，引起的半身不遂即偏枯。仆击指突然跌倒犹如突然袭击，可能是突然性脑血管痉挛，一过性、短暂性的意识丧失。热极生风：表现为高热烦渴，神志昏迷，四肢抽搐。常见于温病极期及西医的流行性脑炎、高热惊厥、小儿肺炎等病。肝阳化风：表现为头痛眩晕，肢体震颤，麻木，步履不稳，甚则突然跌倒，不醒人事，半身不遂等。常见于高血压、脑血管疾病。血虚生风：表现为面色无华，手足震颤，舌淡少苔，脉弦细，视物模糊，眩晕耳鸣，失眠等。因失血过多，或热病耗伤阴血，血虚不能上荣头面。

头风指突然头痛。偏头风指偏头痛。痛风指关节痛，疠风特点为须眉脱落，麻木，即西医的麻风病。漏风，酒风指醉后大汗，身热。食则汗出，喘息恶风，口干善渴。

9.4 血瘀

《灵枢》中“恶血”即为瘀血最早的记载。**《灵枢 20 · 五邪》说：“邪在肝则两胁痛，寒中，恶血在内”；“寒独留则血凝泣，凝则脉不通”。《素问 17 ·脉要精微论》说：“夫脉者，血之府也，……涩则心痛”**。所以《内经》虽无瘀血一词，但有恶血、留血之称。在治疗上《内经》也提出以疏导为主。如**《素问 74》提出：“疏其血气，令其调达”；“坚者削之”、“结者散之”**。

《神农本草经》记录了至今仍经常使用的活血化瘀药约 30 余种。《金匮要略》总结前人的经验，首先提出了“瘀血”这个名称，并在治疗蓄血、血痹、虚劳、症瘕、产后腹痛等疾病中，叙述了瘀血的几种主要症状及脉象，瘀血产生的原因和治疗。对血瘀证作了详细的阐述。首创了瘀血的方剂，如桂枝茯苓丸、下瘀血汤、桃仁承气汤、鳖甲煎丸等。清代的温病学派注意到热性病出现斑疹，皮下出血点，中医用此判断疾病的深浅，称为营卫气血辩证。已经涉及到在发热疾病时的免疫状态。

中医论及引起血瘀的原因有寒凝、气滞、气虚、外伤等。主要有妇科的月经病，外伤后的皮下肌肉组织血瘀，下肢静脉曲张等血管疾病，肝硬化引起的腹壁静脉曲张，食管下端静脉曲张，出血，柏油样大便等均称为瘀血。由瘀血内阻而引起的病证，称为血瘀证。凡离开经脉的血液不能及时排出和消散，或血液运行不畅，瘀积于经脉或脏腑都属于血瘀。

清代王清任在《医林改错》中提出用以血府逐瘀汤为代表的五张逐瘀汤，治疗相关疾病，流行 200 多年至今不衰。尤其近代用活血化瘀的方剂治疗冠心病，有良好疗效。近代在冠心病支架手术后预防血管阻塞常用抗凝药物。有些医生配合中医的活血祛瘀方药服用也有一定疗效。历史有很多有趣之处，小量阿斯匹林用于预防冠心病发作，晚于它用于解热止痛几十年。活血祛瘀的中药方剂却在用了二百年才得广为发挥它的作用，并有发展。

血液的正常运行有赖于气的推动。气者血之帅也，气行则血行，气止则血止，气温则血滑，气寒则血凝。气结则血凝。气滞导致血瘀，血瘀又加重气滞。气滞可导致血瘀，血瘀必兼气滞。气滞和血瘀互为因果，常难区分孰先孰后。肝主疏泄而藏血，气滞血瘀多与肝失疏泄相关。临床上多见胸胁胀满疼痛等病证。肺主气调节全身气机，辅心运血，肺气滞血瘀，而见咳喘、心悸、胸痹、唇舌青紫。

气滞血瘀症的表现以紫、瘀、块、涩为特点。以温经通络散寒化淤，驱散阴寒凝滞之邪，使经脉舒通血活淤为目标. 活血化瘀适用范围很广，如用于胸闷心痛，口唇青紫，瘀阻于肺所致的胸痛咳血。瘀阻于肝所致的胁痛痞块。瘀阻于胞宫所致的小腹疼、月经不调、痛经等。瘀阻于肢体所致的局部肿痛青紫。瘀阻于脉络所致的半身不遂等。由于病人常伴有寒象故常并用散寒药温经通阳。代表方剂有桃仁承气汤、血府逐瘀汤、温经汤等。活血化瘀常同补气、养血、温经散寒、清热、行气、攻下等治法配合使用。

9.5 湿症

湿症是指感受外界湿邪，或体内水液运化失常，以身体困重、肢体酸痛、腹胀腹泻、纳呆、苔滑脉濡等为主要表现。湿证既可因外湿侵袭，如淋雨，下水、居处潮湿，雾露等而形成，又可因脾失健运，水液不能正常输布而化为湿浊，或多食油腻、嗜酒饮冷等而生，前者称为外湿，后者称为内湿。但湿淫证常是内外合邪而为病。（参阅第八章）

9.6 厥证（素问 45 厥论，灵枢 24 厥病）

厥证是以突然昏倒、不省人事，或伴有四肢逆冷为主要临床表现的一种急性病，某些能复苏的一种病证。重症者昏厥时间较长甚至死亡。本病相当于西医的多种原因所致的晕厥。病因多由于情志内伤以恼怒致厥为多，及饮食劳倦，亡血失津等所致。以头痛表现为主的为厥头痛，真头痛，头痛甚，手足寒至节死不治。以心前区痛为主的为厥心痛，依症状不同可取不同穴位针刺。

9.7 痿证（素问 44）

痿证是指肢体筋脉迟缓，手足痿软无力，日久因不能随意运动而致肌肉萎缩的一种病证。中医对痿证早在 2000 年前即有较深刻的认识。《素问 44•痿论》分为脉痿、肉痿、骨痿、筋痿、皮臂等五痿，并认为痿证主要与肺胃肝肾四脏有关。“肺主身之皮毛，心主身之血脉，肝主身之筋膜，脾主身之肌肉，肾主身之骨髓……虚则生脉痿，肝气热，则筋膜干，筋膜干则筋急而挛，发为筋痿；脾气热肌肉不仁发为肉痿；肾气热骨枯而髓减，发为骨痿。”中医所论述的痿症，相当于现代西医所论述的一切肌肉萎缩性疾病，包括重症肌无力、肌营养不良症、运动神经元疾病、多发性肌炎及皮肌炎等。

9.8 痹证（素问 43 痹症，灵枢 27 周痹）

痹证由风、寒、湿三种邪气杂合伤人而形成痹病。主要表现为关节肿痛，麻木，活动受限制。**《素问 43 · 痹证》：风寒湿三气杂至，合而为痹也。其风气胜者为行痹，寒气胜者为痛痹，湿气胜者为著痹也**。大约相当今日的风湿性关节炎，或类风湿性关节炎。**《灵枢 27 · 周痹》：周痹者，在于血脉之中，随脉以下，不能左右，**疼痛随邪气流动。**众痹**，分布在人体各处，发作时间不定，左右互相影响。疼痛易起易停。

9.9 精神类疾病（素问 47 奇病论，灵枢 22 癫狂）

癫痫：此之在母腹中时，其母有所大惊，……故令子发为巅疾。癫疾始生，先不乐，头重痛，视举目赤，甚作极已而烦心，候之于颜。癫疾始作先反僵，因而脊痛。

狂证：始生先自悲，喜忘、苦怒、善恐者，得之忧饥，少卧不饥，自高贤也，自辨智也，自尊贵也，善骂，日夜不休，狂言、惊、善笑、好歌乐、妄行不休者，得之大恐，目妄见、耳妄闻、善呼者。狂者多食，善笑而不发于外者，可能为现代的歇斯底里或精神分裂症。

痉证 jing：是以项背强直，四肢抽搐，口噤、角弓反张为主要表现，古亦称为“痓”。（灵枢 23 • 热病）

瘈疭 chizong：中医指手脚痉证名。又称抽搐、搐搦、抽风等。指手足伸缩交替，抽动不已的病证。筋脉痉挛。（素问 16 • 诊要经终论）

邪客：外邪入侵不能入睡（灵枢 71 • 邪客）

9.10 其它疾病

此类疾病众多，下面所列难免挂一漏万，望能理解。

肿瘤：内经中并未见有关癌症明确的叙述。从症状及临床表现来看，能判断为的有三种，即乳癌，噎膈，及阴茎癌。

癌之名义本为岩。乳腺癌中医称为“（乳）石痈”，指痈疽之至牢有根而硬如石者，出自葛洪 3-4 世纪人著《肘后备急方》卷五。南宋陈自明在其所著《妇人大全良方》（1237 AD）中，有翔实地描述。后人多尊其说。南宋杨士瀛《仁斋直指方论 • 22》云：“癌者，上高下深，岩穴之状，颗颗累垂，裂如瞽眼，其中带青，由是簇头，各露一舌，毒根深藏，穿孔通里，女子多发于乳……”。《格致余论 • 乳硬论》云：“若夫忧怒郁闷，脾气消阻，肝气横逆，遂成隐核，如大棋子，不痛不痒，数十年后方为疮陷，名曰奶岩，以其疮形嵌凹似岩穴也。”

阴茎癌：《疡科心得集 • 卷下》云：“夫肾岩翻花者……初起马

口之内，生肉一粒，如竖肉之状，坚硬而痒，即有脂水……渐至龟头破烂，凸出凹进，痛楚难胜，甚或鲜血流注……”，可能是阴茎癌。

噎膈：主要症状为进食吞咽困难。进食后呕吐。如症状进行性加重，消瘦可以推测为食管或贲门癌。《素问 28·通评虚实论篇》曰：“膈塞闭绝，上下不通，则暴忧之病也。”并指出本病病位在胃，如《灵枢 19·四时气》曰：“食饮不下，膈塞不通，邪在胃脘。”《太平圣惠方·第五十卷》认为：“寒温失宜，食饮乖度，或恚怒气逆，思虑伤心致使阴阳不和，胸膈否塞，故名膈气也。”

痱 fei：见灵枢 23，四肢不收；智乱不甚，其言微知，以无所觉知为主，心伤神昏，痛觉不存。《金匮要略·中风历节病》：“中风痱，身体不能自收持，口不能言，不知痛处，或拘急不得转侧。”似现代医学的脊髓空洞症。

癥瘕 zhèng jiǎ：气聚为瘕，涵盖了各种妇科良性肿瘤，病种较多，是妇科常见病、疑难病症。

皶 zha，酒渣鼻。

痤 cuo，暑月汗出皮肤感染之病证。大者名痤，小者名疿。

伏梁 fu liang，腹内有包块，多在右下腹，推之可动。

鼽衄 qiu niu，鼻出血。

鼻渊 bi yuan，鼻流清水。

瘰疬 luo li： 在于颈腋者皆鼠瘘，寒热之毒气也(灵枢 70·寒热)，鼠疮即淋巴腺结核。

痈：（灵枢 81）皮肤，软组织的感染。颈部的夭疽特别凶险。猛疽，病发嗌中（喉）。

大痈肿可能是乳腺脓肿。厉痈及脱痈：发于足，其状赤黑，组织脱落，严重时趾（指）节坏疽脱落。相当血栓闭塞性脉管炎。

消渴：消渴的症状如多食，多饮，多尿，消瘦。(素问 3·生气通天论)。

鹤膝风：关节肿胀，肢体肌肉萎缩。关节疼痛或不痛。为化脓性关节炎或结核性关节炎。

除中 chu　zhong：古病名。“除”，消除之意，“中”，指疾病到了严重阶段。

瘰疬 luo li：在于颈腋者皆鼠瘘，寒热之毒气也(灵枢 70 • 寒热)，鼠疮即淋巴腺结核。

疟：《内经》可以正确的描述疟疾的发病，症状寒热，头痛，隔日发作，秋天多发。（素问 35 • 疟论，36 • 刺疟）

结胸：语出《伤寒论》。指邪气结於胸中的病症。主要症状有两类：一类为胸胁部有触痛，头项强硬，发热有汗，脉寸浮关沉等。一类为从心窝到少腹硬满而痛，拒按，大便秘结，口舌干燥而渴，午后稍有潮热，脉沉结等。

马王堆汉墓出土的《胎产书》是目前已知最早的以胎产命名的产科专著。《经效产宝》是我国现存理论和方药交完备的产科专著。

第十章 中西医杂谈

记得我十几岁的时候，父亲对我说：世界上有 1/3 的病人不治自愈，有 1/3 的病人怎么治疗都治不好，另外 1/3 的病人医生治疗会对他有帮助。当然，这指的是病人而不是指疾病种类，因为已知有数千种少见病，现在仍然无治疗。一个开业的西医经常用的药品大约五十种左右。一个中医常用的草药也不过一百种。常用的方剂也不过二三十种。上世纪 50 年代初，老师对我们学生说：诊病 70%靠病史，20%靠体检。血压表，体温计，身高，体重，脉搏，听诊器。还有 10%的病人诊断不出来，最终要靠临床病理讨论会。当时的西医只有很少的特效药，如治疗梅毒的 606，914；俗称清血针，翻出四十年代初协和医院的实习医师手册和西药房的常用药手册，没有多少药可用，也就是几十种而已，链球菌抗血清也名列其中。由此可见一斑。在中国使用治疗细菌病的磺胺药及青霉素是 1945 年以后的事了。对比现在的西医用于治疗高血压病的常用药就有几大类三四十种，若再加上老旧的药，新研制的药，西医能用的药物超过一百种以上。

西医的特长是手术，如扁桃体切除术，阑尾切除术，胃大部切除术，食管癌切除术，乳腺根治术，开颅术，截肢术，剖腹产手术，内腔镜取异物术等等。所以当时的民间评论是：西医长于外科。而当时的中医，当然指名医，能对一些疑难杂症辨证施治，尤其是一些细菌性的传染病，用中药及温病学理论清热解毒收到了较好的疗效。所以人们评论说中医长于内科也是有道理的。当时中医派别很多，门户之见很深。同一个病人，几个医生的诊断往往不一致，药方有很大出入，更没有坐在一起会诊的机会。当时的中医的正骨及针灸也有特色，有很好的疗效。但是西医的偏见，不屑一顾。

10.1 二十世纪临床医学的标志性进步

10.1.1 化学治疗药物的研发

化学治疗药物的研发是20世纪的大进步。早在20世纪初梅毒螺旋体（Treponema Pallidum）被发现。1909年用606号化合物治疗梅毒获得成功。1912年又有一种更方便的化合物914—新洒尔佛散被研制出来了。使用这些砷制剂的治疗法很快流行开来。在40年代前青霉素用于治疗梅毒以前，它一直是医治这种疾病的标准药物。

磺胺药发现于1935年，发表以后轰动了全世界的医药界。研究表明了百浪多息的抑菌作用，乃是由于它在动物体内经过代谢而生成的磺胺所致。为了扩大磺胺抗菌谱和增强其抗菌活性，科学家合成了数以千计的磺胺化合物，从中筛选出 30 多种疗效好而毒性较低的磺胺药，例如：磺胺嘧啶(SD)、酞酰磺胺噻唑(PST)、磺胺二甲嘧啶(SMZ)。磺胺药具有性质稳定，易于组织生产，价格低廉，服用方便等优点，在抗菌药物中始终占有重要的地位。

1929年英国细菌学家弗莱明在培养皿中培养细菌时，发现了青霉素。在第二次世界大战期间弗莱明等把青霉素提取出来制成了药品。1947年制成了治疗结核病的链霉素。以后多种抗生素相继问世。80年代初诺氟沙星用于临床后，迅速掀起喹诺酮类抗菌药的研究热潮，相继合成了一系列抗菌药物，这类抗菌药和一些新抗生素的问世，认为是合成抗菌药发展史上的重要里程碑。

上世纪 50 年代开始逐渐研制了多种降低血糖的药物，使大量糖尿病人得到控制，减少了并发症，有了抗生素，抗结核药，降血压药，抗血凝药，降血糖药，人的寿命得以延长。

2007-2016 美国 FDA 批准了 199 种新分子实体类新药（New molecularentity）及119种新的生物制品药物，二者合计318种。比较突出的有重组单克隆抗体类和抗肿瘤类新药[16]。

---

[16] 国际药学研究杂志，系列报道，2006-2016 论文集，2017 北京

10.1.2 心血管疾病治疗的进步

在 20 世纪初治疗高血压的是镇静剂，安眠药和低盐饮食。并没有降低血压的专用药物。

1955 年由印度的草药制成的寿比南（Serpina）治疗高血压病。以后欧美才广泛的应用。直到 1952 年蛇草根的有效成分—Reserpine 才被分析出来。1955 介绍到中国。现在二十一世纪初，已经有数大类几十种降压药物可供医生选用。心导管术及介入放射学的开展，使冠心病的血管支架手术的普及挽救并延长了大批患者的生命。抗凝血治疗使心梗、脑梗的发病率大为降低。20 世纪初发现胰岛素，开始了新的降糖治疗。早期糖尿病可以毫无症状，难以发现。等有了症状已经并非初期。六十年代以后大批降糖药物研制成功。虽然不能根治但是可以长期控制血糖在正常范围，减少糖尿病的并发症。降血糖，降血压，用阿斯匹灵预防血凝后血管栓塞，降低心脑血管栓塞的发生率。这是个巨大的成绩，使世界每年有千万人受益。

10.1.3 恶性肿瘤的治疗进步：50 年代前手术切除是肿瘤唯一治疗手段。在 50 年代后有了钴 60 放射治疗机和超高压直线加速器治疗以后，才成为一个重要的治疗癌症的手段。肿瘤的化疗治疗，在 50 年代初，研发出来一大批、多系列可用的药物后，才有可能作为肿瘤三大手段之一。如今肿瘤的免疫治疗初露可喜苗头，有望成为综合治疗的另一手段。发达国家大约可以有 50%的肿瘤病人治愈。

10.1.4 诊断方法的进步：20 世纪临床医学划时代的进步在于用计算机技术发明了 CT 放射诊断机，及以后的核磁断层成像 EMR，超声成像诊断，正电子发射断层成像(PET)等一系列诊断技术。成像断层达到 2-5mm 厚度，可以显示毫米级的肿瘤。CT 也可以记录心脏搏动时血流变化，大血管钙化的程度，冠状动脉狭窄的程度。其他如肿瘤标志物检查。脱落细胞学免疫病理组织学的进展也起了重要作用。

10.2 进步中的遗憾

10.2.1 手术的疯狂

手术治疗的必要条件有三，它们是，无菌术，麻醉和输血。这个在上世纪初就已经解决。自此以后手术越作越大。缺少的是手术的滥用和反思。把人看成一架机器，把人体的器官看成一个零件。在就病论病的思想指导下，切除了大量的扁桃体、阑尾。把它们认作是没用的进化残余。其实阑尾、扁桃体都有大量的淋巴组织，与人体免疫功能密切相关，怎麽能一切了之。把接近绝经期的妇女患功能性子宫出血也做了子宫全切。结果虽然出血的问题解决了，但是又出现许多后遗症。提前去掉子宫将严重影响患者的内分泌功能，免疫功能，导致提前衰老，40 年代末，竟有人在杂志上鼓吹用腰交感神经切除治疗高血压症。

治疗乳癌的手术从乳腺根治术变成扩大根治术，手术从小变大。手术的后遗症越来越严重。所幸，近年来对乳癌的手术的反思，手术又回归缩小切除范围，保持功能与美容。

角膜移植术使大量病人复明。从上世纪六十年代后逐渐兴起的肾移植术，肺移植术，心脏移植术和心肺移植术，又使大量的病人受益。受其影响，这种手术万能的思想今天又悄然兴起。值得注意的是在肝脏移植术实行以来，肝癌的手术适应症无限扩大，手术后再次复发，再次手术，直到再次失败。人们忘记了，或者故意忘记了肝癌是多发的。第一次手术时，病人的病变已经超出了手术的范围。甚至有的外科医师扬言，换肝手术没有禁区。我并非反对用手术治疗肝癌，但滥用手术有害无益。

记得 30 多年前，靠甲胎蛋白检测在人群普查，筛选出的早期微小肝癌，病人接受手术时很难判断肿块的位置。现在又进一步对甲胎蛋白阴性的肝癌病例可以察知。肿瘤切除手术后达到治愈的病例绝非个案. 这就是早发现，早诊断，早治疗的三早。此类病人手术效果很好。

10.2.2 从癌症的治疗看医学的无序与无奈

外科手术的技术是从西方传来的，手术的指导思想，适应症，手术的范围也都是随着西方转。乳癌的手术就一个最好的例子。从20世纪初的乳癌根治术到扩大根治术，再次缩小范围，回到改良根治术。再到乳腺单纯切除加术后放射。这反映了对乳癌疾病的认识。

20世纪肿瘤的治疗增加了放疗和化疗两个手段，形成治疗三大手段的鼎足之势。三种手段的相互配合形成了综合治疗。肿瘤的综合治疗的形成并非一帆风顺。过程造成了无序与痛苦。在肿瘤治疗水平不能预期的借口下，发生了大量不该发生的事，使病家承受精神，肉体，经济的巨大损失，其结果得不到公正的结论。

一个肿瘤医院的外科专家每年可以作200例以上的食管癌切除术（或者200例以上的胃癌根治术），以30岁起独立的手术操作算起，到他提升到主任级别，他已经作了1000次以上的同类手术。可以说是有经验的专家了。但是他对此肿瘤的认识有多少？不同人的回答是不同的。有的医师不知道自己的患者疗效如何？五年存活率多少？手术切除率多少？术后的合并症如何？是否合并术后放疗、化疗，结果如何？这些外科医师的水平不言自明了吧。其实其他专业的医师，中医的考核，不是也存在类问题吗？

简单介绍我在治疗直肠癌过程中的痛苦与无奈。1998年五月在常规年度体检时，觉得近期有些排便习惯的改变，请求体检医生给我做个肛门指检。医生是全省大医院外科的老医生，应当是很有经验的。他没有让我侧卧在床，只是让我头肩向下，臀部向上，伏在椅子上，他站在我的左侧用右手带手套，食指放入直肠，这样的指诊摸了一遭，说是没事，结束。其实这个姿势，直肠的12时处正好漏掉。五个月以后出现大便带血，作内腔镜才诊断为直肠癌。正好是体检大夫漏掉的部位，距离肛门4cm。1998年11月初作直肠根治术，人工肛门改道手术。手术顺利。术后恢复尚顺利。术后大约5-7天，由医学院化疗专家会诊。瞩用白介素化疗。当晚上就发生严重的呕吐，恶心。不能进食。会阴部切口迁延不愈，且伤口疼痛，影响入睡。后请北京专家，建议用缓释长效吗啡止痛，积极治疗未愈伤口，化疗不必等伤口痊愈即可开始。方案：亚叶酸钙（CF），氟尿嘧啶(5-FU)及香菇多糖等。从入院计算，约5个月后才出院，手术切口基本愈合。但身体十分虚弱，乏力，步行300-400米即出汗。所幸经过了漫长的恢复期，我能逐渐恢复体力，至今已经将近20年。其间我还能部分恢复工作，

在入院期间我的体会有几点：

1. 外科大夫除了手术之外，连缓释吗啡都不知道，病人本可以不必忍受这些痛苦的；

2. 肿瘤外科大夫也应当知道如何使用减轻化疗反应的药物；

3. 肛门指检是外科大夫的基本功，漏检了只能说太马虎了；

4. 主任级的化疗大夫外出会诊，代表的是全省最高水平。应当知道病人是第一次接受化疗。

白介素2是治疗肾癌首选药物，对于直肠癌只能作为不得已的三线选择，怎么能首先的选择呢？放着已经用了二三十年的5-Fu不用，用白介素有何高见？用了此药之后我的化疗反应很大，恶心，呕吐，伤口不愈合。因为这样的随意性，延长病程二、三个月。现在进一步求诉又有何益？想到时至今日，屡发不停的医患冲突，也就不难理解了吧。

且不论诊疗过程的社会因素引发的副作用。单纯从技术上讲，我们对人接受放射或化疗后的副作用反应了解有多深？放射或化疗对人体免疫功能的进一步伤害，在本质上是什么？用什么指标说明人体的免疫功能高低？T细胞亚群能代表免疫机能高低吗？是治疗伤了元气吗？什么是元气？中药治疗的目标是什么？扶正却邪？活血化瘀？或者其他？对大多数病人讲，治疗的得失相当吗？治与不治怎麽选择？谁来决定？谁来选择？人们对自己的身体功能了解多少？我们都在盲人摸象，在试与错中摸索。谁有资格去摸索？谁有资格用白介素2给直肠癌病人试用？经过什么机构批准才能按计划去摸索？我们需要一整套的策略，方案，方法，来避免这种无奈。

出路的建议：最根本的还是医德问题。癌症需要一个标准化治疗方案。学习麦当劳餐馆的标准配方。半官方牵头，制定某一个肿

瘤详细的分期，及治疗方案。形成一个治疗树，接诊一个一个病人按图索骥，每个学科在这个治疗树上能起的作用。决定治疗方案，并和病人及其家属共同讨论后，按病人的意愿决定施行。由一个肿瘤医院，一个肿瘤开始试行数年后总结，修改，扩大试用范围。特殊情况的病例，应当由医院的学术委员会讨论。医院要重视每个医生的继续教育，切实组织，施行。

10.3 二十世纪预防医学的进步

传染病疫苗的预防注射使天花，麻疹，白喉，破伤风，狂犬病，伤寒，斑疹伤寒，鼠疫，霍乱等烈性传染病有的绝迹，有的近于消失。

宫颈癌疫苗，又称为 HPV 疫苗，是一种预防宫颈癌发病的疫苗。宫颈癌主要由感染人乳头瘤病毒（HPV）引起，该疫苗通过预防 HPV 病毒感染，进而有效预防了宫颈癌的发病，研究发现 99.7%的子宫颈癌都是因感染 HPV 造成的，宫颈癌乳头状病毒疫苗的应用使这种疾病年减少数十万例。

疾病的早期发现；防癌的三早，提倡早发现，早诊断，早治疗。最先在乳癌筛查，其后扩展到食管癌，胃癌，肝癌，肺癌，结肠直肠癌，前列腺癌。

预防医学计入到农业生产使严重流行的血吸虫病得到基本控制。预防医学进入到全国性工业生产，使很多职业病得到预防，如尘肺。预防医学进入到食品卫生的监控，使消化道的疾病得到逐步控制。

性病的流行在 20 世纪的中国经历了三个不同阶段。1949 年以前全国性的流行，1950-1979 全国性的行政措施，使性病基本控制，接近消失。1980 年后行开放国门，行政控制跟不上发展的需要，性病又在全国沉渣泛起。

进入 21 世纪，癌症的筛查又有了新进展，在防高血压，防治糖尿病方面的普查、筛选，进行健康普查的宣传教育。平均预期寿衡量一个国家经济水平和卫生水平的综合指标。2015 年，中国的人口预期寿命为：男性 74 岁，女性 77 岁。北京，上海为男性 78 岁，女性 82 岁都达到经济发达国家水平。

10.4 中西医的比较及学术发展方式不同

中医是先接受阴阳五行等哲学思想以后，用阴阳五行学说解释人体的生理活动及病理现象，逐渐形成自己的一套理论。中医是农业社会的产物。中医的形成，产生，发展都在农业社会里。它的对象是在个体化，非标准的，没有数学概念，更没有统计学概念。治疗成功谓之治愈，没有严格的标准。也许是一得之见。因为个体行医没有治疗大量同类病人的条件，除非疫病的流行。

中医犹如中餐，一个菜名有不同做法，大同小异，各有风味，随意性很强，量体裁衣。中医治病更像艺术品。条件是医生水平高。同一位病人由不同医生诊断，结果可能不同。例如，子宫功能性出血，可以诊断为脾不统血，也可以诊断为肾阳虚。用两种思路的方剂差别很大，但是可能都有效。但是同一位病人换三次大夫，三次不同诊断，三次都无疗效的也并非罕见。

中医的传承培养也不规范。所以，社会传言，“医不三世不服其药”。中医流派之间缺少共同语言，缺少交流的环境及意愿，理法方剂不同，互存偏见。长期以来，中国受道家思想影响很深，主张和光同尘相互包容，而非相互讨论。所以同病异治有了其理论根据。这也是中医思想保守的根源。积四十多年的观察积累，王清任的《医林改错》1830 出版，是第一部中国出版的解剖学。一百多年以后，人体明显不存在的三焦，六腑中的膻中，至今仍未完全退出中医舞台。这也是中医多个派别长期存在的根原。

中医的学院派是中医学院毕业出来的医生，实无此派，并无特色，也无突出成绩。并非每一个中医学院毕业生已经学会了看病。毕业后的培训一直是个大问题。他们无法完成中医的传承任务。他们在孤独中，艰难地探索。中医接受一个新病人以后，假若医生不愿意多叙述自己对病人的判断，他可以只开一个处方，而不建立一个医案，写出自己方剂的根据，不会受到任何指责，即使治疗很成功，日后也无从总结自己的经验。

对于奉为医经的《内经》《伤寒》《金匮》，明知其中有很多内容不合时宜，但是很少有人著文批评，多数不予置评。更有甚者，把学术批评与政治批评混为一谈。禁锢了学术思想，阻碍了进步。中医长期没有医院，长期各自为战，医生之间并无交流。更缺少相互交流讨论的环境。有了中医院之后，办好中医院也是一个长期摸索的过程。

中药的采集，生产，制剂，剂型，如何适应新时代？青蒿素的研究，亚砷酸的研究及应用，提示我们需要对中药重新研究。但是每味中药都提纯到单体，应用单体那还是中医吗？不只是单一药物的研究，同时也应扩大到对方剂的研究，如对六味地黄丸的研究，大承气汤的研究等等。

反观科学的医学发展是从基础医学的的发展开始，逐渐积累形成。从解剖学开始于十六世纪，应当算作科学的医学开始。十七世纪当是生理学的世纪，有了显微镜后才有了真正意义的病理解剖学。1867 年专用于测量体温的温度计发明至今已经有 150 年，并被沿用至今。细菌学和免疫学的发展在十九世纪后半期。人类有了大量的疫苗，从源头上解决了许多传染病的流行。有了灭菌术的应用及麻醉学的应用，现代外科学才真正的建立起来。应当认为现代医学是从实验的结果逐渐形成的，是一种求真的科学，务实的科学。

工业革命的成果使二十世纪的医疗器械和化学药物获得发展，有了放射学诊断和抗生素的发明。自从有了 CT 及核磁成像，临床诊断有了极大的发展。1950 年代以来，西医的临床水平有了极大的发展。近百年来医学科学的进步，使人类的健康水平大大提高，人类预期寿命则显著提高。西医的理论形成是随着解剖学，生理学，病理解剖学和微生物学的发展逐步形成的，是求真的思想指导。

西医是工业社会的产物，就犹如从零件到机械的组装。工业产品需要零件的标准化，精确无误才能组装。所以允许误差，发现误差后再修改零件以适应整体。在组装过程中看不到每个零件的内在联系。了解到个体的差异，所以需要统计学。最典型的例子就是器官移植，把人的器官看成零件，实在不能修理的就换新的。最初从角膜移植开始，发展到人工晶体，人工关节。再到心肺移植。肝，肾移植。成绩不小，问题也不少。

西医犹如西式快餐，如麦当劳，肯德基。同一个产品同一味道。不会给你惊喜，也不会让你失望。一系列衣服号码对号入座，不需要量体裁衣可以大量生产。这可能是西医内部不存在派别之分的原因。在一个教学医院，病人入院后首要的是建立病历，再次是明确诊断，一个病人的诊断定下来，不同医生的治疗不会有大出入。只有少数病人需要变通，如抢救心力衰竭。实际上人并非机器，人的个体差异很大，人有七情六欲，并有个体差异。西医诊断方法的进步掩盖了一种倾向，医生除了开化验单，影像科的申请单之外，真正善于思考的医生有多少？疑难杂症的诊断靠医生智慧解决的有多少？滥用抗生素引起的后遗症，耐药菌群问题，也是医生滥用药物的后果。你是病人愿意每餐吃麦当劳，还是中式餐饮？这个问题回答起来并不容易。

现在的中医不会拒绝血压表，体温计，血糖，血脂，和 CT 报告，正如他们带着腕表，用手机与人通话一样。他们对西医的疾病有一定的了解。同一个专业的两位西医对某一个疾病的经验不同，理解也有深浅，他们对中医则不一定需要了解。老百姓看病有如烧香，找到有名的寺庙还不够，因为并非庙内每个和尚都会念真经。还要找会念经的和尚。当然国外也存在不同程度的庙与和尚的类似问题。

随着科学技术的进步近 50 年来，西医进步快了些，中医慢了些。中医的传承方法又出了些问题，中医的优势逐渐缩小。有了先进的放射诊断和常规的实验室检查，中医也不会完全拒绝参考。中医需要加油赶上去。请参看下面表 10.1 及表 10.2。

纵观中医 2000 年的发展史，从《内经》到《金匮》，《伤寒论》，从张仲景到金元四家，到乾隆御旨编纂教科书《医宗金鉴》，从活血化瘀的王清任《医林改错》，到到温病学派的《温病条辨》，每一步都是中国医学史的一个里程碑，给予中国的医学以巨大影响。中医是靠什么指导思想取得的进步呢？为什么在近一百年来，西医输入中国后，中医的进步却乏善可陈了呢？

表 10.1 1920-1960 的中西医状况

	西医	中医
诊断	病史，体检，X 线，照片，胃肠钡餐造影，实验室化验检查，心电图，医生的综合能力为主	望闻问切，四诊八纲，医生的综合能力
治疗	指导思想：头痛医头，消毒，灭菌，麻醉，多种医疗器械，多种手术多种新药及生物制品	指导思想：天人合一，综合考虑，中药的清热解毒方剂是大优势，中医正骨术，骨折小夹板固定是特点。
医学教育	十九世纪尚无医学教科书，医学院规范年限，课程，医院病人集中，院内会诊，讨论，临床病理讨论会只有少数医院有医学专业学会，医学杂志	1742 清政府编辑《医宗金鉴》为法定教科书，师徒相传，门派分歧，自我学习，提高；1950 年代起多处中医学院建立，中医医学杂志开始
突出进步	1940，50 后磺胺药，抗菌素的应用	
预防医学	传染病预防疫苗应用	

表 10.2　1970—2010 中西医比较

	西医	中医
诊断手段	CTEMRPET 超声诊断学， 介入放射学，脱落细胞学， 肿瘤标志物检测	乏善可陈
治疗	器官移植手术 高能射线治疗肿瘤 微创手术，	针刺麻醉与针灸止痛在一些欧美国家批准为合法的手段
医学教育	医生的继续教育	互联网对中医知识的普及提高
突出进步	CT，EMR，PET 深低温麻醉加体外循环 人为辅助妊娠 计算机技术医学广泛应用 网络远程会诊	中医对伤寒论用药的回归与提高
新药的开发	多种抗生素，抗菌素，抗癌药物，降血压药物，降血糖药物，降血脂药物	
预防医学的贡献	职业病普查 多发病普查	

西医在近三百年来有了很大的进步。借助实验及求实的观察，从光学显微镜到电子显微镜，到解剖学，生理学，病理解剖学，细菌学，免疫学的发展，每一门学科都是独立的。但是缺乏研究生命科学的专著，没有联系各门分支之间的学术。分支愈来愈多，发展趋于精细。临床医学也同步的发展起来。首先，从无菌法的认识，麻醉学的发展，外科手术有了可能。由于物理学，化学，工业的进步，二十世纪初出现了 X 线及心电图，使诊断学有了大发展。以后又出现 CT，MR，超声显像，PET 等，如今 CT 可以做到 2-5mm 的层面，察知 2-5mm 的肿瘤。这是科学技术在医学诊断的进步。把它归于医学有些勉强。

由于化学的发展，才在上世纪初有了化学药物，砷制剂 606，914，磺胺药。西医的治疗学因此有了飞跃式的进步。西医是在现代科学发展的基础上发展起来的。它的核心思想是求真、求真知。在此思想指导下用于临床大多数情况无可厚非。但是作为一条铁律，就不一定全对。例如：急腹症在没有明确诊断前不能用止痛，只能观察，以免掩盖病情发展。其实在剧烈的疼痛下会使病情加重。此时，试用针刺穴位止痛不失为一种很好的选择。例如内科学可以分为呼吸，循环，消化，内分泌，血液学，传染病，热带病等分支。问题是缺乏整体观念，如糖尿病人患了肿瘤谁来负责。一部内科学教科书也和上面说的一样，分论各系统疾病，唯独没有内科学。典型的只见树木不见森林。

西医临床论文是临床医师总结经验，提高认识，相互交流，是很好的方式。为了立论严谨，统计学是不可少的。为了说明新旧两种治疗方法的优劣常常用 p 值表达。这是极其常用的指标。统计学是表达共性最好的工具，但是作者有时会忽略最鲜活的事实，即个例的特殊性。这不是统计学方法的弊病，而是应用统计方法作者的错。希望现代医学的研究者注意，不忘从鲜活的个例总结出成功或失败的经验。不要为论文的程式所禁锢。

中国提倡不为良相，便为良医。致仕不顺的可以自学成才学医。历史上这种情况不少见。辅之以拜师求艺，从熟读医书也可成为良医，如金元四家的李东垣。王肯堂因母病，妹病，40 岁后发奋习医。他们对中医的认识是从阴阳，五行脏象开始，自然是整体观。然后身体力行，终成外科、眼科大家。王清任幼年经营药，仔细观察，熟悉药性。他数十年不畏自身传染的危险，观察疾病流行后大量儿童死亡的尸体，刑场死刑犯的尸体，发现古代认识的错误。他是中国人体解剖学第一人。观察尸体的结果，使他感悟血液循环在发病时的作用，倡导活血逐瘀汤剂。这些剂方剂至今广泛应用。

中医的学术著作则常过分偏重古人和前人的认识，缺乏质疑精神。只从人的资料叙述整理，似嫌数据不足，不具备统计概念。中医的门派偏见又限制了合作，说服力常显不足。这也是应当努力的。

10.5 中西医结合，新的出路

先列出一些中西医结合成功的例子。

天津医院骨科尚天裕等通过学习全国多位中医正骨名家经验，在中医传统的手法的基础上，总结出“手摸心会、拔伸牵引、旋转回绕、屈伸收展、端挤提按、成角折顶、夹挤分骨、摇摆触碰、对口捏合、按摩推拿”十大手法；同时用小夹板固定，运用对立统一规律，提出了“动静结合，筋骨并重、内外兼治、医患配合”的骨折治疗原则。他们通过大量的临床实践证明，这一治疗原则能治疗90%以上的骨折病人，且病程、疗程均大幅缩短，医疗费用仅为过去的 10%，骨折治疗中的合并症和骨折不愈合基本消灭，得到了国内外学者的好评。如果发生了骨折，你愿意手术切开钢板内固定，还是手法复位小夹板固定一段时间，然后去掉？选择是很难的。

上海沈自尹采用同病异证组进行下丘脑－垂体及其所属三个靶腺轴功能的对比研究，推论出肾阳虚证的主要环节在下丘脑，下丘脑的调节功能紊乱是肾阳虚发病的一个重要病理因素；在后来的研究中，又进一步把补肾药对肾阳虚证的主要调节点也确认定位为在下丘脑，并证明补肾药能改变老年男性下丘脑－垂体－性腺轴功能，延缓衰老性改变的发生。中国中医研究院基础理论研究所采用多因素复合的方法，复制脾虚的动物模型，对脾气虚证发生机理，进行了形态、功能、代谢等多方面研究，涉及到脾主肌肉、脾主运化、脾统血、脾旺不受邪等中医基本理论；通过研究提出了许多新的见解。对四君子汤的作用也有新的认识，对于脾为后天之本提高了科学依据。

北京陈可冀等对中医活血化瘀进行了临床、基础和理论研究，得出了活血化瘀的作用不仅在于改善微循环和血液理化性状，还有改善组织细胞代谢、调节免疫功能的作用的理论认识，为临床运用活血化瘀方药治疗冠心病等，提供了可靠的、科学的依据，并结合中医有关血瘀证的病因病机认识及整体宏观的临床表现，建立了血瘀证的诊断标准、冠心病辨证及疗效评价标准等。现在有了冠状动脉支架手术，和冠状动脉搭桥手术，患者的治疗选择就更多些。

吴咸中等运用中西医结合研究治疗重症急腹病症，取得了可观的进展，急性重症胆管炎的病死率从20%下降到5%；重型急性胰腺炎病死率下降到 20%以下。通腑攻下方药的作用研究证实此类方药具有明显的抗炎、解热作用，可以增强肝胆分泌，改善肠道血循环，抑制过分发酵，促进细菌及毒素的排泄，解除肠道缺血及缺氧状态，有效地避免肠源内毒素的吸收，为通腑攻下法治疗许多感染性疾病及急腹症提供了科学依据。通过试验研究证明，通腑攻下的大承气汤能改善动物肺水肿，促进肺泡上皮增生和修复，改善肺泡通气血流比例，从而验证了中医所称的“肺与大肠相表里”的客观性，并为以承气类方治疗呼吸紧迫综合征供了新思路。

假如全国的医院能达到，肠梗阻用大承气汤保留灌肠，三日无效转手术，结果 90%以上的病人不必手术；急性胰腺炎和急性胆道感染用大承气汤加味也能达到了这个水平，你还愿意首选手术吗？这里不是比较手术与中药的优劣，而是多了个治疗的选择。

其他如；用血府逐瘀丸预防 PTCA 术后再狭窄，以减少冠心病介入治疗的远期问题。部分中医主张在临床实践中把西医的诊断指标纳入中医的辨证论治之中，汇成一套简单易行、行之有效、有客观指标的诊治方法，诊疗中只需抓住二三个主要症状（其中为主的是生物医学的客观指标），便能定方、定药，甚至定量地加以治疗，且疗效有所提高。

运用计算机技术开发传承名老中医的学术经验的工作，也取得了不少成果，到 20 世纪末，相继研制了数十个“专家诊疗系统软件”，已开发研制出通用的、完整的、规范的中医诊疗体系。对于中医药进行科研所必须涉及的试验设计与统计分析问题，《中医科研设计与统计方法》一书，对中医药学科研的选题、设计、实施、统计处理及总结概括等进行了详尽的论述，有效地带动了中西医结合临床学术发展。

互联网在中国的广泛普及，出现了很好的搜索网站和中医的学术网站，极大的促进了中医的学术交流。这个巨大的推动力自然也会促进中西医结合及中医药的现代化。以上列举的少数的科学成果，表明中西医结合的方向正确。要西学中而非中学西。科研管理上要形成规范的流程。自愿选题，专家评议，择优扶持，长期计划，阶段总结。坚持二十年必有大成果出现。

10.6 漫谈中医的气

中国文化是中医药学的母体。如中医以“施仁术”、“重义轻利”为本份，秉承了中国文化“仁”和“礼”的思想概念，由此形成的以“求善”为宗旨的伦理型医学思想。西医以“求真”为目标的科学型思想。这是工业生产的结果。

中医重视人与自然的和谐，认为疾病流行、情绪变化，临床辨证，处方用药，都与自然界的四时运作有关。把天，地，人，病程进行宏观分析，认识和调整其间的关系，意义深远。另外阴阳学说、形神协调观念、精气神一体的生命观、以“平”为期的治疗法则等都可以从传统文化中找到源头。

宇宙洪荒，生物吐纳，存在一种看似无形的东西，中国古人称之为气。气是一个非常重要的范畴，其内涵既是客观存在的实体，又是主体的道德精神，涉及自然、社会、人生的各个领域，也是中国传统学术各家各派共同使用的概念。“气”的探讨是中华民族独有的认识，从某种意义上说也就是认识中国医学。特别是道家学派的创始人老子提出的“万物负阴而抱阳，冲气以为和”。用极简朴的语言阐述了宇宙万物产生的过程是由道化生出混沌的气，气化生阴阳二气，阴阳二气化生天地人，进而化生万物。万物内在地包含著阴阳二气，阴阳二气的交感运动，使宇宙万物谐调生长。而“冲气”的说法，既表明了它的物质性，也形象地点出了气的运动性；气分阴阳相反相成，相互激荡，万物便“冲气”合和而化生、变化乃至死亡消散。

春秋战国时期，气的概念衍化为浩然之气和精气，如孔子提出“血气”观念。“君子有三戒：少之时血气未定，戒之在色；及其壮也血气方刚，戒之在斗；及其老也血气既衰，戒之在得。”（论语•季氏）。孔子认为人生的不同阶段，要根据血气的盛衰消长调整自己的行为意念。所谓“血气”即指人的生理功能直接与医学相关。孟子发挥并深化孔子的“血气”思想，把气的涵义规定为人体内部的“浩然之气”。在孟子看来“浩然之气”是一种藏于人心的正气是一种道德精神。这种道德精神可以通过“善养”来充实它，扩大它，使之“至大至刚”。

从殷商至秦汉是中医学理论体系初步形成之际，上述气论思想在医学理论中都有所体现。一部《内经》共计十五万字，其中“气”字近三千，出现频率近 2%。中医学对“气”之重视由此可见一斑。《内经》把先秦气论思想应用到医学，并作了创造性发挥，它把气分为自然之气、生理之气、病邪之气和药物之气，进而从人体复杂的生命活动和疾病现象，广泛分析了气的具体表现形态。如从自然之气讲，有天地之气、五行之气、四时之气。从生理之气讲，有神气、真气、正气、精气、中气、血气、经气、络气、脏腑之气、血脉之气等。[17]

西汉时期，董仲舒较早提出“元气”的概念：“元者始也，言本正也。道者王道也。王者人之始也。”董仲舒的“元气”是指构成天地人物的本始物资，而且“元气”和顺与否，决定自然、人类的生存发展状态。元气即真气承受于天，随生命而来藏于肾，依赖后天之精气为滋养才能发挥作用。元气的作用是多方面的，它通过经络运行全身。五脏六腑得到元气的推动发挥各自的功能，维持人体的正常发育和活动。五脏六腑之气的产生都源于元气。因此元气充足脏腑功能强健，身体就健康。如果先天不足或久病而损伤元气则身体衰弱。宗气指由水谷精微化生，聚积胸中与自然界之氧气相合发挥作用的气。宗气聚胸。凡语言、声音、嗅味、呼吸皆与宗气有关。还有维持气血运行、维持心脏运动、维持肢体体温与活动能力的作用。宗气不足可以引起血脉凝滞的病变。

---

[17] 以上部分摘编自陈可冀文，名老中医陈可冀临床经验，“中医 e 百” www.tcm100.com

Claude Bernard (1813-1878)，十九世纪法国生理学家，他倡导机体内环境稳定的学说，认为一个独立的生命个体的存在虽然受到外环境的影响，但总体有赖于机体的内环境的相对独立性和稳定性。 这种稳定性有赖于生理正常值的幅度和机体巧妙地调节机制。Bernard 氏虽未提出谁在调控，如何调控，他的思想与中医的阴阳互限学说已经很接近了。很可惜，他的承继人并未发展他的平衡学说，反而使现代生理学走向神经生理学，呼吸生理学，循环生理学，消化生理学，内分泌生理学等众多分支，唯独缺乏人体平衡生理学。

现在已知，心脏除了作为血液循环的动力之外，还分泌几种激素参与排钠，利尿，降血容，降血压等作用。这也属于人体功能的自主调节。肺脏除了气体交换的功能外还参与造血功能。加州大学旧金山分校的科学家们发现，肺有造血功能，由肺部制造的血小板数量超过了总体的一半。“这项发现说明肺的复杂作用，不止用来呼吸，还是生成血液关键组成部分的重要参与者。”多项研究表明人体器官绝不能与机器零件等同。

我们再思考一种情况。病人在接受一个大型手术后，无论从精神状态和心，肺生理能力来说多都是个大负担。病人接受的术前禁食，洗肠，麻醉，输液，切除一个大的患病器官如胃，食管，或大肠，失血，输血，麻醉剂及麻醉机引起的呼吸机能，循环机能紊乱，术后消化机能，内分泌机能，造血机能的负担是重大的。换言之，手术可以称之为是多项目的重大的内环境变化，也就是元气大伤。机体需要较长的时间适应和调整，从而达到一个新的平衡。从这个角度我们是否可以进一步理解中医的“气”呢？元气充足的人比较容易承受较大的内环境的改变，也就是恢复的较快。从养生的角度看，养生、扶正，是靠长期积累的功夫。

从病症方面讨论。气虚有脾气虚，心气虚及肾气虚。胃气反映胃肠的功能。從致病邪气论，外感包括风气、寒气、暑气、燥气、湿气等，内伤者表现为厥气、逆气、乱气、恶气、淫气、暴气等。至於精神因素对身体状况的影响，是通过扰乱人体气机运行而实现的，如**《素问 · 举痛论》：“百病生于气也，怒则气上，喜则气缓，**

悲则气消，恐则气下，寒则气收，炅则气泄，惊则气乱，劳则气耗，思则气结”。《内经》强调人的精神产生于气，而且人的精神对气的变化有很大的反作用。

把药物的性质和功用概括为气和味，即药物之气，这是中医药学理论的重要特点。药物之气归根到底是天地阴阳之气蕴藏在药物之中形成的，它与天地阴阳之气和人体生理之气相通，所以能够作用于人体，调整体内的阴阳气血，纠其偏而养其正，使生理之气协调、正常，达到治疗疾病，恢复健康之目的。在临床应用上又有补气、调气、降气、理气等诸多治疗原则。临床诊病时也用气药补脾胃之气。如李东垣的“补中益气汤”等，方中生黄芪可大到60克，取其升脾胃阳气。中医的冬病夏治是对气候，疾病，药物的综合理解基础的产物。

根据不同脏腑的气虚证临床表现的特点，用不同的补气法，如补肺气、补脾气、补心气、补肾气等。使用补气法时应注意以下两点：

① 肝火、肝阳上亢、痰阻引起的头晕目眩，或湿浊中阻引起的胃脘胀满等，不宜使用本法。

② 气虚兼有实邪的病证，补气法宜与祛邪法配合使用。补气又称益气。肺主气，主一身五脏六腑之气；中焦脾胃受纳水谷，脾气健运，气血得以化生，故气虚多与肺、脾二脏相关。肺气虚以少气懒言，动辄喘促，怕风自汗为主症；脾气虚以脘腹虚胀，神疲倦怠，食欲不振，大便泄泻为主。可用玉屏风散补卫气，固表敛汗。用四君子汤，补中益气汤补中气。

从广义上讲，气的内涵包括物质现象和精神现象，自然现象和社会现象，渗透到中国社会的语言，达到水乳交融的地步。例如日常语言中的天气，接地气，有骨气，有人气，心气高，生气，喜气洋洋，一脸晦气，气味相投，沆瀣一气，好运气，有气质，火气，怒气，怨气，灵气，丧气等等，不胜枚举。文化上的一身正气，正气歌，浩然之气，气壮河山等语言，也是俯拾即是。

中医能广泛吸收各个学科优秀理论成果，转化为自身的一个环节。气的范畴能容纳天文、农业、象数等各学科。这就使气的认识的提高。《内经》中既有儒家的思想又有道家的主张。另一方面，正因为人们可以随意的把各种各样的意思都放在“气”裡，使气的内涵包罗万象，缺乏明确的定义，无助于深入的研究探讨，所以最终‘气’不得不退出某些领域。只是由于“气”的实用性，在医学理论上暂时无法替代。

我国古代一直用采用阴历纪年。商代时已经采用天干地支纪年，也知道每月的日数为 29，30 天和用闰月调整每年的日数，以适合季节合农业生产的需要。当时用干支纪年，纪月。三年一闰，五年二闰。古人根据中医的整体观念，用阴阳，五行学说，天气变化的六种主要因素（风寒暑湿燥火即六气）和天干地支的纪年纪月的符号，推演出由于气候的变化影响到某年月将会有发病。这种学说称为运气学说。内经素问中有多篇讨论，可见五运六气的重要性。不过后人对此颇有争议。

10.7 从金银花治疗痈疽到漫谈中西药的优缺点

痈疽是一种急性化脓性疾患，发生于体表、四肢、内脏毒疮。痈发于肌肉，红肿高大，多属于阳症，疽发于骨之上，平塌色暗，多属于阴症。痈疽证见局部肿胀、疼痛及成脓等。现代医学解释其为皮肤的毛囊和皮脂腺成群受细菌感染所致的化脓性炎，病原菌主要为葡萄球菌。主要症状：初起有寒战、高热，然后体表局部出现红肿、热痛；进而红肿处出现一个或多个脓头，接着就是脓包破溃，流出黄稠、腥臭的脓液，深部的痈还会形成瘘管出脓。

《灵枢 81·痈疽》说：“寒邪客经络之中，则血泣，血泣则不通，不通则卫气归之，不得复反，故痈肿寒气化为热，热胜则腐肉，肉腐则为脓，脓不泻则烂筋，筋烂则伤骨，骨伤则髓消。”痈发于嗌中，名为猛疽，发于颈名曰夭疽。其痈大以赤黑，不急治，则热气下入渊腋，前伤任脉，内熏肝肺。熏肝肺，十余日而死矣。发于肩及臑名曰疵痈。其状赤黑，急治之，此令人汗出至足，不害五脏。发于腋下赤坚者，名曰米疽。发于胁名曰败疵。

脱骨疽是痈的一种特殊类型。症生手足各指，或生指头，或生指节指缝，初生或白色痛极，或如粟米起一黄疱，其皮或如煮熟红枣，黑色不退，久则溃烂，节节脱落，延至手足背腐烂黑陷，痛不可忍。现代称为血栓闭塞性脉管炎、动脉栓塞性坏疽症、栓塞性大静脉炎等病。

痈肿这一类疾病一直没有有效的治疗方法。宋陈自明在《校注妇人良方》提到用仙方活命饮治疗（可能是 13 世纪的处方）。这个处方一直在中医书籍上延续了数百年。这个处方的最大缺点是用药种类过多，剂量太少，重点不突出，所以效果也不突出。

清初吴谦负责编修的《医宗金鉴•外科心法要诀》(1742)，“五味消毒饮”为清热解毒的代表方。本方由五味药物组成，均有消痈解毒的功效，故而命名。这是一首清热解毒散结的方剂，其组成为：金银花三钱（15g），野菊花、蒲公英、紫花地丁、紫背天葵子各一钱二分（5g）。这个方剂使痈肿的治疗有了很大的改观。

同时代的温病学派用以金银花为主的一些清热解毒药治疗温病初起，获得很大成功。金银花重新受到关注。这里专门讨论君药金银花金银花始载于《名医别录》，为忍冬科植物忍冬、山银花或毛花柱忍冬的干燥花蕾或初开的花。性寒。归肺、心、胃经。

择选明清数家论述金银花主要功用如下：

（1）陈嘉谟：“专治痈疽，诚为要药。未成则散，甚多拔毒之功；已成则溃，大有回生之力。或捣汁搀酒顿饮，或研烂拌酒厚敷。或和别药煎汤，随证轻重取效。血痢水痢兼治，风气湿气咸除。（本草蒙筌，1565 年）

（2）李时珍：“忍冬，茎叶同花，功用皆同。陈自明《外科精要》云：忍冬酒，治痈疽发背，初发便当服此，其效甚奇。治一切风湿气及诸肿毒，痈疽疥癣，杨梅诸恶疮，散热解毒。”（本草纲目，1578 年）

(3) 张介宾："治痈疽肿毒疮癣，杨梅风湿诸毒。毒未成者能散，毒已成者能溃。但其性缓，用须倍加。"（景岳全书，1624 年）

(4) 汪昂："治痈疽疥癣，杨梅恶疮，肠澼血痢，一切恶毒，初起便服奇效。忍冬五两，甘草二两，水二碗煎至一碗，再人酒一碗略煎，分三服，重者日二剂。"（本草备要，1694 年）

(5) 张璐："为内外痈肿之要药。泻中有补，痈疽溃后之圣药。"（本经逢源，1695 年）

(6) 黄宫绣："清肺热，解痈毒。治一切痈疽，陋贫药材难得，须用忍冬藤生取一把，以叶人砂盆研烂，入生饼子酒少许，稀稠得所，涂于四围；其藤止用五两，木槌捶损，甘草节一两，同入砂瓶内，以水二盆，慢煎至一盆，酒一大碗，再煎十数沸，分为三服，病势重者，一日二剂。"（本草求真，1769 年）

(7) 陈士铎著《本草新编》(1665)。他对金银花有极高的评价："味甘温，无毒。人心、脾、肺、肝、肾五脏，无经不入，消毒之神品也。未成毒则散，已成毒则消，将死者可生，已坏者可转。故痈疽发背，必以此药为夺命之丹。其味纯良，必须大用之。如发背痈，用至七八两，加入甘草五钱、当归二两，一剂煎饮，未有不立时消散者。近人治痈毒不敢用到半斤。殊不知背痈，外虽小而内实大，非用重剂则毒不易消。金银花少用则力单多用则力厚，尤妙在消毒而不耗气血。故毋论初起与出脓之后，或变生不测，无可再救之顷，皆以前方投之，断无不起死回生者。"

(8)《本草从新》，吴仪洛著（1767 年）："治痈疽发背、一切恶毒、初起便服、奇效、忍冬五两、甘草一两、水二碗、再入酒一碗分三服、一日一夜吃尽、重者日二剂。"

(9) 四妙勇安汤治脱疽，即血栓闭塞性脉管炎："组成二花 90 克；玄参 90 克；当归 60 克；甘草 30 克。日一剂共 10 剂，量不可减。"（验方新编，清末鲍相璈，另一说源于陈士铎）

金银花在《名医别录》即有收录。但是重要性及用法未受足够认识。到了明末十六世纪到十七世纪江南经济发达，出现多位名医，在他们的著作中不约而同的推崇金银花治疗痈疽的作用。这是中医治疗上一个伟大的进步。很可惜这种新成就的推广很慢，直到 300 年后，疮疡内治法的总则仍为老方法。直到上世纪初年未能在全国普及，以致先祖父因颈部痈不治于 1929 年病逝。

《中医杂志》(1984；4：52)：有文提倡用五味消毒饮治疗痈肿。“方中金银花、野菊花，功擅清热解毒散结，野菊花入肝经……二药相配，善清气分热结；蒲公英、紫花地丁均具清热解毒之功，紫背天葵能入三焦，善除三焦之火。”

从《本草纲目》算起到这篇介绍宣传金银花的文章发表，已经 400 年了，这岂不是太迟了吗？包括中西医界，均当深思。抱着金饭碗视而不见。试想青霉素发明于 1942 年，很快风靡全世界，占领医疗市场，改变了细菌性感染疾病的治疗。而金银花不仅对痈肿有效，对多种呼吸系统，泌尿系统，肝胆系统感染疾病有效，可惜研究并不细致，未能引起全医界公认。若能如是，岂不优于青霉素？这里只谈金银花一药，五味消毒饮五味药的作用如何？如何科学的系统的作些基础工作，把问题搞清楚，把中药的数十种清热解毒药物的要物作用搞清楚，把他们介绍到国外。现代耐药金黄葡萄球菌是个临床的大问题，五味消毒饮能在这些方面起点作用吗？

再看四妙勇安汤，这个处方在中医的名声远远比不上经方。但是在肢体脱疽的独特贡献无可代替。试想在上世纪初西医治疗这种血管性疾病有什么好方法吗？答案是无法治疗。西医的骄傲与偏见不也是存在吗？如今四妙勇安汤已经涉及在治疗其他感染性疾病如急性乳腺炎，带状疱疹，下肢深静脉炎等应用，并试用于冠心病及糖尿病足等的研究。

比较西药治疗细菌性感染的痈，最早是用磺胺类的药物，后来用青霉素，链霉素之类，到现在用三、四代出现了金葡菌耐药菌株。众医束手无策。西药中用了 30 年不变的除了阿斯匹灵还有什么药？人们不得不思考这是为什么？有何利弊。在创新的大旗下，一代又一代的新药使药厂老板赚了盆满钵平，荷包鼓鼓。病人因青霉素过敏死亡的，因链霉素、庆大霉素致听力减退的，因药致血液病的，何止万千。全部药物都作过毒性实验，得药检部门批准。问题在何处。中药用了2000年基本不变。五味消毒饮治疗细菌性痈，仍然有效。医生延伸到用于呼吸道炎症也有效。没有看到中药的耐药性报告。

10.8 我如何学习中医及临诊的经验

上世纪中叶全国范围内提倡西医学习中医。医院请老中医讲《伤寒论》。业余的，自愿参加。每次发讲义，分发。初学起来，虽然都是中文，觉得如入五里雾中，不知所云。真正引起我的兴趣是在读了上海出版，姜春云等著的肾的研究（1964）之后。作者用西医的语言和分析的方法讲述什么是中医的肾虚，诊断肾虚的条件。对于有肾虚见证的病人，不管是什么（西医）诊断，依照肾阳虚，肾阴虚，由中医指导，予以中药治疗。这就形成异病同治的情况。举例：硬皮病患者和哮喘病患者都有肾阳虚见证，治疗时都以补肾阳虚为主兼顾其他。这样两人的症状都得到控制。这使我感到除了西医的方法，原来还可以换一个角度认识疾病，犹如别有洞天。自此我就主动地学习这方面的知识。反复思考一个中医名词在西医说的是什么，相当什么病。看医案和医话的书，对学习中医也有帮助。尤其是十年文化大革命，学习中医是冠冕堂皇的事，不会受到非议。这是个好机会。

我是个西医，在医院肿瘤科工作。我很少给我的肿瘤病人开中药，只有在在缓解治疗副作用时才会用中药。1971年我奉命参加医疗队到郊区。一个人分到一个个村。这个村有个医务室两间小房。没有医生，只有一个护理员，更没有什么设备。有些中草药和常用的中成药。除了血压计，体温计，听诊器，还有注射器。平时病人很少。我到了之后，每天应诊，出诊之余，就准备利用空余时间自学中医。村医务室的护理是一位青年的女性，本村人。结婚三年多未孕，属于原发不育。她为不育症很烦恼，曾到城内大医院求诊，多次无效。这次她认为机会来了，求我治疗。我不好拒绝。看了她的检查结果，仔细诊断后，打算用肾的研究书上的方法给她试试。下面是他的病历择要。

女，28 岁，诊所助理。结婚 5 年以上，未妊，1971 年秋就诊。患者无妇科病史，曾在某医院检查，输卵管未见阻塞情况。检查：面色光白，自诉畏寒，脱发，腰痛，月经正常，舌质淡白，无苔，经常于梳头时脱发。其配偶检查精子数目正常，活跃，诊断原发不育，肾阳虚、子宫寒。处方：熟地黄 15g，山萸肉 10g，仙茅 10g，仙灵脾 10g、官桂 10g、菟丝子 10g、山药 10g、巴戟天 10g、肉苁蓉 10g、枸杞子 10g，每日一剂，水煎服。月经期停服一周，月经间隔服 20 剂。连服三个月。没等到三个月，医院调我回去。医疗队的工作提前结束。大约又一年以后，突然有人来医院看我。是一对年轻夫妇，还抱着几个月大的婴儿。原来是那个医务室的护理。这是我第一次用中药治疗原发不孕成功的例子，印象深刻。以后四十年，按着这个思路，间断地治疗八例类似的病例。有的是在美国客居时朋友介绍的，都成功了。最近一例婴儿是 2011 年出生的。

下面介绍我的片段的经验：

① 淋巴结炎症，发热。王 xx，男，45 岁工程师。1978 年因左小趾皮肤感染发炎不愈，引起左腹股骨沟淋巴结发炎，局部肿痛，经在医院用青霉素，链霉素注射治疗，二周未见明显效果。检查：左侧腹股沟肿胀，有压痛。局部皮肤无充血，无波动。无全身热，体温正常。诊断淋巴结炎症。处方：金银花 20g，连翘 15g，蒲公英 15g，地丁 10g，野菊花 10g，甘草 10g。水煎服，日分二次服。取药渣包于白布内温热湿敷，次日已无肿痛。共三剂而愈。

② 小儿外感证见发热，精神萎靡，流鼻涕，咳或不咳。处方：金银花 10g，连翘 6g，野菊花 6g，蒲公英 6g，甘草 3g 水煎服，日分 2-3 次服，2-3 日可愈。此方适用于 2-4 岁小儿。治疗过多个小儿。此方经过多位患儿家长推广在邻里中应用。

③ 小儿秋泄。1-2 岁小儿常于秋季患腹泻，稀便，或水样变。

处方：车前草一把约 10-15g，新鲜粘土砖（红砖）5-15g，研成细粉状，二者放于陶器内煎煮 30 分钟。取药缓缓内服。此药的原理在于细红砖粉涂布患儿结肠皱襞，减少肠蠕动，车前有利尿作用，体内水分从尿排出。本人用过二例。均有良效。

④ 急腹症，胃痉挛？胆石证？女 75 岁。2017 年 4 月 18 晨 2：30 左右因上腹部剧烈疼痛从睡眠中惊醒，患者跪于床上，额部向前靠于枕上，头部有大量冷汗，自诉为上腹部疼痛，但无明显痛点，或压痛点。腹部检查柔软。疼痛持续约 20 分钟未见缓解。既往史：此次发病前二周前，夜间有类似发作的发作腹痛，但持续约 10 分钟后自行缓解。患者在 20 多年前因右上腹痛诊断为胆囊炎，服过消炎利胆药物，二三月之久。已经多年未犯。2017 年 1 月在某胃肠科医师处作胃镜检查，慢性表浅性胃炎，口服抗生素月余。乃用针刺右侧足三里穴。针刺后腹痛立即减轻，约 2 分钟后完全缓解，患者逐渐入睡。下午去家庭医生就诊。家庭医师临床印象为胃痉挛？急性胆囊炎？平板运动心电图检查，无重要临床所见，4 月 21 日作多普勒超声检查上腹部。报告未见胆囊结石或胆囊壁增厚。4 月 25 日起内服胃药 omeprazole 40mg。随诊 8 个月未发生腹痛。

⑤ 肩周炎，五十肩，共治疗 2 例。五十肩（肩周炎），年龄约 50+，均为女性，右肩酸痛数月，不能外展，妨碍梳头。采用针刺肩髎(liao)或肩髃(yu)，可刺入 2 寸。配肩贞穴，肩井穴(GB21)治疗。直刺 0.5-1 寸。得气后留针 10 分钟。拔针立即觉得轻松，肩部活动改善。共治疗二三次而愈。肩髎(liao)穴位于人体肩部，当臂外展时，于肩峰后下方呈现凹陷处。前者为肩髃(yu)，针刺 2 寸，可有针感。后方为肩髎。肩髎穴位配伍：肩髎穴配天池穴(PC1)、肩井穴(GB21)、养老穴缓解治疗上肢不遂、肩周炎。针刺肩髎穴的方法：肩髎穴直刺 0.5-1 寸。

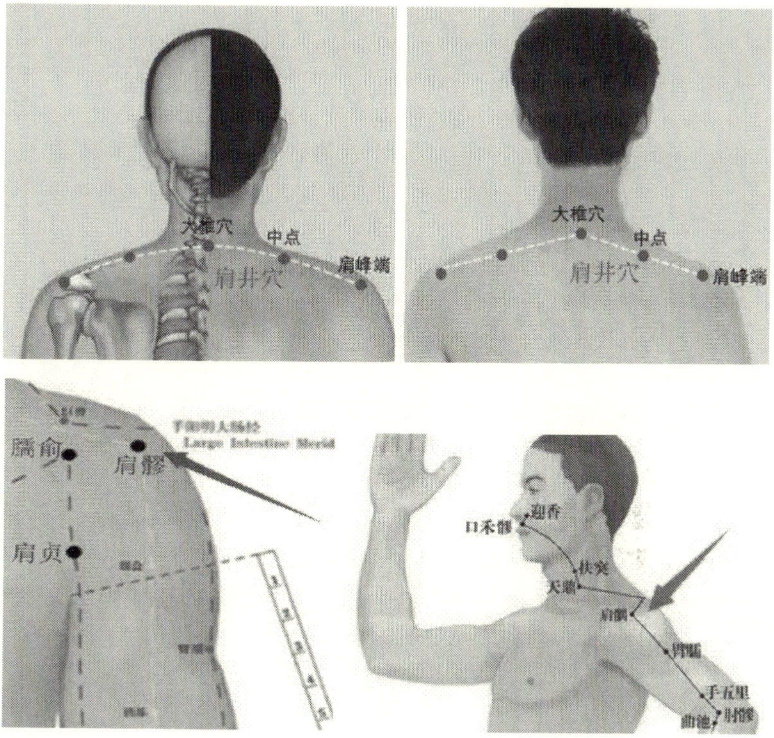

肩髎穴属于手少阳三焦经穴位图

10.9 漫谈新世纪的新问题

10.9.1 新疾病出现。如 AIDS 病，SARS，禽流感引起的人群内流行，埃博拉病毒从动物传染到人，耐药金葡菌，耐药结核菌等老问题新表现。更有甚者，有些阴谋集团借研究为名，实则为细菌战、病毒战作准备，准备大规模杀灭人群。总之旧的矛盾消灭，新的矛盾代替。人类在不断克服矛盾中生存，永无止息。

10.9.2 人为辅助性妊娠，人工授精和代孕等问题的出现，是很多不孕不育的家庭得到了生儿育女的机会。随之也带来了许多的道德伦理的问题，如代孕者的地位，权利等。这也需要社会从法律，伦理学的角度解决。

10.9.3 基因疗法：基因疗法将是本世纪的重大医学成就。目前已经多个领域开展研究。仅举一例。巴黎内克尔儿童医院医生，在2017 在 NEJM 报告，基因疗法或可用来治疗镰状细胞贫血 meniscocytosis 患者。他们在被治愈男孩 13 岁时取出其骨髓干细胞，向干细胞中嵌入能编码 β 珠蛋白的基因片段，β 珠蛋白能干扰错误蛋白形成，从而阻止其在血管内堆积。当将经过基因处理的干细胞重新输回男孩体内 3 个月后，大量功能正常的血红蛋白开始形成。两年来，他已经停止之前所有常规治疗。所有血检结果表明，该男孩已被成功治愈,另 7 名患者也在同期治疗中显示出惊人效果。相信更多的基因疗法将相继问世，惠及病人。

10.9.4 人工智能在医学上的应用；目前在诊所，医院的管理，患者的医疗信息在医院间互联互通，已经广泛为人接受。辅助人员替代医生的部分劳动，使医生可以专心从事医疗。远程会诊已经发挥到它的作用。有经验的中老中医开发的软件系统已经证明对提高诊断的正确率有很大提高。但是这只能是人工智能的初步使用。大数据开发出深度学习的智能软件：试想开发出一个有关筛查肺内小结节或乳腺小结节的诊断软件，癌症手术后淋巴结是否转移？切除的淋巴结中有几个发现转移？这个问题若有人工智能阅片，发现而不遗漏，就将大大改善疗效。人工智能图像识别协助诊断：我们如何能够把切除的淋巴结全部切片一片不漏的在镜下观察有无微小转移灶？每天有 100 例类似的淋巴结检查，人力资源怎么办？胸部平片检查肺结核，肺癌、矽肺病，甲状腺结节超声图像的诊断等，人工智能阅片有可能高效解决此类问题。

由一万例以上这样的资料分析，综合出的诊断，治疗的经验，不止是文字的，图像的；还包括提问，解答等，将使医疗水平及医学教育有很大提高。结合医学专家系统，对某一或某些专家的经验的总结，或某一个专题或疾病，如急腹症，中毒急救，心脏急诊，乳腺癌，胃癌，直肠癌的教学软件，有多么重要。

在研制医疗器械方面人工智能将有广泛前景：健康的检测预警仪；类似现在的智能手环，随时提供重要的健康指标，如血压，血糖，血氧水平，脉搏记录，血酒精含量，计步器，提醒功能等，既是个人保健，又能收集大量数据，供医生参考。最新的腕式手表已经添加了显示 EKG 功能。现在的助听器还存在语音识别能力减退问题并未完全解决。四肢残疾人的问题存在已久，无庸侈谈。

10.9.5 综合与分科的优缺点：科学技术的发展的结果必然会产生新的分支。医学不能例外。二十世纪初一个医院内科有呼吸，消化，循环，内分泌，血液，传染六、七个分科的不多。外科同样有众多分支。矛盾是专业分工愈细，医生只专不博，只见树木，不见森林。诊断的缺欠难免出现。患者并不知道自己得了那一科的病，由谁诊治最好。

10.9.6 健保与医学经济学：人类的经济发展的同时，科学技术，医疗技术也随之发展。人类对健康保险的需求随着增加。健康保险的开支常常不能适应医疗技术的发展的经济增长。一个发达国家用于健康保险的开支常常在国家总产出 GDP 的 10%以上。滥用医疗人力与物质资源应当在行政上采取措施，达到：应得得到，减少浪费。有人享受特权医疗，甚至荫及子孙；有人患病无力付出，一人患病，全家受累。这些已经超出了医学保健的问题。

Synopsis of Traditional Chinese Medicine

Notebook from a Modern Trained doctor

ENGLISH EDITION

Preface One

At the age of 90, the publican of your book is of great significance. I have carefully read your masterpiece. It shows your expert medical skills of an esteemed professional. For the globalization of Chinese Medicine cultural undertakings, your work and dedication are not only noble but greatly respected and admired. As a Chinese-American Acupuncturist and the President of New York College of Health Profession, I am deeply touched by your sprit. It will inspire us to work harder in the education field of Chinese medicine and acupuncture overseas, and to provide our utmost services for improving human health.

Dr. Li you have set a worthy example for all the healthcare professionals. This book is devoted your love to the Traditional Chinese Medicine and dedication for overall human health. It will undoubtedly help modernization of Chinese, as well as providing high-quality natural heath care for all human beings.

The globalization of Chinese medical education without borders plays a vital role in our modern society and healthcare system. Especially now, with people advocate the natural health care of traditional Chinese medicine. Acupuncture had gained increasing recognition by the public and accepted by American insurance companies. Moreover, WHO had recently made the announcement in support in of traditional Chinese medicine. Then again in October 2018, US Present Trump had proposed to encourage the study of TCM acupuncture as an alternative therapy to replace morphine use for pain management in order to reduce the unbearable high expenses, addiction, and its effects. The timely publication of your book will have profound and far-reaching historical significance in our modern era.

Dr. A Li Song

President New York College of Health Profession

Dec. 22, 2018

Preface Two

Most Chinese medical historians agreed that Huangdi Neijing, NJ (黄帝内经), might be the first book in medicine in China. This book concluded the knowledge of medicine before Qin and Han dynasties (200 B.C.). This was the book away the influence of with doctors. But by the influence of Taoism, an ancient philosophy, a theory of Yin and Yang (阴阳), the Five Elements (五行) and Five Viscera (五脏), Meridian theory (经络学说), thinking of Health Preservation and Prevention were also formed as a system in this book . The knowledge was also obtained from the long-term observation on clinical practice. Neijing is still a very important book as the basic textbook for students in colleges of Traditional Chinese Medicine (TCM) at present.

The date of first appearance of Neijing was not certain. It should be no later than 100 BC. The form of this book was as the dialogue of Huangdi, who was the first Emperor in ancient China, and his followers, that was showing the importance of the book. The author of this book was not known. Most scholars at present agreed that Neijing was written by many authors in different fields during a long period of time.

The thinking of Taoism was very popular in 300 B.C-100 B.C. This thought must have some impacts to medicine. It was said that there was something undefined and incomplete, coming into existence before Heaven and Earth. How still it was and formless, standing alone, and undergoing no change, reaching everywhere and in no danger (of being exhausted)! It may be regarded as the Mother of all things. (Dao de jing 25, 道德经). The Tao produced one. One produced Two. Two produced Three. Three produced all. All things leave behind them. The obscurity or Yin (out of which they have come), and go forward to embrace the brightness or Yang into which they have emerged, while they are harmonized by the Breath of Vacancy. (Daodejing 42)

By the influence of Daoism, similar idea was present in NJ. In this book, it was considered Qi was the origin of the universe. Before the formation of heaven and earth, there was the QI full of the vacancy. The Qi was the beginning of everything. By the movement of Qi, there were Yin and Yang or hot and cold. There was everything in the world.

The origin of the life in the world was Yin and Yang. Among the heaven and earth everything or the whole world, the nine orifices (九窍), all viscera and all the joints of human body were all came from and connected with the Qi-Heaven . Disobey the Qi, the one would be impaired. (SW3)

The main thinking of Neijing was:

1. The whole biological world and human were the products of Yin and Yang. Yin and Yang were in the eternal movement. Qi was the element forming the living body and the original power running the life. Neijing considered that the sprit combined the body to one unit. Sprit was the movement form of the body. Losing the unity of sprit and body, man would die.

2. After formation of life, Yin and Yang were existed in it. They were mutual existing, mutual depending, mutual transforming and mutual contrasting. They were continuously impacted by the outside nature world. They must in accompany with the environment.

3. The Five-viscera were under the control of Yin-Yang system. Among the Five- viscera, they were coordinately working each other in a relative stable state.

4. Prevention concept. The distinguished doctors were treating his patients before the disease happened. It was pretty like do with a large group of people. Do something to the people before the turmoil appeared. If just cure the patients following the disease or do anything after turmoil, it would be too late just as digging a well when you were in thirst.

5. Preservation of heath is the prolonging the idea of prevention. In

Neijing it stressed on the importance of keeping away from weakness, evil and bad weather on time. One should have simple desire and emptiness in his mind.

Putting on the dress of Daoism on himself, the Traditional Chinese Medicine (TC M) adopted the Yin-Yang and Five-Element system as his own, but not conclude from their clinical practice. For example, in the Five-Viscera system, there were two medical terms as San-Jiao (三焦) and Tan-Zhong（膻中）, which were not existed in human body. At the same time, a very important organ esophagus was not mentioned as Five-viscera or in Six Sub-viscera ether. Even though, this theory was till did important impact on the development of TCM at present.

Looking at the history of modern medicine, the basis of modern medicine was started at sixteen centuries after the starting of anatomy. The seventeen centuries were the century of physiology. After the invention on microscope, the meaningful knowledge of pathology was coming which formed the histopathology. Microbiology and immunology were developed in late nineteen century. The invention of vaccine was a big leap in medicine. The modern surgery was possible only after the general anesthesia and asepsis technique developed. In the twenty centuries, by the development of science and industry, clinical diagnostic radiology and invention of antibiotics made a further big leap in clinical medicine.

A big progress has been made after the presence of CT an NMR. In comparison with the nineteen fifteens, the achievement of clinical medicine was also remarkable. Due to this progress of life sciences, the expected life span of man and women were longer for 10-30 years in different countries. At present the clinical medicine is entering into the molecular level, or even into sub-molecular level. The research should not stop the ancient theory. By the helping of modern thinking and technology the old secret of TCM would be opened soon.

The original version of NJ should be appeared more than 2000 years ago, which has been mentioned in the ancient book of history as Han-

Book (汉书). The oldest version was the NJ edited by Wang Bing(王冰）in Tang dynasty (唐 600-700 AD). The language of old NJ was very difficult for reading. There was the explanatory note appeared In the Wang's version. Since then, there were more than ten books appeared as the supplementary reading of NJ. At present there was the modern language edition in the web. Neijing has been translated into English, French and Japanese for a long time.

People felt that reading Neijing was a burden even in the sixteen centuries. A doctor named Li Zhong-zi (李中梓 1588-1655）wrote a simplified book about NJ and published it. This book was about one tenth of the old ones and was named as A **Synopsis of Neijing**（内经知要）. It was very popular among the readers then and even at present.

In consideration of for the most readers, a complete version of Neijing translation might not be needed. A condensed version of NJ relating the important parts of Traditional Chinese medicine and the preservation of health might fit their needs. The author graduated from the medical school of modern medicine for more than 60 years and had no training of any TCM. In the clinical practice, especially in the countryside, I learnt using the herbs and needle acupuncture to treat my patients. From my personal experience, I learnt what the TCM was. I learnt some herbs which were useful to the patients. We should investigate what and how among them. It was a heritage to all mankind just like the hidden treasure in the sand. I would like to share my personal experience with my readers.

This is not a book of translation. In the anterior few chapters, I tried to translate few paragraphs as much as the original text. I found it was really a difficult job. It was because the following reasons. Not only the difficulties of understanding the ancient language but also the difficulties of understanding the ancient medical terms, therefore, I changed my mind trying to write my personal understanding about TCM in the latter chapters. It could not be avoided the mistakes in it. Therefore, it was only named as my notebook on learning traditional

Chinese medicine. I am looking forward to hearing the criticisms from my readers. Some of my friends read this manuscript and gave me valuable suggestions. I thank them for their helps.

Dingjiu LI

WangLiangui0323@gmail.com

Legends

1. The English version is a little bit simple than that of Chinese version, for easy understanding.

2. The real meaning of five viscera in TCM is far from the modern medicine. For the sick of misunderstanding I used the BLACK PRINT as **Heart，Liver，Spleen，Lung，Kidney，Stomach，… in TCM (as 心，肝，脾，肺，肾，胃，大肠，小肠，胆，膀胱，三焦， BY the same token the term 气，血，** as **Qi ， Blood.** The modern sense terms I used normal print as heart, liver, spleen, kidney …

Chinese-English both adopted: As six-channel(六经) ：**Taiyang 太阳，Yangming 阳明，Shaoyang 少阳，Taiyin 太阴, Shaoyin 少阴，Jueyin 厥阴**

Treatise on Fevers 伤寒论，Synopsis of Golden Chamber 金匮要略

内经 NJ，素问 SW，灵枢 LS, 神农本草经为 SNMM

3．Name of a person； J. Zhang（张机），G. Li (李杲)

4. The terms of herbs: both Chinese and English adopted, as Honeysuckle flower or caulis lonicerae(金银花).

5. Name of acupuncture as: **Hegu LI4 合谷，Zusanli ST36 足三里，special terms in acupuncture points as Jing point 井穴.**

6. Figures of 14 channels used Chinese-English same figure.

7. Special terms refer to: appendix 1

ENGLISH INDEX

Chapter 1
Human, Environment and Preservation of Health

Different People

In the remote ancient time, the sages might follow the rule of YIN-YANG（阴阳）, meet the requirements of Shushu（术数，an ancient Chinese culture and technique related deduction the future to be happened). They have moderate amount of food and drink. They had regular daily schedule and never work over-strain. This was why they could with a harmony body with sprit for a long life. The people at present are not the case. They took wine as water and regarded wrong as regular. They were seeking sexual pleasure after drunk. They exhausted their Qi and activity and with an irregular life. They became old and weak even at their fifties.

People were taught that as the sages who should be avoided deficiency-evil (Xue-Xie 虚邪) and evil-wind (Zei-Feng 贼风) on time. They should be with less desire and emptiness. The genuine-Qi might in accompany with him. If essence and sprit were kept inside where the diseases were coming from?

In the remote ancient era the IMMORTALS (真人, a special term in Taoism, they were still as man but with eternal life. They may wondering around the world as their will.) might take along sky and earth or holding YIN (阴) and YANG (阳). They inhaled fresh QI (气) and kept themselves independent alone with their sprit. Their muscle might be controlled as one. Their life span was just as sky and earth and never terminated. They were bore from DAO (道 the general rule) or Daoism. In the mid-ancient time，the Semi-IMMORTALS (至人) who were rich with Taoism and in harmony with YIN and YANG. In adjustment with four different seasons, they were keeping away from the social activities and reserving their sprits wondering among sky and earth. They might have a remote and clear vision. They might be also classified as IMMORTALS. The next class was the SAGES (圣人). They were living in between sky and earth with harmony and following the rules of different weather. They might use to the social environment without complain. They did not keep away from the society and dressed on the regular suit but not shown off to the public. They got along well with the environment but not fused in. They were not much involved to the business or put too much attention on anything to avoid burden to their thinking. They were always seeking a calm, joyful life and were satisfied a care free manner. Therefore, they were not tired with the sprit dispersed easily. They might survived around a hundred years。 The next group might be named as SUB-SAGES (贤人). They might accommodate to the changing sky or earth and the rise or fall of the sun and moon, the different position of stars and different weathers. They followed the YIN or YANG while the ancient IMMORTALS were meeting the ways of health preservation. Their life span might be elongated but with an end.

DJ comment: Immortals might be the common person but was not born as the god. After a long progress of study, learn and practice they became the immortals who could live long as sun and moon. This story gave human a hope to be an immortal,

At present time, it is not the case. People drink the wine as water. They toke the wrong as regular, got drunk and did sexual intercourse with their energy exhausted. They did not reserve their energy and kept it in full but did everything whatever they like and without any limit. Therefore, they declined by the age of fifty. They might be classified as common people, the fifth group of people.

The Physiology of Human Growth

When man was at ten years old, he preferred running. At his

twenties, he was growing strong, he preferred walking fast. When he was at his thirties, he was strongest with the strong muscle and best blood circulation. When man at his forties, his Qi would be as half as he was with Qi at his highest. He was going toward weakness in every aspect of his life. He found his falling hair and gray hairs. He liked sitting on somewhere. While at fifties, his body weight increased and with declining vision or hearing. He would be impotence, decline of energy, trouble with his nine-orifices, excess at the upper part of the body and deficiency at the lower. He could not control his tear or nasal discharge. When at his sixties, he felt his heart declining. He liked lying. When at seventies, he was not able taking some solid food. When he was at eighties, he was weak at his lung. Sometimes, he was miss-speaking. When he was at nineties, his kidney-QI (肾气) was burned. It was said that for those who understand the facts keeping strong, with clear vision, nice hearing, strong body and better movement they might be keeping younger. But for those ignorant about it would be getting older and older. （SW 5 , LS 54）

When growing as seven years old, women started replacing their baby teeth with longer hairs. By the second seven-year, female sexual physiology started. REN channel (任脉) was getting function. The Great Thoroughfare channel was also getting function regularly. They would have regular menstruation and could be pregnant. By the third seven year, the KIDNEY-Qi was strong, and the wisdom teeth were growing up with all the teeth grown up. At the fourth seven years of age, they might grow their longest hairs and strong muscle and tendon. At the fifth seven years, the YANG-MING （阳明）channel was beginning weaker and their faces looking haggard and worn. Their hairs were started falling off. At the sixth seven years, the three YANG channels were all weak with a face looked haggard and worn. White hairs appeared. At the seventh years, REN channel was weak, the Great Thoroughfare vessel was weak, and the female physiological sexual function declined with menopause. They could not keep their original shape and gave birth no more.

As for man, by the year of eight, the KIDNEY-Qi became rich. The baby teeth were starting replaced and the hair was also rich. By sixteen years old, they were stronger with their sexual physiological function started. They might seminal emission and might have their own baby. By the third eighth year, the KIDNEY-QI was smooth. The wisdom teeth were grown in full. By the fourth eight years, both the bone and muscle were prosperous and strong. By the fifth eighth years, the KIDNEY-QI was becoming weaker with the loosing hair and withering teeth. By the sixth eighth year, the YANG-QI was becoming weak in upper part of the body. The white hairs were found with some grey. By the seventh eight years, the activities of LIVER declined. The muscle and tendon were not very smooth while moving. The male sexual physiological function might exhaust with less semen. The KIDNEY function was also declined which related to the decline of other viscera. At sixty-four years old, both the teeth and hairs were missing. When the KIDNEY was weak, the other viscera were all impacted and weaken, resulting white hair, teeth lost, dumb-looking , irregular pace and no fertility.

Essence, Qi and Sprit

The Heaven given to us was essence. The Earth given to us was Qi. The energy coming from heaven and earth combined together into one was the sprit (or vigor). (LS 8) What sprit was? Sprit was what you were listening you could not recognize and what you were looking you did not notice. Only what you expect to see you might recognize. When you did notice but you might not explain, just like you could see the sky only after the cloud was blowing away. That was sprit. (SW 26)

DJ comment. Let us think as following: After the baby was born, starting from the baby cried, the new life was operating. He or she might have heart beating, automatic breathing, sleeping and sucking the nipple for milk. How it was running this new system smoothly? Using the present language, who gave the massage? Who wrote the software? The body of the baby was as the basis or the hardware. The software would be the essence from heaven and the QI from earth. As long as the little creature growing, the message from heaven and earth making him showing his facial expression and also the limb movement as language, which might be named as sprits? Among these three the sprit would be the higher one. As the baby was growing older, he might have personal desire. He might cry or happy. Even for the twins, their behavior might be different. One might be active while the other might be calm.

The essence, Oi and sprit made the higher activity of the people. If the patient was sick in a vegetative state, he might be living with some important physiological activities but without facial expression or memory. We might consider losing sprit. Some patients might sick of schizophrenia. The glassy look and the bizarre language from the patient gave you a deep impression. Some patients were sick of amnesia. They might lose their memory partially or totally. What was wrong with them? Were they related with their software at their brain? And also were wrong with the Essence, Qi and Sprit?

The Chinese doctors usually watching the facial expression, the complexion, the voice and the behavior of the patients as the first important information for their diagnosis and also making prognosis. This was purely personal experience or personal inspiration. There was no quantitative index to evaluate the Essence, Qi and Sprit for the patients yet.

Human and Environment (SW2)

In three months of spring, the old things were pushed away. Everything was growing luxuriantly. People are getting up early, walking and relaxing around in the courtyard with their ambition in mind. Give help to growth but not take it away. To give more help but not punish. This was the way to keep preservation of health. In the reverse way, it might hurt the LIVER. The factors supporting the growth during summer might not be enough which might result the cold in winter.

The three months of summer was the season of prosperous. The air in the sky was getting down and the air in earth getting up. The plants were blooming and the fruits growing up. People should sleep in night and get up early in the morning. Do not worry about the long daytime. Keeping the pleasant attitude and not be angry. One should try to be accommodating his ability and efforts to make achievements. Make smooth movement on your QI. His attitude is opened just like to show up his favorite. Those were the way to keep preservation of health. On the other way, the HEART would be hurt and resulting malaria in autumn and the harvest in autumn should be less which may lead other serious diseases in winter.

The three-month of Autumn， it was calm and plain. The weather might change rapidly. The earth might a little cool. People should go to bed early and get up early just like the activity of chicken, so that it might keep calm and minimize the impact of cool air to avoid the hurt to LUNG. No special concern in his heart. This was the way to keep preservation of health. On the other way, the LUNG would be hurt resulting less supply to the reservation and diarrhea in winter.

The three-month of winter was hide and storage. Water was frozen to ice. The earth might be frozen making cracks. People should go to bed early and get up late until the sunlight. He should hide his attitude as if his privacy. Keep away from the cold and close to the worm. Do not expose your skin to the cold air for avoiding injury. This was the ways to respond the winter and also the way in hide and storage. The KIDNEY would be impaired in other way or paralysis or sensory lose might happen. (SW2)

Counteracting the Spring-Qi might impair the function of LIVER. Counteracting the Summer-Qi might impair the function of HEART. While the Autumn-Qi impairing the function of LUNG and in the winter the KIDNEY will be also impaired. The YIN or YANG of the four seasons, or the activity of YIN or YANG, were the basis of everything in the world. Therefore, the sages did everything from the beginning. They preserved YANG in spring and summer, while preserved YIN in autumn and winter. Every living creature is living at the door of growth. One could do nothing counter acting the root or the stem which was the basis of life. The disaster will happen when it was countered, while no serious diseases happened when it was followed. This was called Dao gaining. The sages followed the Dao, while the fool just watched it. (NJSW 2).

The sages treated the patients when the disease had not been shown, but not when it grown up. They treat the turmoil before it happened but not after it. When you gave the herbs after the disease happened, treat the turmoil had formed, just similar to the digging the well after thirst or making a spear after fighting. Were you too late? (SW 2).

Preservation of your Health

Weakness, evil and bad weather should be avoided on time. Simple desire and emptiness should keep in mind and genuine Qi in accompany with. Your thinking should keep in stable but not distorted. Where were the diseases from? Your heart should be kept calm without fear. You would be always with smooth mood. Everyone got his needs and met his desire. They would enjoy their daily food, clothing and life style. No looking down or up each other, no matter they were poor or rich. In general, they were living in a simple style. Their attentions could not be moved by any addictions, ether evil or temptation. Wise or fool, able or unworthy was glad with his present situation. Everything was kept in order. People were in a good moral atmosphere and also in good health with long gravity. (NJSW 1).

The main points were as following

1.5.1 Weakness，evil and six-bad-weather should be kept away on time.

1.5.2 Simple desire and emptiness should kept in mind and qi-genuine in accompany with. The thinking is kept in stable but not distorted. Ambition was not in use. Be kept calm and always with smooth mood. Sadness, grief, concern and sorrow would shake your HEART. A shaken Heart would make your five-viscera and six-sub-viscera shaking.

1.5.3 One got his needs just meet his desire. Enjoy daily abstemious diet, simple clothing and life style. The attentions could not be moved by any addictions, or temptation. Everything was kept in order. The grains supplied the main nourishment. The meats, fruits and vegetables were the supplement.

1.5.4 Long time inspection would hurt BLOOD. Long time bed-rest would hurt Qi. Long time sitting would hurt muscle. Long time standing would hurt bone. Long time walking would hurt tendon, (SW23)

1.5.5 Difficulties of preservation of health

There were five main difficulties of preservation of health preventing us to do. They were: 1. temptation of fame and gain. 2. Happiness and angry 3. Sex and sensuous 4. Delicious foods 5. Losing self-control. If one could clear up the five difficulties, his life will be prolonged.

Confucius said: For the gentlemen, there were three warnings in his life. When he was still young he was not full grown up with Qi and Blood, he should not be much involved with sex. While he was grown up strong, he should not be much involved with fighting. While he was getting old and getting weak he should not be much involved with obtaining. (Lunyu. Jishi 论语・季氏) This is probably the easier way for the common people to do for their preservation of health.

Discussion

Huangdi Neijing was a book of medicine written about 200 B.C.

Such a book is still popular among Chinese readers at present and among some readers in the other countries. The philosophy of Neijing was still active among the doctors in traditional medicine. The principles and methods of preservation of health were still popular among Chinese people. This was the reason why I am writing this book. Neijing was much full the philosophy of Daoism in every aspects。In this chapter, mortals or sub-mortals were the terms of Daoism. Actually, mortals and sub-mortals were not as the men alone but more less a god. This thinking did not have negative impact to this book. Whether we might use the Daoism to manage a country, I am not a specialist in this field, I could say nothing. As for preservation of health, the thinking and teaching of Neijing might be a good choice.

Chapter 2
Yin, Yang and Qi

2.1. Brief Introduction

Yin and Yang was a basic concept of ancient Chinese philosophy. Yin and Yang were deducted from everything and might be applied to everything. Yin and Yang expressed the relationship between the counteracting and depending aspect of each pair of matter. This concept was obtained by the observation to the nature, such as sky and earth, sun and moon, cold and hot, fire and water, male and female, high and low ...... This observation was also extended to the ancient medicine. In the book Huangdi Neijing it was said: Yin and Yang was the principle of the world, the backbone of everything, the source of change and the origin of life or death. It was the sources of human thinking. It should be the original aim of the treatment. (SW 5)

Table 2.1 Yin and Yang

	Nature				Man				
Yang	Sky	Sun	Hot	Fire	Strong	Back	Male	Qi	Moving
Yin	earth	Moon	cold	Water	weak	Abdomen	Female	blood	Calm

As for Qi, this was a term widely used in Chinese language and literature as well as in the books of traditional medicine. Yin-Yang as well as Qi was with vague meaning. Qi was emphasis on its power or energy, whereas Yin and Yang were emphasis on their position or direction.

2.2. Qi and Yin-Yang in Medicine

The origin of the world was Yin and Yang. Among the heaven and earth or the whole world, the nine orifices（九窍 eyes, ears, nostrils, mouth, urinary and anal openings), five-viscera (五脏) and all the joints of human body were all connected with the Qi-Heaven (天气) which might be up or down into three different levels. Yin-Yang might develop into Five Elements (五行). Disobey Qi, the one would be hurt. Qi was the basis of life. (SW 3)

Qi-heaven was clean and calm with regular movements. People who adjusted well to Qi might with a solid YANG. He could not be hurt by the encountered evil. That was the reason why the sages were with the energy and adjusted well with the Qi and understand the sprits. Those who loosing Qi，their nine orifices would be blocked, their muscles be swollen and their Qi-defense 卫气）might be dispersed. This was named as self-impaired or Qi declined. (SW 3)

The Qi was just like the sun in the world. If the Qi was not at its position the life span might be reduced and weakened. The sun should be above the sky and Qi should be above and also with the function of surveillance and protection. （SW3）.

2.3. Changing of Yang and Yin

Considering the whole day and night, from dawn to noon it was Yang in Yang. From noon to dusk, it was Yin in Yang. From whole night to dawn, it was Yin in Yin. From rooster's crow to dawn it was the yin in yang. The movement of Yin and Yang in human was also followed this order (SW 4).

In terms of human body, the exterior was Yang and the interior was Yin. The back was Yang, whereas the ventral side abdomen was Yin. Talking about viscera and sub viscera, the sub-viscera was Yang and the viscera were Yin. The LIVER, HEART, SPLEEN, LUNG and KIDNEY were Yin. The GALL-BLADDER, STOMACH, LARGE INTESTINE, SMALL INTESTINE and TRIPLE-JIAO were Yang. (SW4).

The back was Yang, while Heart was Yang in Yang, but Lung the

Yin in Yang. The abdomen was Yin, while the Kidney was Yin in Yin. The abdomen was Yin, while the Liver was the Yang in Yin and the extreme Yin was Spleen. All of them, the interior or exterior, superficial or deeper were corresponding to the Yin-Yang in the nature world. (SW 4).

2. 4. Qi or Yin-Yang and the Environment

Just like the movement of hub of the door, if the cold environment changed rapidly, man would be hurt. If the weather was too hot, one would be bored and thirst with raising the body temperature. After sweating the fever might be disappeared. Due to the wet environment, one might feel as if his head bounded by something. If the wet and fever happened together and last long, the sinew would be impaired resulting relaxation even be weakened or tension. Because of hurt from Wind, it might result swollen or edema. The above injuries might happen alternatively, the Qi would be exhausted. (SW 3).

The over loading work would increase the activity of YANG and reducing the YIN, if it happened in summer which might leading fainting. Loss of vision and loosing of hearing were the main manifestations. The one who was angry badly the YANG moved to his head with the blood moved with his QI and body changed rapidly resulting coma or paralysis even hemiplegic or sweating at half of the body. For those who were with over nutrition the carbuncle might easily happen at their feet. For the people sweating toward the wind, the acne or furuncle might happen. While if one with mental depression, the acne might happen. (SW 3)

Nourished by Qi-Yang, the sprits （神） became refreshed. Notifying Qi-Yang the sinew might appeared soft. If the sweating process did not work smoothly, the cold air will come into the body. The fistula might be happened, .swollen mass might be happened, and even malaria might be induced.

2.5. Yun-Qi theory (运气学说) and Diseases

Yun-qi theory was composed by five elements movements and six-qi. The movements of the planets outside the earth did some impact on the different kind of climate to the earth. Six different kind of Qi, the different form of air on the surface of earth which were also the important factors effecting the climate of the earth. In the nature the changing of Five-movement and Six-Qi might do some impacts to human life.

Yun-Qi theory was appeared in Neijing. In SW there were seven important chapters discussing about this Theory. Probably, this was the most debatable topic in Neijing.

The ten Heavenly stems (天干), used as serial numbers also in combination with the twelve Earthly Branches （地支） to designate years, months, days and hours, For example, the date of birth of everyone may be expressed as year, month, date and hour. With this system, through eight characters showing date of birth with time at birth, it might be calculated by the fortune-tellers and then he may tell the story about someone's future.

Five-elements movement system combined with Six-Qi system (in the climate of the earth which were wind, cold, Summer-hot, wetness, dryness and fire) were the theory on the forecast to the climate in the future, as well as the diseases or human health status in a period of time. The methods which used for calculation (or prospecting) were the Yin-Yang, Five-elements, Heavenly-stem with Earthly-branch calendar system, they could give the climate and the diseases in a certain year or month in the future.

There are 365 days per year in solar calendar system, but there are 29 days and 12 hours per lunar-month. For the convenience of agriculture, some adjustment had been made, which one leap month was added in 3 years or 2 leap months added in 5 years. In this case, the calculation became more complicate and mysterious.

In the long time of history, there were diverse ideas on the Yun-Qi theory, those who supported this theory considered: it was helpful on the prospecting of diseases before it becoming epidemic. The protesters considered that this was more or less determined and their evidence was not solid. The geographical difference was not considered in this theory. In a large part of the world, there was not big difference on their seasons. Heavenly-stem and Earthly-branch system was not been adopted in many countries. What shall they do?

DJ Comment: In the above paragraph, the acne might be including other skin lesions as eczema. The patients with over nutrition were sick of carbuncle at foot that might refer about the patients with diabetics or gout with skin infection. They were very interesting observation. The rapid changes of weather, wind, resulting the skin eczema which might be a common sense at present time. As the time two thousand years ago, this observation should be an historical record.

2.6. The Function of Qi and Yang

Qi-Yang was just like the sun in the sky, abnormal running might shorten the life of human without any sign. The normal running of the sun depending it's shining. Similarly, Qi -Yang must flow upward and smoothly to protect exterior.

In the cold weather, flow in the body was just the hub of the door, any rush action would impair Shen-Qi (神，气 Spirit-Qi). Attacked by the Summer-hot, people suffered by sweating, shortness of breath or dyspnea. If they run a fever, the temperature just likes a piece of burning coal. Their body temperature would turn to normal after sweating. If in the wetness, they were suffered like the bound-heads. If the Damp-heat was not removed on time, both the large sinew and small sinew contracted. Attacked by Qi, edema might be happened. The four limbs were attacked alternatively. Yang-Qi would be collapsed.

Overstrain would make Yang-Qi overactive and exhausted the Jing (精 Essence). Repeated overstrain in Summer would make people

Jianjue (煎厥 a kind of coma).The eyes became blindness and could not see and the ears could not hear. It just likes a falling city. No one could stop it. Rage disturbed Yang-Qi would push upward Qi and blood toward the head resulting stagnation and boque (薄厥 raged syncope, coma after angry). If sinew were impaired it would become facial muscle paralysis. Sweating happened at half part of the body. The furuncle might be occurred. Over taken nutrition might be the cause, the carbuncle occurred on the feet. Such liability they did just it like receiving things into a empty jar.

Qi-Yang might be with the function of nourishment to the sprit which making one a refreshed-mind or making their muscle-sinew with smooth movement. If the QI-Yang was not regulated routinely, the cold-air would come into. The rickets might happen and deep seated in the vessels, which might induce fistula. If it was deep in the acupuncture points at his back, the internal viscera might be injured, or even the mental disorders happened too. Moreover, if the cold-air deep seated in the muscles so that the movement of the Qi would be obstructed. The swollen might be happened.

Therefore, the wind is the beginning of diseases. If the one at the calm status his muscles and acupuncture points were closed, even facing the wind, he would not be injured. This was the example on the impact of changing of weather to the health.

Prolonged disease was liable to transmission and change. If the upper part of the body could not communicate with the lower, even the able doctor was helpless. If there were too much accumulation of Yang, the severe disease would happen or even the death of the patient. If excess accumulation of Yang-Qi, the stagnate of Yang should be treated by disperse (purgation therapy or Xia 下法). The delayed or in-proper therapy would be fatal. Qi-Yang was dominated in daytime. It was active at dawn, to its peak at noon and decline in the afternoon. Then the sweat pores closed. In this case, people should be taking rest. Otherwise, one would be getting trouble.

2.7. The importance on the balance of Yin and Yang

The function of Yin was helping storage the refined material for Yang， while Yang was for the surveillance or protection the whole body away from the environmental disaster. If the Yin could not be afford to counter acting the too strong Yang, the blood flow would be altered and resulting mad. If Yang was not strong enough, the relationship between viscera would be altered and resulting the obstruction of Nine-Orifices. The sages might regulate Yin and Yang and making them at a nice equilibrium, resulting smooth muscle and sinew, solid bone and marrow and smooth Qi or blood movement. Therefore the evil invasion might not be happened. They would be with a clear vision and hearing.

2.8. Good Nutrition for better Yin.

When wind hurt the body and Yang, the sprits would be injured too, which was related to the LIVER. If one had too much food, the up-and-down mechanism would be altered and resulting relaxation of muscle, diarrhea or skin scabies. If one was over drunk, the QI might move upward. If he was doing over labor work, he might be hurting his KIDNEY or bone as well.

The key point of Yin and Yang was keeping Yang at dense status and stable. If Yin and Yang were not at balance, which was just as there was only spring but no autumn or only winter without summer. If Yang was strong but not dense the Yin would be terminated. Yin and Yang at balance, there would be a good sprit; while Yin and Yang were kept apart the sprit would be decay.

YIN was nourished by five different flavors and also it could be hurt by them. The heavy sour flavor might hurt Liver and even injury to Spleen. If it was too salty the bone or muscle would be hurt. If it was too sweet, it might hurt Heart resulting shortness of breath and loosing balance of the Kidney-Qi. If the flavor was too bitter, the Spleen would not be smooth. If the flavor was too hot, the vessels and tendon might be flabby or with a tiresome sprit. Therefore, regulation of different flavor was very important to Yin or human health.

2.9. Discussion

Yin is best at a smooth and stable situation, while the Yang is best at a dense status. They are basically best at balance or equilibrium status. This equilibrium is dynamic and not the same in different people and different aspects. For example: one might take 10 kg weight and walk for 1 mile with difficulties, while the others might take 10 kg weight and walk 5 miles easily. Both of them were at good Yin-Yang equilibrium or at good status of health. The disturbance from the six-evil could not be avoided to everyone just like one could not be away from the atmosphere pressure but might hurt someone. It was not necessary for try to expose all to the six-evils. The only thing we can do is asking everyone keeping away from them, which was the thinking of Neijing.

YANG and QI are very important term in Chinese traditional medicine. They were similar each other even the meaning was vague. Both Qi and Yang were very easily hurt. In this chapter the importance of good nutrition for a good Yin which may support Yang. Too much food intake did not mean strong Yang or Qi. In the first chapter, the over nutrition would be resulting diseases. Grains, fruits and vegetable were the best of choice. This idea is not out of date at present time, even our daily menu might be changed day by day. (Using the herbs as tonics in the treatment will be discussed in the later chapters.)

Chapter 3
Five Element and Five Viscera

3.1. The Five Elements Wuxing（五行）: Idea and Theory

In ancient China, the philosophers considered that everything in the nature might be classified into five major elements. They were wood, fire, soil, water and metal, named as five elements. They considered the nature was made by the five kinds of elements and was also operated by them. Due to the changes of the five elements, the nature world was also changed accordingly and running as a rule. The human fate was also affected by the Five-Elements too. In ancient Greek, similar philosophy as Chinese, the Four-Element theory, water, wind, fire and earth, was dominating the ancient society for a long time.

Inter-promotion of Five Elements (五行相生): Among the five elements the only one related to life or growth was wood. The water was needed for living or growth. It was made sense that water generates wood. The mankind knew drilling wood to make fire. Therefore, wood generate fire was also reasonable. After the end of firing, the only thing left was the ash. The ash was becoming part of soil. In the earth different kinds of metal were found. Therefore, the earth generated metal. To explain of metal generated water might be: the ancient people found that there were water droplets on the surface of metal. In conclusion, water generated wood. Wood generated fire. Fire generated soil. Soil generated metal and metal generated Water. A circle of mutual generation was formed. In Figure 3.1 the circle as, Inter-promotion of Five-Element.

Inter-inhibition or inter-depression of Five Element（五行相克）: The phenomena of inter- inhibition of Five-Element in the nature was very common. For example, the plants on the surface of the soil were used to preserve the soil loss from water erosion. After the heavy rain it might result flooding. The soil was used in built the dam. Water was reserved for fire disaster. The axe was used to chop the firewood. The fire might milt metal. The mutual inhibition or mutual restriction was also involved with mutual balance in the nature. This was why the nature was in a circular movement. In Figure 3.1, the inner star showing the inter-inhibition of Five Elements.

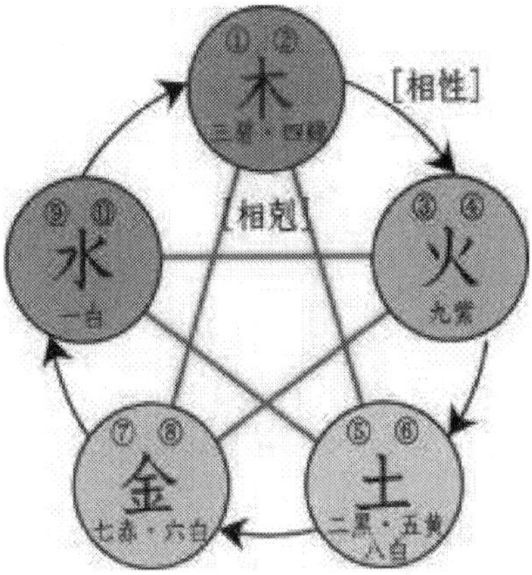

Figure 3,1 the mutual-generation (outer circle) and mutual depression (the inner star) of Five-Elements. Five Elements are 木 wood, 火 fire, 土 earth, 金 metal and 水 water.

The original concept of Five-Element was developed into a Five-Element Theory. It was not the element alone. It was concerned more on the idea applied for further usage. For example: wood was with the character of growing straight upward, water was flowing downward and humidifying, fire was burning upward and warming, metal was sharp and hard. Changing was the basis of everything. The soil of central China was yellow in color. Wood was green or blue in color. Fire was red in color. Metal was white in color. Water (deep water) was black in color. The sun was rising at east the wood is the only element related to growing, therefore wood was east. Fire was hot. While the hot sun was at south, therefore fire is south. The soil at mid-China was yellow in color, therefore soil was middle. The soil color in north China was black, therefore the color was black for north China. By the same token the direction was also toward to north.

Table 3.1 the Five-Element and its Concept Extension

Five Element	wood	Fire	Earth	Metal	Water
Direction	**East**	**South**	Middle	West	**North**
Season	Spring	Summer	Long Summer	Fall	Winter
Weather	wind	hot	wet	dry	cold
Life	birth	growth	change	Harvest	storage
Viscera- zang	Liver	Heart	Spleen	Lung	Kidney
Viscera -fu	Gall Blader	S Intestine	Stomach	L Intestine	U bladder
Orifice	Eye	Tongue	Mouth	Nose	Ear
Body	Sinew	vessel	Flash	Skin, hair	bone
Taste	soure	bitter	sweet	pungent	Salty
Color	green	Red	yellow	white	black
Voice	do	ri	me	fa	so
Sound	shout	laugh	sing	cry	recite

3.2. Five-Element Theory and Five-Viscera

Five-Element Theory was the main philosophical thinking in Qin-Han dynasties (200 BC-200 AD), which was also the same era the formation of Beijing (NJ). The union of the universe and human was an important thinking in philosophy and medicine. In the Five-Element theory, it was considered that the nature world was a large universe, while the human world was a small universe. There were multiple relationships between these two systems. They might be mutual promotion, mutual inhibition and mutual interaction, which were existed in five-viscera and its corresponding similar matter in nature. They also made impact on pathology and therapy. For example, there was Yin and Yang in nature and also the female and male in mankind. There were sun and moon in nature and also two eyes in human. There were four seasons in nature while there were four limbs in human. There were five elements in nature while there were five viscera in human.

There were four seasons and five-elements in the nature, where the cold, hot, dry, wetness and wind coming from. When the five viscera changed to five-Qi, the happy, angry, sad, worry and fear would come from (SW 5). By the thinking of union of heaven-human as one, the rule of heaven would make some sense to the human body.

Using the characteristic of Five-Element in comparison with the function of five viscera, the wood was capable of growth and grow straight upward while the Liver was soft and with the Qi-growth and ascending, therefore Liver belong to wood. (DJ: It seemed over interpretation). The fire was hot and upward and warm. The Heart was acting, and the Qi of Heart might be warming. Therefore, the Heart belonged to fire. The earth was the mother of everything and operating the incoming food into fine material supplying the whole body. Therefore, Spleen was belonged to earth. The metal was with restrained and clear-up character. The function of Lung was refreshing the air. Therefore, the Lung was belonged to metal. The water was wetness and running downward. The Kidney was responsible the water regulation and discharge the waste water. Therefore, Kidney was belonged to water. (SW 5).

The Five-element, five locations, five seasons, five viscera, five taste, five colors and five facial organs were listed separately under each element.

The wind was from the east. The wind was promoting the tree growing. The trees generate sour taste. The sour taste might nourish Liver. The Liver nourished the sinews. The sinews might nourish Heart. Liver controlled the eyes. In the heaven it was named as Xuan (玄), In mankind it was as the rule(道 Dao). In the earth it was change (化). The five-flavor was from changing. The wisdom is from the (Tao) rule. The sprit was from Xuan(玄). In the heaven the sprit was wind. In the earth it was wood. In body it was sinews. In viscera it was Liver. Its color was blue. Its orifice was eye. In mood it was anger. Anger might impair Liver. Sorrow might overcome anger. The wind might impair sinews. The dryness might overcome the wind. The sourness might impair sinews. While the pungency might overcome sourness. (SW 5)

The Liver was the organ as a general. The health status of Liver was shown from the nails. The Liver did not get along well with wind.

The southern area was hot. The fire might from hot. Bitterness was from fire. The bitterness nourished Heart. Heart generated Blood. Blood nourished Spleen. Heart controlled the tongue. In heaven it was hot. In earth it was fire. In human body it was pulse. In viscera it was Heart. Its color was red. Its orifice was tongue. Its taste was bitter. Its mood was joy. The happiness might impair Heart. The fear might overcome happiness. Hot might impair Qi, while cold might overcome hot. Salty might overcome bitterness. (SW 5)

Heart was the organ as the king. The thinking was coming from it. The pulse was from Heart. Heart did not get along well with hot. The status of health was shown by face. The Heart was the Yang in Yang.

In the central region it was wet. Wet was from earth. The Earth generated sweetness. Sweetness generated Spleen. Spleen generated flesh. Spleen controlled the mouth. In heaven it was wetness. In earth it was the clay. In body it was flesh. In viscera it was Spleen. Its color was yellow. Its orifice was the mouth. The health status was shown by lips. Its taste was sweet. Its mood was thinking. Think would impair Spleen. Anger might overcome think. Witness might impair Spleen, while wind might overcome wetness. The sweetness might impair flesh, while sour might overcome sweet. (SW5)

The Spleen and stomach were as the organ for food storage. Five flavors came from it. It was not getting along well with wetness. In western region it was dry. Metal was from dryness. Metal was taste pungent. Lung was from pungent. Lung controlled skin and hair. Its health status was shown as hair. Skin-hair generated kidney. In the heaven it was dry. On the earth it was metal. In viscera it was Lung. It was the organ as minister. Its color was white. Its orifice was nose. Its taste was pungent. Its mood was worry. Worry would impair Lung, while happiness might overcome it. High temperature would impair skin and hair. Cold might overcome high temperature. Bitterness might overcome hot taste. (SW 5)

Lung was the viscera as high officer helping management to the whole body. Lung was the basis of Qi.

In northern region it was cold. Cold produced water. Water might produce saltiness. Saltiness might produce Kidney. Kidney might produce bone marrow. Bone marrow produced Liver. Kidney controlled the ear. In heaven it was cold while on earth it was water. In human body it was bone. In viscera it was Kidney. Its color was black. It orifice was ear. The taste was salty. The mood was fear. Fear might impair Kidney. Thinking might overcome fear. Coldness might impair blood. Dryness might overcome cold. Salty might impair blood. Sweetness might overcome salty. (SW 5)

Kidney is as the organ of high power. The skills were coming from. Kidney co-existing with bone, while the teeth were the spar parts of bone. Its health status was reflected by hairs. Kidney is located at the back. Kidney was in charge of storage but not got along with dryness. For a long time the right kidney was also named as Mingmen (命门) which in charge of growth and sex too.

DJ comment: In 1983, I had the chance working in Seattle for a few months. I had toothache as well as constipation. I went to see the dentist. My diagnosis was periodontal diseases. He suggested me taking antibiotics. I was thinking that according to TCM, I might be trouble with deficiency of Kidney-Yin. Reliving bowel might be one of choice. I was not used to drinking milk. I would be reliving bowel if taking too much milk. This time I took 200ml cold milk at once, then diarrhea happened and the toothache disappeared too. I considered there must be some correlations in it. We need some investigation.

The countenance as blue as dead grass was a fetal sign. The countenance as yellow as the dry fruit of the trifoliate was a fetal sign. The countenance as black as coal ash, as red as the stagnant blood and as white as the dead bone were all fetal sign too. If the countenance as blue as the feather of kingfisher, it would be a favorable sign. While as red as the cockscomb was favorable sign, as yellow as crab abdomen, as white as lard and as black as the feather of a row were favorable sign too. There are favorable conditions signified by the five colors. If the countenance was as red wrapped with a thin white silk, it showed ones Heart was in full fatality. If one was with his Lung in full fatality, it looked like pink wrapped with a thin white silk. If Liver in full vitality, he looked like the azure wrapped with a thin silk. If Spleen in full vitality, he looked like thin white silk wrapped a dry fruit of Chinese trifoliate. If Kidney in full vitality, the countenance looked like the purple ink wrapped with thin white silk. They are the external splendors of Five-viscera.

The channels and vessels were all belong to eyes. The marrows were all belong to brain. All the sinews were all belong to joint. All the blood was belonging to Heart. All the Qi were belonging to Lung. When man was lying, the blood returned to Liver. Acceptance the blood in Liver, the eyes might observe. With blood in foot, one might walk. With blood in hand, the hand might grasp. With blood in fingers one might pick. Get up and go outside and meet the wind, blood might be clot at shin, the pi (癖) might be formed. If blood clot at vessel, stasis might be formed. If blood clot at foot, jue (厥) might be formed. All these three were due to the blood could not move back to its original space. (SW 10)

DJs comment: Accordance of inter-promotion and inter-depression theory of Five-Elements, for example, the Wood might depress the Earth. It was explained as if wood was with hyperactivity. The Spleen was also impaired as anorexia. But it might be not proper for other viscera. If with the hyperactivity of wood, how the metal (Lung) did depression to the wood (Liver). It seemed there was no such relationship with Fire (Heart) and water (Kidney).

3.3. Six sub-viscera

Gall bladder is the organ similar to an official of justice and it is responsible for making decision. The pericardium is the organ similar to an envoy and is responsible for happiness. The Spleen and Stomach are the organs similar to a granary official and responsible for digestion. The five flavors came from. The Large Intestine was the organ for transportation and changing happened. The small intestine is the organ for reception and absorption. The Kidney was the organ with the great power. The skill was coming from. Sanjiao was the organ in charge of dredging and responsible for regulating the water-passage. The urinary bladder is the organ as local officer. It might be responsible for storage and discharge as the reservoir. The above twelve organs should be coordinate each other well. Keeping this as a rule as the principle of preservation of health would prolong the life span. If the lord (Heart) was not in good status, the twelve organs would be in danger. (SW8)

The brain, bone marrow, bone, gall-bladder and uterus, all the six organs, were from Qi-Earth. They were hidden in earth but not discharged. They named as strange organs. (SW11)

DJ comment ; gall bladder, pericardium, stomach, large intestine, small intestine, urinary bladder and sanjiao all together seven organs but not six. Sanjiao（三焦）was a special term in TCM. It was one among the six-sub-viscera. It was the body cavity of chest and abdomen. All the viscera and sub-viscera were in it. Above the diaphragm it was named as the upper-jiao, while under the diaphragm to the umbilicus named as the middle Jiao. The organ under the umbilicus was named as lower Jiao. A famous TCM doctor named Wang Qingren（王清任） in 18 century, according to his observation written in his book that there was not such an organ as sanjiao at all in human body.

3.4. The relationship between five-viscera

The viscera were the solid non-hollow organ such as **Liver, Heart, Spleen, Lung and Kidney**. While the six sub-viscera were the hollow organ such as stomach, small intestine, large intestine, gall bladder and urinary bladder. The chest cavity and abdominal cavity were named as Sanjiao.

3.4.1. **Heart and Lung:** The Heart dominated blood, the Lung dominated Qi. The activity of human viscera was depending upon the coordinative action of Heart and Lung. The circulation of Qi and blood might support enough nutritive material and fresh air to the whole body.

3.4.2. **Heart and Liver：** Heart dominated the blood vessels. Liver was an organ for storage blood. If there was enough blood storage in Liver, it might nourish sinew and vessels and promoting the normal human organs. If there was shortage of Heart blood, the shortage blood supply might be happening leading to pain of sinew or spasm hand and foot. If the shortness of blood supply in Liver, the Liver-fire happened, which might make one vexation or insomnia?

3.4.3. **Heart and Spleen:** The fine products after the process of Spleen would be distributed to all parts of the body by Heart through blood circulation. The Heart governed the blood and Spleen regulated the blood in normal situation. Otherwise, with the weak Spleen, blood might not be in order.

3.4.4. **Heart and Kidney：** Heart-Yang went downward, and Kidney-Yin went upward. There was a Heart-Kidney interaction and balance. The mutual interaction and cooperation of Heart and Kidney kept at equilibrium in the normal status. If the equilibrium was lost, the one would be sick. This was named as Heart-Kidney missing balance(心肾不交), which might either due to over action of Heart-Yang or due to weak kidney-Yin, and showed chest pain, palpitation and edema at feet. .

At present we knew that heart was no more the organ as the power of circulation alone. Some endocrine factors were produced by heart muscle. The renin-angiotensin system is present in the heart and kidney, and both have the same function. It might regulate the blood pressure. The relationship of **Heart-Kidney** was reasonable.

3.4.5. **Liver and Spleen:** Liver was responsible for storage blood and Spleen was for producing blood. If blood producing trouble was due to the weakness of Spleen, the one would be sick of dizziness and poor vision. If there was depression of Liver and the sick of depression moreover related to Spleen, the one would be sick of indigestion, abdominal pain or diarrhea.

3.4.6. **Liver and Lung:** The channel of Liver went up ascending to the Lung. If Oi-Liver went up, it would disturb the Qi-Lung, the shortness of breath and sense of suppuration of chest might happen. When Liver-fire was interfering up to Lung, one might be with cough and chest pain.

3.4.7. **Liver and Kidney:** Kidney storage essence and Liver storage blood. They were dependable each other. The insufficiency of Kidney-essence might induce weak Liver-blood and vice versa. In this case, insufficiency of Kidney-Yin and the also not enough Liver-Yin happened together which was named as Yin insufficiency of **Liver-Kidney** (肝肾阴虚) , which was showed as both organ insufficiency.

3.4.8. **Lung and Spleen:** The sprit from Spleen was ascending up to Lung and mixing the sprit with fresh air to form zong-qi (or Qi-Lung). Qi-Lung depended upon the supply from SPLEEN. The "tonic SPLEEN benefiting LUNG（補脾益肺）" was a commonly used method to treat the chronic respiratory diseases with weakness of digestion. It was a common saying in TCM that "Lung was the organ storage the sputum while the Spleen generated it." This showed the relationship of Lung and Spleen."

3.4.9. **Spleen and Kidney:** The mutual supportive relationship was existed between these two organs. If there was insufficient Kidney-Yang and the weak Spleen-Yang happened, it might be inducing morning diarrhea with undigested food. Otherwise if weakness Spleen-Yang inducing weakness of Kidney-Yang, the low back pain and feeling cold at legs edema might be happened.

3.4.10. **Lung and Kidney:** Lung, Spleen and Kidney were all related to the water metabolism. If any one of these three organs disturbed, the retention of body fluid and edema might be happened. Lung was responsible of respiration. Kidney was involved receiving the Qi. The disease showed of chronic asthma, difficulty of exhalation and could not lie flat, which was called as Qi not received by Kidney (肾不纳气). The patients were usually sick for years. It was a disease of both deficiency and excess. The Kidney was usually expressed as deficiency and Lung was at excess.

3.5. The relationship between the sub-viscera:

All the sub-viscera were related to the digestion, absorption and excretion. They were cooperative each other. In the process of digestion， bile entering into this process. For example, if gall bladder was sick, the constipation might happen. Between the sub-viscera, there might be some interaction each other. If stomach got sick, in some patients who might be with constipation?

3.6. The relationship between viscera and sub-viscera

Sub-viscera(腑) were belong to Yang and also the superficial. The channel of viscera (zang 脏)was connecting to the channel of sub-viscera (腑)，They were communicating each other. Therefore, they were mutual affected. Whenever one was sick, the other would be affected too. The relationship between the organ of viscera and sub-viscera was each one organ was in pair with other. Such as Heart and S, Intestine was in pair, Heart was deep and S. Intestine was superficial. Liver and Gall Bladder were in pair. Liver was deep and Gall Bladder was superficial. Spleen and Stomach was in pair. Lung and L. Intestine was in pair. Kidney and U. Bladder was in pair.

3.6.1. **Heart and S. Intestine:** The channels were mutual connected. The small intestine was connected upper to stomach and lower to large intestine. It received the food from stomach and did remained work on digestion and separated the fine material and the residues. The fine material would be distributed to different organs and the residues would be discharged to large intestine. The remained water would be sending to urinary bladder though kidney. In the case of undigested food in the stool or the abnormal amount of urine happened, some consideration about S. Intestine might be of some usage.

When the Heart channel was sick of fever showing red-tongue with erosion and boring, he might also showing deep-color urine or shortness of urine.

In some patients with heart attack who might be expressed as acute abdomen. They might have constipation as well as abdominal pain. Finally, the diagnosis was proved by EKG. This showed that S. Intestine and Heart were superficial and deep each other.

3.6.2. **Liver and Gall Bladder:** They were closely located and channel connected. They were formed superficial and deep relationship. The bill was from liver. They were with similar symptom. One got sick, the other would be affected.

3.6.3. **Spleen and Stomach:** Spleen was in favor of dryness and dislikes wetness while Stomach was in favor of wetness and dislike dryness. Stomach was as the sea of water and grains and governing downward. Spleen was governing digestion and upward. The two organs were mutual compliment. Once the one got sick, the other would be related. Spleen regulated the blood, while Stomach was not related with this function. Spleen might relate to functional uterine bleeding and hysteroptosia.

3.6.4. **Lung and L. Intestine:** They were connected though the channels with exterior and deep. When Lung was at normal condition, the L. Intestine would be working smoothly. If Lung was with stasis, it might induce constipation. The patients with chronic obstructive lung disease were usually with constipation. Once the bowel was relived the respiratory symptoms might also reduced. Otherwise, if the patients with bowel problem, he might sick of cough and shortness of breath,

Looking at the genesis of organ lung and large intestine, both of them were from endodermis layer. The **Lung channel** was connected with **L. Intestine channel** inside abdomen. The external evil might enter into L. Intestine channel showing fever, cough, sore throat and constipation. Further, the external evil might enter into the inner part of the body, the Lung Channel.

3.6.5. **Kidney and Urinary Bladder:** The channels of Kidney and U. Bladder were connected. They were with superficial-deep relationship. In the case of insufficiency of Kidney-Yang, the function of U. Bladder would be weak, which showed frequent urination or urinary incontinence. While with the U. Bladder infection, the one might show back pain.

3.6.6. **Pericardium and Sanjiao:** They were connected through the channels with superficial-deep relationship.

DJs comment: Is there any evidence showing the there was connection existed between Pericardium and Sanjiao through channel? In Neijing there was not any formulation on the superficial-deep relationship between Viscera and Sub-viscera. If it was insisted to say so, it might be as a simplified expression that was the relationship between two channel systems connecting two organs. From the view of modern physiology, it was difficult to say that the function of urination process was related to Kidney-Yang or endocrine system. Anyhow, the aged people were facing the problems of losing control at the sphincter urinary bladder. The TCM doctors were treating their patients with the herbs of tonic to Kidney-Yang, while the modern trained doctors were waiting the good research results. How do you think?

3.7. Theory of Ying-Wei-Qi-Xue (营卫气血）：

Ying-Wei-Qi-Xue was not included in the five viscera or six sub-viscera. It was an important idea in TCM, which worth spending a few words on it.

Qi and blood were circulating continuously. Ying and Wei (营卫) were from the fine material of food. LS18 said " Ying (营) was inside the vessels and channel, while the Wei（卫）outside them." " Ying and Wei were the fine-QI, blood was also the fine-sprit. The blood and QI were with similar but with different names". The action of Ying was smooth while the Wei was strong and staying anywhere. Ying also was with the meaning of nourishment while Wei with the meaning defense. Yin was referring Ying and Blood，while Yang was referring as Wei-Qi. Ying and Wei were especially with the idea of function while Qi and Blood especially on the material. In Qing dynasty, Gui Ye (叶桂，天士), a famous doctor, developed the Ying-Wei-Qi-Blood theory. He distinguished the fever diseases into four stages as Wei, Qi, Ying and Blood. It was followed by the latter doctors as the therapeutic guideline.

Qi and **Blood:** Qi and Blood were the two-basic item of man. Blood was with the shape while the Blood was visible and Yin, while Qi was non-visible and Yang. If Qi and Blood were at peace status, while Yin and Yang in equilibrium, the man would be health. Otherwise, Qi and Blood at disorder the one would sick. The Qi is acting as commander of Blood. The vital energy, Qi, in motion renders blood circulating normally. If Qi got stagnated， blood stasis would be happened. Qi and Blood were mutual existence and with close relationship. Deficiency of Qi would be tonic to Yang, while deficiency of blood would be tonic to Yin. When deficiency of Kidney Yang, the patients were given pills of Six Drugs with Rehmannia and with tonic Yang herbs. At the same time, in the recipe for Blood stasis as well as the tonic Qi herbs were usually added.

The viscera and Blood: The Heart dominated blood. The production of Blood was depended upon the supply from YIN. The Spleen was in charge of regular blood circulation in the vessels, while Liver was in charge of storage blood, regulate the amount of circulation and prevent bleeding.

3.8. Discussion

The five viscera system might only be a suppositional system. The function of these organs was only given by supposition. For the narrative convenience， when it was referred to the suppositional system such as： **Liver**, **Heart**, **Spleen**, **Lung** and **Kidney** or **Yin and Yang**. As for the anatomic system it writes as: heart, liver, spleen, lung and kidney.

About two thousand years ago, the five-element theory was the major thinking among east Asian Region， The ancient philosophers using this theory explaining the nature and human body. They considered that the nature was a large universe while human was as a small universe. Using the same theory, they considered that the five-viscera similar to the five elements in the small universe. Their theory was sometimes at some points self-consistent. In some cases, it was forced interpretation. For example, spleen was not involved with digestion and heart was not the organ for thinking. There was not an organ as tanzhong (膻中) or sanjiao （三焦）. Esophagus was an organ of 24 cm long connecting pharynx and stomach but no one word was referred to this organ in book NJ.

The theory of NJ was mostly based on duplicative thinking and conjecture supposition. In the long process of practice it was verified by the progress and might be revised for a long period of time. Because of the thinking limited by ancient worship, absolutely obedience to upper authorities and the over extension of Daoism to medicine, in many aspects, it could not be filled up the gap itself. Due to the impact of the political system, some medical terms were with the political coats, such as organ as king, organ as general, organ as minister etc. It is a call for a major revision for TCM .

The material and methods on the research on TMC be renewed and made progress along with the scientific community. The achievement of modern science should be accepted and used in TMC such as body temperature, blood pressure, blood sugar, blood chemistry, X-ray examinations, CT, etc. Accepted it and absorb it as part of TCM. Establish the TCM research methods. It will be a long era and a painful long time.

The Heart was the organ similar to the monarch. As for thinking, Lung was the organ similar as the prime minister and responsible for management too. Liver was a organ similar to a general and responsible for strategy. The gall bladder was an organ similar to an official of justice making decision. The pericardium was similar to an envoy responsible for happiness and joy. Spleen and stomach were the organs similar to a granary official responsible for digestion and absorption fiver flavors. Large Intestine was the organ similar to a official for transportation and responsible for change and transformation. Small Intestine was the organ similar to an official in charge of reception responsible for digestion. Kidney was as the official for great power responsible for skill. Sanjiao was the organ as the official dredging and responsible for water regulation. The Bladder was as the official in charge of reservoir responsible for collecting and discharge. These twelve organs should not lose balance. With this idea as the principle to preserve the daily life, it would make you a long and healthy life. If the monarch (Heart) was not wise enough, the twelve organs were in danger.

Chapter 4
Diagnosis in TCM

4.1. The aim of diagnosis

In the ancient time, people asked the doctor telling the prognosis of the patient and what the outcome of the patient would be, what was the disease and was it serious or not. How the doctor would treat the patient. The four inspection methods to obtain the diagnosis were Observation, Listening, Inquire and Pulse taking. By the four methods the doctor might has impression on four aspects, which were Yin-Yang (阴阳)，superficial or interior (表里), cold or hot (寒热）and deficiency or excess (虚实), which was named as eight outlines on diagnosis.

The clinic room should be bright, calm and with a private environment for conversation. The morning was the best time for diagnosis. The patients would be better void of food and had no physical exercise. The patient would be better taking a short time of rest before seeing the doctor.

4.2. Four Inspection Methods of Diagnosis

It was an old saying that: If knowing the disease by inspection only, the doctor was a genius. Knowing the disease based on listening, who was the saint. Knowing the disease by inquire was the expert doctor, while knowing by palpation of pulse who must be a clever doctor.

The observation of face was very important in clinic. Watching the countenance, it might show the excess or insufficiency, the weakness or strong of a certain organ and the other important information on the fetal sign or disease. The countenance as blue as dead grass was a fetal sign. The countenance as yellow as the dry fruit of the trifoliate is a fetal sign. The countenance as black as coal ash, as red as the stagnant blood and as white as the dead bone were all fetal signs too. The countenance was as blue as the feather of a kingfisher showed a favorable sign. While as red as the red of a cockscomb was favorable sign, as yellow as crab abdomen, as white as lard and as black as the feather of a row were all favorable sign too. There are favorable conditions signified by the five colors. If Heart was in full vitality, the countenance of the patient would look like red wrapped with a thin white silk. If Lung in full vitality, it looked like pink wrapped with a thin white silk. If Liver was in full vitality, it looked like azure silk wrapped with thin silk. If Spleen in full vitality, it looked like as a thin white silk wrapped in dry fruit of Chinese trifoliate. If Kidney in full vitality, the countenance looked like the purple ink wrapped with thin white silk. They are the external splendors of Five-viscera (SW10, 17). Generally speaking, no matter what the color was, the important was the brightness of the color. If the color was looked gray or dark, it was showing in poor health or with serious disease (SW10). Then looking at the chest, abdomen, four limbs, activities, pace, sitting posture and communication with other people, if he was at low voice, losing speaking idea, absent minded, could not standing or walking long or incontinence he was with the heavy sickness. （SW17）

Inspection on tongue: This was a very important inspection in TCM, especially related to the diseases of digestive tract. The main objects were the color of the tongue and the coating of the tongue. The tongue in deep red color and dry was at hot, while the light red with moist tongue was at cold and wet. The tongue coated with yellow coating was hot too. The black color tongue coating showed at serious condition. Inspection on tongue was an important indicator for the deficiency of Yin or Yang of Kidney. Inspection on tongue was also mentioned in NJ too, such as felling cold with yellow tongue coating (SW32). In the latter medical literature, people paid great attention on it. It was an important objective sign for making diagnosis.

Inspection on the palm of infants under three years old: the TCM doctors were usually looking at the faintly grained line on the index finger of palm side, if any changes at the line. In the healthy infant, it might be faintly light yellow-red color or nothing. If the line became dark red or purple, over the middle finger joint or to the fingertip, it showed the disease would be serious.

Listening to the patients: Whether the speaking volume of the patient was large enough? The motive, the tone and the expression of his language was normal or not? Was there any special odor from him or her?

Exterior and Interior expression (形与神): The exterior manifestations were relatively not easy obtained through inspection. The changes of Rong（荣）, Wei, Qi and Blood (荣，卫，气，血* glory, strength, attitude, nutrition) were generally not easily shown exteriorly, the doctors by their observation and analysis obtained his diagnosis. Therefore, the expert doctor often made the decision before the disease appeared. This was different between the common doctors and the experts. For example, after a hard labor work, people were sweating and encountered cooling wind, the impairment might be minor. Before the manifestation of cold, the doctor gave herbs for prevention. This doctor might be a super-doctor. (* DJ comment: It should not be confused with Ying, Wei, Qi and Blood in staging on fever disease. Here it was about the general condition of the patient.)

Exterior shape was the easy detectable manifestation. After inquiring and pulse taking, the diagnosis will be appeared. The doctor knowing the disease just by observation, even he did not know the chief complain. He knew what had been changed in his patient by observation and analysis. This unique style of self-awareness could not be described by word. It was based on the long-time accumulation of personal experience.

Inquiry: The following were the common ones. The onset and progress of the disease, the appetite, sleeping, fever or cold, urinate and bowel movement of the patient. Was it primary or recurrent disease?

Pulse taking locations: The upper sites were at anterior auricular artery. The middle sites were at the radial artery at both wrists. Each site was taking three locations. The lower sites were the dorsal pedis artery. Very few doctors preferred taking pulse at this location unless at special circumstance.

The location of renying (人迎) and qikou (气口): Someone considered that renying was located at the common carotid artery behind the throat at neck, where was easy to be palpated. The doctor might be standing behind the patient using his fingers to fell the pulse. The others considered that renying was located at the wrist just distal to the location named as guan(关). The renying was at the left wrist and qikou at the right. In SW 9 and LS there was some discussion on the renying and qikou about which pulse the stronger was. If renying was at neck, the sizes of the two arteries were not comparable. In the book NJ, it did not show the relative position of renying and qikou. Was qikou the same as cunkou (寸口)，at the radial artery. The region suitable for taking pulse at wrist was about 5 cm long. In this region one might put three finger tips for cun (寸), guan（关）and chi（尺）. But it might be no more room for renying（人迎）or qikou（气口）. (Fig. 4.1)

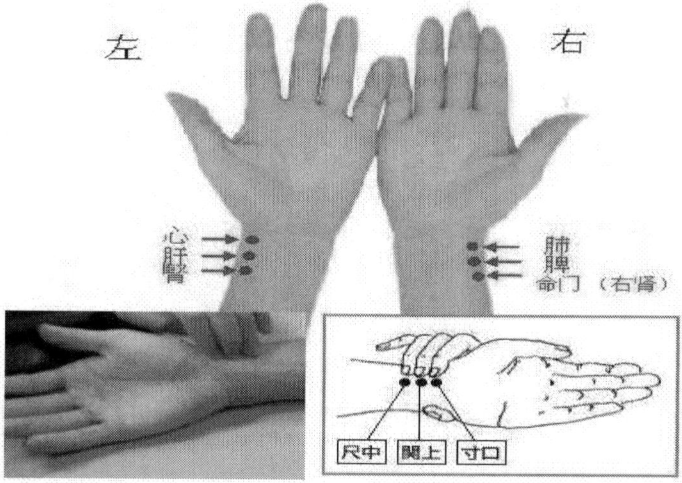

Fig. 4.1 The location showing Pulse Taking

Pulse taking：Cun, guan and chi were located at the distal end of radial artery at wrist region. The three points might be touched at same time or separately with different pressure.

The pulse of the healthy person： If the pulse rate was three for each inspiration or expiration, it might be a rapid pulse. If eight pulse or higher per each respiration cycle, the pulse was fetal. If two pluses for each inspiration and expiration cycle, it would be considered normal pulse.

For the long terms of accumulation, the three regions and nine location pulses taking was not convenient for clinics. The pulse-taking renying at neck might be providing some information, but it just like pulse-taking at head region or foot, people would rather choose wrist. The doctor and the patient might sit face to face. They might talk while inspection and observation. Taking pulse at cunkou (寸口) would provide the chance of mutual communication and mutual confidence. It might prolong the thinking time for the doctor. Both doctor and patient would prefer this procedure.

The pulse might be increased when at labor, in horror or in joy or pleasant. The ladies were with an active pulse was the sign of pregnant. This was based by speculation but not proved by experiment.

In spring time, the pulse was similar to the swimming fish at the superficial layer of water. The pulse was as feeling the string which was soft and slippery. In Summer time the pulse was felt on the surface of skin. The pulse was similar as the hock which coming full but going weak. In autumn time the pulse was deeper under skin similar as the ongoing bugs. The pulse was floating coming rapidly as well going soon. The pulses in winter time were deep seated.

There were a lot of literatures talking on pulse taking. The most common one was classified as twenty-eight different pulses found in the patients. The most common pulses were floating pulse (浮脉) and deep pulse (沉脉)； slow pulse (迟脉) and rapid pulse(数脉)； unsmooth pulse (涩脉) and slippery pulse (滑脉). The others were slow irregular and intermittent pulse (代脉), scatter pulse (散脉), knotted pulse (结脉), string-like pulse(弦脉), thin pulse (细脉), surging pulse (洪脉), long pulse (长脉), short pulse(短脉)…. It was not easy to memorize the names of all them. It was written in ancient literatures that one might be clear in mind but confuse at figure tips when touching the pulse. Some authors summarized the pulses into few groups. The first was whether the pulse was easy to fell (floating or deep). The second was the pulse rate (rapid or slow). The third was the feeling of the pulse wave was slippery or unsmooth. The other pulses related to the irregular of rhythm might be classified into slow pulse or rapid group. This was a clever idea making the complicated thing simple, which was quite enough for clinic usage.

Exterior and the pulse: The exterior detectable appearance of the patient was exterior. In the book NJ (SW19), it said that if surplus exterior but with insufficient pulse, patient would die. If surplus pulse but insufficient exterior, patient might be survived. Qi and exterior were agreeable, he might be cure. If Qi and exterior appearance were not agreed with each other, he might be difficult to be cure. With the facial bright color, the patient would be recovered. The pulse was in accordance with the season, one would be cure. The pulse was weak but smooth; one was remaining his Qi-stomach. He would be easy recovered. The facial color looked gray showed difficulty to be cure. If the pulse was not in accordance with the season, one was not curable. The doctor should tell the truth. At the following situations, the patients would not be easily cured. They were: In Spring and summer, the pulse was deep and unsmooth. In autumn and winter, the pulse was large and floating which was counter-season. The patient was sick of fever but with a calm pulse. The blood losing patient was with a full pulse. One was sick of interior but with a strong pulse or one was sick of exterior disease but with a weak pulse. All the above four cases would be with poor outcome.

The pulse taking was very important in TCM. Making a pulse-wave recording instrument is not difficult. In the recent years several instruments have been developed by different company. The main problem was how to read these curves and the interpretation of these curves. There was different interpretation with same curve from the same patient, just like the results obtained by different doctor. We need longer time to collecting enough data and also a group of experienced doctors analyzing these curves. Finally a common understanding would be obtained. The pulse-taking would be no more secret and as that as an EKG.

4.3. The eight outlines for diagnosis 八纲辩证

After the full examination, the doctor might have a general impression about the patient. They were Yin or Yang, exterior or interior, cold or hot and deficiency or excess. This was named as eight outlines.

Yin-Yang: Yin and Yang was a pair of matter indicating the property of mutual-existence and contra-acting situation. For example: heaven and earth, upper and lower, movement and calm, cold and hot, bright and dark were all belong to this idea. In human, the body was Yin and Heart was Yang. Body was Yin, while the sprit was Yang. Qi was Yang, Blood was Yin. The normal individuals were usually at a status of equilibrium. Once the lost of equilibrium, one might be with hyper-activity of Yang showing fever，rapid pulse, excitement，yellow urine；or deficiency of Yang showing shortness of breath，loose stool, colorless urine and fatigue.

Superficial or deep: The superficial and deep were showing the location of the disease and the severity of the disease. In general, the skin and the hair belonged to superficial; while the viscera, blood, bone marrow were belong to deep.

After the six-evil entered into the body through skin and hair, the patients would be sick of fever, headache, sneezing, cough and muscle-pain. The onset of the diseases might be very rapid with a rapid and floating pulse. The manifestation was as upper respiratory infection.

The disease of deep was the disease other than the superficial. The formation of the diseases at deep might come from the following three cases. First, the progress of superficial diseases came into the deep. The second, the external evil might directly invite the viscera by too much cooling at abdominal region or too much intake of raw and cold food. The third was due to the impairment of moods, fatigue or diet to the viscera. For example, fainting and chest pain by Liver, shortness of breath and tachycardia by Heart, cough and asthma by Lung, diarrhea and abdominal swelling by spleen, back pain and enuresis by Kidney. All above cases were the sickness of viscera which were deep seated and also complicated. It was needed to distinguish that which one was involved at first and then the patient was cold or hot and deficiency or excess.

The differential diagnosis between superficial and deep disease was not difficult. It was usually based on inquiry, fever, pulse or the coating of the tongue. In general, the short duration of illness was superficial, while the longer ones were as deep. The case with chill and fever was superficial. The one felt cold without fever or chill was deep. The floating pulse without tongue coating was usually superficial illness, while the deep once was usually with deep pulse and tongue coating.

Half-superficial and half-deep: The main manifestations were alternatively fever and chill, fullness of lower chest, bitterness and dryness of mouth, emesis, loss of appetite, vertigo, red tip of the tongue and white or yellow tongue coating and string-like pulse. Treatment： smoothing the superficial and deep.。

Cold and hot: In general, it was not difficult to distinguish the cold and hot. In some complicated cases of long term sickness, the felling fever and cold might be co-existed. Cold was Yin and fever was Yang. Cold usually was deficiency of Yang, while fever was usually deficiency of Yin. The superficial or deep was showing the location.

Deficiency or excess: It was written in NJ that: High evil-Qi would be excess. Lost essence and Qi became deficiency (SW 28). In the high fever illness， fever with full pulse was excess. Deficiency of Qi was because both the essence and Qi were lost. The patient usually showed low voice. Chi-Xu (尺虚) was the meaning of weakness。Mai-Xu (脉虚) was the weakness of pulse. In general, the pulse was smooth or slippery was vital, while unsmooth once might be fetal.

Deficiency or excess was showing the quantity of Qi-Blood or cold-hot. The deficiency or excess showed the amount of Yin-Yang. The superficial or deep was showing the location. How to distinguish Yin-Yang，deficiency or excess？The symptoms of deficiency of Yang were: chills, depressed, poor listening or seeing, fatigue, sleepy, loss appetite, loose stool, frequent urination, enuresis…. The deficiency of Yin showed: the hot at upper half body and cold at lower half of the body, dizziness and fainting, dry mouth without saliva, frequent water drinking, night sweating, bitterness mouth ， fatigue, tinnitus, insomnia, constipation,...Etc.

In TCM community, it was considered that there were no excess diseases in Kidney and no deficiency in Liver. The former was widely accepted, while the later still disputable. No evidence was supporting to both sides.

4.4. Syndrome differentiation by the six channels 六经辨证

The six channels syndrome-differentiation might be the first one related to the classification of illness on the superficial or depth and the progress of it. On the basis of SW 31, J. Zhang (张机) at Han dynasty, developed the theory of six channels as taiyang(太阳), yangming（阳明）, shaoyang(少阳), taiyin（太阴）, shaoyin（少阴）and jueyin（厥阴）. The former three were mostly refer to the diseases with fever while the later three were mostly refer to the non-fever illness. The six-channel diseases were named followed the channel. The locations of the illness were: taiyang referring to exterior or superficial, the yangming was referring to interior or deep. The shaoyang was referring half-exterior with half-interior. The other three-Yin was all belonging to the interior.

The main points on six-channel classification were on the diseases of fever and their progress or transferring. For the non-fever diseases, the discussion was not in detail. The three-Yin diseases were mostly belonging to cold or deficiency. The three-Yang diseases were belonging to excess or hot.

The evil invaded from exterior into the body from one channel to the others, signified by changing the corresponding symptom, which was named as transfer. Whether it would be transfer or not was due to the disease, the patient or the treatment. There were three ways for transmission: ① Following the order of the channel as Taiyang (太阳) →Yangming（阳明）→Shaoyang (少阳）→ Taiyin（太阴）→ Shaoyin（少阴）→Jueyin （厥阴） or Taiyang（太阳）→Shaoyang（少阳）→Yangming（阳明）→Taiyin (太阴) → Shaoyyin (少阴) → Jueyin （厥阴）. Over transfer: it was not followed the above order but crossing one or two steps to the others such as the taiyang was not cured, it did not go to shaoyang but to yangming or taiyin. ③ Exterior to interior; such as taiyang to shaoyin.

4.5. The differential diagnosis of ying(营), wei(卫), qi(气) and blood(血)

In early 18th century of Qing dynasty, doctor TS Ye (叶桂，天士) developed a theory for classification system of fever diseases as Ying, Wei, Qi and Blood classification. This was a big progress for the fever disease and its diagnosis and therapy. A brief introduction listed as following.

Wei syndrome（卫分证）: It was usually at the onset of fever, which was due to the invasion of the evil to the skin and hairs. Lung was exterior of the whole body surface and connected to the mouth and nose. The wei syndrome was belong to exterior. The expressions were: fever, chill, headache, dryness of throat, cough, white tongue coating, floating pulse etc.

Qi syndrome(气分证); Thc qi syndrome was the progress of illness from exterior to interior, with the excess of fever and Yang. The illness was going deeper. The main expressions were: fever but without chill, the fever did not relived even after sweating, redness tongue with yellow coating and rapid pulse. More viscera were involved and usually with complicated symptoms.

Ying-syndrome(营分证): This was the deep stage with the Ying severely impaired. The location of the illness might be at Heart or Pericardium that was characterized by the mental disturbance. The Qi-Yin was deeply impaired expressed as: fever all day and night, dry mouth but not willing to drink, dizziness or coma, red tongue, rapid and thin pulse, appearing the skin rush or macula, insomnia, fainting etc. Ying-syndrome might be developed from Wei-syndrome.

Blood-Syndrome (血分证); This was the last stage and also the most serious stage of the fever diseases. The illness would coved several viscera, mainly Heart, Liver and Kidney which were expressed with : fever， restlessness， coma or delirium at fever， spitting blood， subcutaneous bleeding，bloody stool, hemarthrosis, skin rush or macula， deep red color tongue， rapid and thin pulse, etc. If the patient was with high fever, coma, spasm at four limbs， rigid neck, tightly locked jaws， deep red tongue and rapid thin pulse that was the sign of Liver-wind moving.

If the patient was with long term low fever, night sweating, isomania and， dryness of mouth but not drinking too much water， redness tongue with less saliva and rapid thin pulse was due to the impairment of Yin-Liver and Yin-Kidney.

4. 6. Discussion

It was stressed on **Neijing** (NJ) that carefully and totally examination was the basis of making diagnosis. The doctor should look at both upper and lower part of the body, looking at the pulse, the viscera, the muscle and the tendon. One should know the left side as well the right, the upper half of the body as well as the lower half, the disease side and non-sick part, his sitting as well as walking.， then he would never be fail. (SW 80)

At the age before thermometer, it was difficult to know the temperature of the patients. It was also difficult knowing the pulse rate without a clock or a watch. In ancient time, the Chinese doctors using the respiration rate of his own as the reference, knowing whether the patient with a normal or rapid pulse rate. In general, the normal person was with 18-20 respiration cycle/minute. If 3 pulses were taken, it was about 60 pulses per minute. That was normal. If 5 pulses were taken per respiration cycle, that might be too fast. At the same time by the palpation of skin or the head and felling the hot skin, it was not difficult to a make a diagnosis of "catching cold". It was not difficult obtaining the information from taking the pulse knowing the patient was with floating pulse (浮脉), deep pulse (沉脉), slow pulse(迟脉) or rapid pulse (数脉). Sometimes the slow irregular and intermittent pulse (代脉) might appeared. In addition to the other information obtained from observation and inquire， one experienced doctor might make a correct diagnosis.

Anyhow the diagnosis was made based by feeling and thinking of the doctor. There was no objective record for reviewing. A pulse wave recording device was necessary for clinical use. At present, the pulse wave recording device was commercially available. Most of them were based on the touching sensor (pressure) with curve recording. The technical rules were needed. It would take a long time for improvement. It would be accepted by the market.

Was that true at left wrest one could obtaining the pulse message of **Heart**, **Liver** and **Kidney** while at right wrest obtaining the message of **Lung**, **Spleen** and **Kidney**? Was there such big difference between them? In case of any congenital anomaly of left subclavian artery, the pulse of left side might be different with that of the right side. The blood pressure might be a large different. When the artery of both arms was normal, the message of pulse was from same heart. It was not reasonable reflecting different message at different arms.

The message from taking pulse with finger tips sometimes was subjective. The feeling of the fingertip might be different with different person. The same pulse might be considered as string pulse or slippery pulse by different doctors, even though both of them were experienced doctor. This has been written in many TCM literatures. Therefore, we could over explain our message from the pulse. The correct diagnosis should be dependent on whole message from the patient.

The high-level doctors were formed by long time clinical practice, his efforts and his personal inspiration. He might carefully made physical examination and obtained trace signs for his diagnosis such as a spider mole on the skin supporting the cirrhosis of liver.

About 100 years ago, the X-ray machine and EKG were just developed. The doctors were not familiar with these equipment's. The doctors were still using their hands, eyes, ears and brain to make diagnosis, no matter the TCM or the modern-trained doctors. The experienced doctors were much depending upon their careful examination and inquire to obtain the valuable clue. They obtained the diagnosis of cirrhosis of liver from spider mole or the diagnosis of gout from gout stone. From the odor of the patient, they distinguished the patient of cancer of uterine cervix. The eggs of lung flunk found from sputum of the patient from non-epidemic region. Then the diagnosis was made.

Never the less, there was the case of delayed diagnosis leading to the death of the patient. The patient was a serious case of lung tuberculosis. She suffered right lower abdominal pain and transferred from a TB hospital to the emergency room. She was diagnosed as acute appendicitis received surgery. She was diabetics and received insulin therapy. Unfortunately, this had been overlooked by the surgeon. She died of complication. If a blood sugar test was taken before surgery, the tragedy might not be happened. Taking care to every patient carefully was always true for all the doctors, no matter TCM doctors or modern doctors.

The diagnosis of TCM did not make big progress for 2000 years, which still remaining at four inspections. In the recent 30-40 years, the big progress has been made on CT, EMR and PET. The tumor marker analysis was also making noticeable progress. By the technique, the early detection of liver cancer, breast cancer, lung cancer, esophageal cancer, stomach cancer, colon cancer and cancer of uterine cervix became possible. All of them were not depending by pulse-taking. The early detection of breast by soft-X-ray has been done for 50 years. Millions of patients were saved. The early detection of liver cancer by blood alpha fetal protein analysis in the epidemic regions, a lot of early cancers as small as a few millimeters were found. After surgery they were cured. In ninety eighties， a screen survey was made in Lin County of Henan Province, the high epidemic region by the endoscopy and cytology technique. Two hundred cases of early esophageal received surgery with a 5-year survival rate higher than 90%. Similar results were obtained by radiation therapy too.

In recent years, in my previous hospital, two middle aged lady-doctors were detected lung cancers by CT as large as 3 mm. One of them there was the small nodules at right upper and right middle lobes. They received surgery and proved by histology. Both of them recovered. They worked for ten years again. In some region in southern China, some company would pay their employee for extra health examination as their benefit, including the chest CT.

We should not keep adhering the old ways and refusing the new. At the same time, much depending on the information from lab was also not wise. The wisdom and judge of doctor was always fresh which was the number one.

Chapter 5
Herbs in TCM

5.1. A brief introduction

Shennong's Classic of Material Medical（SNMM, 神农本草经）was the first book of material medical in Chinese. The author and time of written were not known. It was considered appeared at about 100-200 BC just as the same time of the book Neijing（内经）. In SNMM there were 365 items were recorded, including herbs, animal products or insects and minerals. Among them were Jensen, angelica sin（当归）, Monkshood（附子）, etc. These herbs were still commonly used at present. In SNMM, it was classified into three kinds of material. The upper class was the products might be taken for quite a long time without side effects. All the items in upper class and some products from the middle class might also be used as tonics. The lower class might be with some toxic effects which could not be used for too long time but good for treatment. Some of the products, such as ginger root, date fruits were also food, which showed the food and drugs were usually with same sources.

In book SNMM, the sources of the products (herbs), the location, the time of harvest, the preparation and preservation of herbs was also mentioned bravely. Our ancestors accumulated rich experiences and found many effective herbs such as ephedrine (麻黄) for asthma, rheum(大黄）for relaxation bowel and Artemisia carvifolia (青蒿）for anti-malaria. All of them were proved by modern pharmacology.

The herbs might be classified according to their flavors which were sour, bitter, sweet, pungent or salty. The characteristics of the illness might be expressed as cold, hot, wet or dry. The different flavor of the herbs might meet the different requirement of the patients. For example, the patient sick of disease with fever or hot might need the herbs with bitter flavor. The patients with the disease of cold might need the herbs with pungent flavor. The patients with damp syndrome might be treated with the herbs flavor with warm and dry. According to the five elements theory, the herbs were also might be classified into five major groups, such as sour as east, bitter as south, sweet as middle, pungent flavor as west and salty as north (Table 3.1). By the full understanding the relationship among five elements and the herbs or the illness to which it belongs, one might understand the properties of the herbs and selected the correct herbs for making the recipe. （SW 22,70, 74）

5.2. Five tastes of medicinal herb

It was an old saying that Shinning was tasting the herbs and taught his people how to use these herbs in curing different diseases. In a long era, the people learnt how to distinguish food and herbs.

In SW 22 it said that: Liver was related to blue in color. The sweet flavor was good for Liver. The polished round-shaped non-glutinous rice, beef, Chinese date and sunflowers were all sweet taste. The Heart was related to red in color. The sour flavor was good for Heart. The red bean, dog meat, plum and chives were all sour. Lung was related to white. The bitter flavor was good for Lung. The wheat, mutton and apricot were all bitter. Spleen was related to yellow. The salty flavor was good for Spleen. The soy bean, pork, chestnut and leaves of beans were all salty. Kidney was related in black. The pungent flavor was good for Kidney. The yellow millet, chicken meat, peach and scallion are all pungent. The pungent were for dispersion, the sour herbs were for astringes, the sweet ones were for relaxation, the bitter ones were for harden and salty ones were for soften. The toxic herbs were good for attacking the evil.

The five kinds of grains were good for nourishment. The five kinds of fruits were for assistance. The five kinds of vegetable were good for supplement. The harmonic mixture of flavor could be the supplement of essence and nourishment of Qi. All the five kinds of food were with different flavor. They might be tonic by means of dispersion or astringency, moderate or promptitude, hardening or softening. The five flavors could be used in accordance with different seasons to different viscera.

The original idea of five flavors was the real taste of food or herbs. The taste of the herb might be known after having it into mouth, while its property might be realized after ingested. The ancient people learnt the herbs though the simple way. The theory of five flavors was formed later on.

The five flavors of the herbs were referred their flavor, which might be used as the direction of treatment. Actually, the flavor was not only five kinds. Some of them might be with mild or light flavor and some were with stringent flavor. Just because of following the tradition, we were just talking as five flavors.

The determination of the flavor of an herb was originally by tasting with tongue. More and more accumulation the knowledge, the meaning of five flavors was over the tasting and entering the function of the herbs. Therefore, some of the herbs written in the books on Material Medical were beyond the idea of tongue tasting. There might be some disagreement with book and tasting. In this sense, the five flavors did not only taste but also with the function of the herb.

It was said in NJ that "pungent, sweet and mild were belong to Yang, while sour, bitter and salty were belong to Yin." In SW 22, it was pointed out that "Pungent disperses, sour astringes, sweet relaxes, bitter hardens and salty softens...." After the food entering the stomach, sour once entering Liver, bitter entering Heart, sweet entering Spleen, pungent entering Lung and salty entering Kidney. The Qi would be accumulated as the routine way for changing and lasting for long period." (SW22).

5.2.1. **Pungent:**

Pungent might disperse and activating. Generally speaking, diaphoretic for the treatment of colds, activating stomach movement and decongestant herbs were with pungent flavor. Therefore, the pungent herbs might be used for diaphoretic and stagnant Qi or blood. The pungent might with smooth function. The herb Ligusticum wallichii 川芎）was with pungent flavor which was widely used for treatment of blood stagnation.

5.2.2. **Sweet:** Sweet might be used as tonics, smooth and relaxation. In general, the herbs with sweet flavor were good for nourish, tonics, smoothing the recipe and pain relieving. Ginseng was a good example for tonic Qi. Prepared rehmannia root（熟地黄）was good for tonic Blood.

5.2.3. **Sour:** Sour might be able restraint or astringent. In TMC the agents inducing astringency and arresting discharge are called astringents. In general, anti-perspiring herbs, coughing relieving herbs, the herbs for diarrhea, enuresis, frequency urination or herbs arresting leucorrhoea were all sour flavor which might be classified as one group.

5.2.4. **Bitter:** The bitter herbs might be able for fever clearing, discharging, drying and softening. The herbs in this group might be used as reducing hot fever, swelling stomach, relaxing the bowel and drying the witness. In general, the herbs for above usage were with bitter flavor, which were the widely used.

5.2.5. **Salty:** Salty might be able in discharging and softening which were used relaxing the bowel and softening the mass such as neck nodes, goiters or abdominal masses. For example, the glauber's salt (sodium sulfate dehydrate, 芒硝) was good for releasing bowel and sea-tent （海藻） was good for neck goiters. Both of them were salty in flavor. The placenta, tortoise plastron（龟板）, turtle shell and gecko （壁虎） were all salty in flavor and used for tonic for Kidney.

5.2.6. **Mild:** Mild herbs was able to permeate, disperse and diuretic. These herbs were used for diuretics for edema or ascites. Some people considered these mild flavor herbs might be put into the sweet group too.

5.3. The four Qi of the herbs

The meaning of four Qi of the herbs was the property of the herbs which might be classified into four groups as warm, cool, cold and hot. With the action of herb, the pathogenic status of the patients might be regulated to normal. The character of four Qi of herbs might be classified as Yin or Yang. The cold and cool were belonging to Yin and the warm and hot were belonging to Yang. They were relatively opposite in quantity. The property of four Qi of each herb was obtained from the longtime of clinical observation.

For example, the patient was sick of high fever, pain at throat, large and rapid pulse and dry mouth which was belong to Yang-Fever and treated by plaster powder（石膏）, anemarrhenae root（知母）and cape jasmine（栀子）. The patient was recovered afterward. The above herbs were belonged to cool-cold. If the patient sick of cold feeling at extremities and abdomen, pile face, weak with slow pulse which might considered as Yin-cold and treated with aconiti carmichaeli (附子), dry ginger root(干姜) and Cinnamon (肉桂). He recovered afterward. The above herbs were considered as hot.

In general, cool-cold herbs might be further classified as several subgroups as: clearing fever(清热泻火), clearing blood and toxin (凉血解毒), cooling fever and reliving bowel (泻热通便), clearing fever and diuretic (清热利水), clearing fever and sputum(清化热痰) and clearing Heart and recovering consciousness (清心开窍).

The warm-hot herbs might be further classified into several subgroups as: warming interior and disperse cold (温里散寒), worming Yang and diuretic(温阳利水), warming channel and it branches (温经通络). In SW 74, it said that "For those with cold, give him warm and for those with fever, give him cool". The warm-hot herbs were used for cold interior with abdominal pain, impotence, infertility, cold edema, wind-cold bi-syndrome (swelling and pain at joints 痹证), cold blood amenorrhea, fainting due to lost-Yang etc. The cool-cold herbs were mainly for real fever such as: fever induced hemorrhagic spots, nasal bleeding, and constipation, hematurine with pain, jaundice and high fever with coma.

5.4. The classification of herbs by their function

The herbs might be classified according to the function as: relieving exterior syndrome, clearing fever and toxin, relieving asthma, sputum and coughing, relieving blood stasis and hemostatic, calming Liver and wind, tranquilization, reliving rheumatism, purgatives, tonics for Yang and Qi, nourishing Yin …. etc. Two groups of herbs with opposite character for deficiency and excess were used for tonics and reduction. The herbs used for regulation deficiency and reduction were all belong to this groups.

In SW 5, it said "for those with weak physique requiring Qi-tonic therapy, for those with essence insufficiency requiring tasting food, for those with excess needed dispersing and reducing." The five viscera needed different supplements. Five grains, five vegetables, five fruits and five meats were all nourishments.

The herbs with the property of tonics were supplying the daily requirements, which keeping the personal ability of defense and improving the weakness. In the broad sense, all the drugs with Qi-tonics, supply-blood, nourishing Yin, tonics Yang, nourishing body fluid, and sedatives might belong to the group of tonics.

The reductive herbs were mainly eliminating the external evil and regulating the internal factors to prevent the progress of diseases. In some cases, the herb was not only with single usage, they were with both tonics and reductive. Such as, cassia twig（桂枝）was with relieving external evil, inducing sweating and warming Yang as tonics. Poria cocos（茯苓）might be used as diuretics as well as tranquilization.

Tonics and reduction were two different directions for treatment.

First of all, knowing the patient was at weak or excess. Tonic was for weak while reduction was for excess. Then the doctor might select the herbs for his recipe.

5.5. Ascending, falling, floating or downing:

The ascending, falling, floating or downing were referring after taking the herbs, the final effects reflected of the body or the effects of the herbs to the body. In SW 68 it said: "ascending or falling, exiting or entering were existed at any viscera." which was basis of vital movement. The one would be sick whenever it was interrupted. In SW 5, it said "for those the trouble at up (throat), one might induce vomiting, for those the sickness at lower side one might relieving his bowel or diuretic, for those with abdominal fullness he might be dispersed the interior and for those with external evil he might be released by sweating." Here it clearly explained the location of the diseases and the methods of treatment.

In general, the herbs with the flavor of pungent or sweet and which with the Qi of warm or hot were ascending, such as ephedrine(麻黄), Cimicifuga foetida (升麻) and astragalus (黄芪). For those with the flavor of bitter, sour or salty with the Qi of cool-cold were belong to downing, such as rheum officinal(大黄) and glaubers salt(芒硝). The patients who sick at upper side were not suitable for downing or descending but good for ascending, such as Dendranthema (野菊花) and Mint(薄荷), while those sick at lower part or interior it was suitable for descending but not ascending, such as releasing bowel with rheum officinal and glaubers salt.

5.6. The toxicity of the herbs

The understanding about the toxicity of the herb (or drug) was different. It was said Nanjing (难经), a book written in Ming dynasty that "The herbs might be used to treat the disease just due to its toxicity. The toxicity was referring its side-flavor For those with the right flavor were mostly grains which were good for nourishment .While the herbs with side-flavor were for treatment， that was why they might eliminate the evil. The one losing the equilibrium of Yin and Yang was sick. In the broad sense, for the herbs used for eliminate the evil and regulate the equilibrium of Yin and Yang might be considered as toxic herb（drugs）.

In NJ, the toxicity of the herbs was classified as: highly poison, poison, mild poison and non-poison. It was said in SW 70 that "The disease might be last long or new. The recipe might be large or small, toxic or non-toxic. Using highly poisonous herbs, only to its sixty per cent cure, using poisonous herbs only to its seventy per cent cure, using mild poisonous to its eighty per cent cure. Using non-poisonous herbs to its ninety per cent cure. Then let him recover by himself with nourishments by grains, meats, fruits and fruits. Do not be over-treated to avoid hurting." This became a famous motto to the doctors in TMC. For those sick for a long time, he was still weak and thin. After recovered, he was still in a status of weakness. It took a long time for recovering his channels, blood as well as his body and soul.

It would be written in the books later, talking about the herbs with high poison or mild poison was referring the degree of their toxicity which named as safety coefficient. If the safety coefficient was small, the in-reversible action might be taken place. The clinical reports about the toxicity on the drug should be reviewed. Moreover, the patients who died with mild poisons herbs were reported just occasionally.

Counteracting one toxin with another to cure the patient with a poison was a way used in TCM. The key point was ensuring the safety of the patient. A good example was white arsenic in the treatment of leukemia. Arsenic was a high poison mineral. After it was purified and used for intravenous injection, this arsenic trioxide might be used for acute promyelocytic leukemia and chronic granulocytic leukemia with definite results (bone marrow remission). This result was widely accepted among the world.

5.7. How many kinds of herbs in a recipe.

It was written in SW 74 that "The disease might be at exterior or interior and mild or severe, the recipe should be suitable to it. One monarch with two ministers made an odd number system. Two monarchs with four ministers made an even number system. Two monarchs with three ministers made an odd number system and two monarchs with six ministers made an even number system. The odd recipe was used for the diseases at near location while the even number recipe was for the far located diseases. The number of the monarch was usually less but each with higher dosage, while for the minister herbs might be more in number but with less dosage each. It considered that the total number of the herbs was proper for 2-9." There was an old saying that if the number of herbs over 12 showing the doctor did not know what to do.

In NJ it said: Odd number recipe for the diseases at near site, even number recipe for the distant site. Do not use odd recipe for inducing sweating, or even number recipe for reliving bowel. Both of them were not reasonable, whether the recipe was effective was due to its character but not the number of herbs or others.

The final step of the treatment was made the recipe. In TCM four steps of making a recipe were the why (the reason, that was the Yin or Yang, weak or excess…), the how (which methods to be used, clearing external evil, purgative, sweating or others) and the recipe would be and the dosage of each herb. The best combination of monarchs, ministers, assistants and guides was obtained by the longtime of clinical practice.

5.8. The weighing apparatus

The weighing apparatus were different in different time. In TCM, people paid a lot of attention on the reason, method, recipe and dosage of a recipe. The dosage of a certain herb was less mentioned. In the long history the unit of the measurement was not the same. The book "Treatise on Fevers 伤寒论" was a very impotent literature in TCM. There were many recipes mentioned about the dosage. How large was one Qian(钱) at present time equal to Han dynasty? For a long time, people considered that the Liang (两) at Han was equivalent to the present Qian, which was 3 gram. The problem was with the interchanging systems. The clinical results were not as good as expected. In the year 1981, the standard weighing apparatus, Quan (权) of Han dynasty was unearthed. People knew that the one Liang (两) at Han was equal to 15.6 grams at present which was about five Qian at present. In this case, for several hundred years, the dosage used was too low. Dr. Ke Li (李可) at Shanxi province treated his patients with ancient weighing system with very good results. (in Li 's book, Li s Clinical Experiences 1, published by People Military Medical Press, 2013)

5.9. The forms of Chinese Herbs

The Chinese material medical were mostly from herbs. The identification, cultivation, collection and preservation of the herbs were followed a definite process. A book " Leigong Processing the Herbs" 《雷公炮炙论》 on the processing the herbs was written by Lei-Xue in 420-479 A.D. For a long time, people obtained the herbs in slide form at pharmacy, boiled the herbs by him and took the fluid. Due to the process, the final fluid might not be as required. The clinical results might not be expected. In the recent years, the factories took over the whole process, from identification of herbs, extraction and evaporation to powers and split charging. The patients obtained from pharmacy were no more the herbs but the small packages of power. The only thing the patients needed to do was put water and the powders with hot water in the glass and drink. This was named as electuary.

For the convenience to the long-term sickness, the patients needed taking drugs for a long period. The pills were made by honey pills or water pills, such as six-herbs pills (六味地黄丸) for Yin-tonics and Eight-herbs pills for tonics-Yang. Danshen (the root of red-rooted salvia dripping pills 丹参滴丸）was for improving blood stasis. Fast-acting rescues the heart pills（速效救心丸）for reliving chest pain. , Gastrodia pill（天麻丸）was for relieve uneasiness. Yunan-Baiyao（云南白药）was for rescues, Etc. The safety was still a problem for the injection usage of herbs extractions.

5.10. The principle of treatment

In SW 5，it said " Yin and Yang were the general principle of the world. Yin and Yang were the origin of changing, life or death and the master key. In treating the patients, it was the origin." (after Yin and Yang cleared in mind, it was a good start.) In SW 74 it said "the pathogenesis should be kept in mind and be flexible. The patients would be treated with different directions which might be tonics or reduction, warming or clearing, reliving stasis or regulating blood or Qi recovering back to the smooth status. "

Tonic the upper side would be with a mild process while tonic the lower side would be with an acute process. A thick taste herb soup was needed for the acute one while the mild or light taste soup was for the mild one. Pungent, sweet and dispersion were Yang. Sour, bitter and discharging were Yin. Salty and discharge were Yin while mild taste and eliminating wetness were belong to Yang. All the above different selections were selected according to the needs of the patient.

Symptomatic treatment: For those patients with cold treated him with warming, for those with hot cooling him, for those with hardness softening him, … for those with nodules dispersing to him, for the patient with his illness remained attacking to the remained, for those with dryness moisten him, for the patient with dispersed illness with the herbs recollecting him, …Do not treat him over or less than needed. Treating the patient against his symptom or in agree with it, (using sweet or warm herbs for the patients with fever). All you could do was flexible.

For treating fever with cool-cold herbs (drink the herbs-fluid until cooling) , treating cold with warm-hot herbs, treating stuffiness with tonics (for those with clinical expression with stuff but in fact he was with weakness) and treating discharging disease with purgatives. The first of all was clearing the cause of disease in mind. After having the understanding, the process might be different but with similar final results.

Using the cool-cold herbs in treating the patients with fever: Sometimes the fever was not released which was due to insufficiency of Yin. After tonic Yin, the fever might be released automatically. Using the warm-hot herbs for the cool-cold diseases might due to the insufficiency Yang. Tonics for Yang might be a choice of solution. (DJ: take the body temperature first)

In SW 5 it said "For those with insufficiency at shape tonic him Qi, for those insufficiencies at his essence tonic the taste with food. For those with the disease at upper side induced vomiting. For those the illness located at the lower side one might be using purgatives or diuretics. For the patient with mild fullness treated him with diuretics. For those with external evil treated him with mild sweating. For those the illness at skin, promote sweating, for those with strong emotional disturbance, smoothing him and comforting by herbs with sour flavor such as peony. For those with real excess he might be treated with dispersion. Gingers (生姜) , Aconite（乌头）and Cinnamomum cassia（肉桂） were good for excess Yin. The rheum （大黄）, coptidis（黄连）, fruit Gardeniae （栀子） golden cypress（黄柏）were good for excess Yang. Identifying Yin or Yang first, then the doctor might make decision on what kind of herbs to be used. For those patients sick at Yang might cure through Yin, for those sick at Yin through Yang. To determine whether blood or Qi it was, then cure him. Induction was selected for excess Blood and elevation was for weakness Qi.

Therefore, the giants treated his patients in different methods and all got recovered. The reason was he knew his patients very well. For example, the functional uterine bleeding might be treated with spleen tonics or by Yang tonics. The results might be good ether. The key point was carefully distinguishing to which it belongs. (the above section was the abstract from Zhongzi Li s book NJ Zhiyao 李中梓 内经知要)

5.11. About the 13 recipes written in Neijing

Looking at the whole book of NJ, only 13 recipes were recorded. They were all very simple recipes. There was no one example explaining on the composition of a recipe. It spent a large volume talking about the principle of therapy in NJ, but very small volume on the practical aspects on herbs or recipe. It recommended that 2-9 herbs would be the best total number of a recipe, but no one example was showed. In the whole book only 13 recipes appeared scattered in SW and LS. They were recorded as following:

1. Decoction of iron scale: In SW 46 it said: the one sick of extreme anger might be treated with iron scale decoction.

2. Fragrant thorough wort（佩兰）or orchid. In SW 47, it said "sweet mouth tasting in the patient was named "spleen abundance".

3. Blood depletion. In SW 40, that blood depletion, less menstruation, amenorrhea, essence and blood all might be treated by the recipe with cuttlefish bone, madder plant, abalone sauce and bird eggs.

4. Oriental water plantain (泽泻) Decoction. In SW 46 it said "the one felling hot but aversion to wind, with heavy sweating as a shower and shortness of breath was sick of wine-wind. " The patient might be treated with.

5. Chicken manure wine. In SW40, it said "sick of abdominal fullness without appetite, …named as swelling … treated by chicken manure wine"

6. Hairs on the left temple region. The hairs at the left temple region for a square inch in size baked as carbon and put into wine which was written in SW 63.

7. Pinelliae（半夏）decoction. In LS71, it said "Yin weakness… leading to insomnia…drink pinelliae decoction…"

8. Forsythia(连翘）decoction: In LS 81, it said "carbuncle with large pus might be treated with water-chestnut roots and forsythia roots." Both were good for clearing toxin and favor,

9. Small golden pills (小金丹). It was composed of Cinnabaris, arsenic sulfate, orpiment (辰砂，雄黄，雌黄）… for curious diseases

10. Horse fat ointment in. LS 13. This was for local application for muscle pain.

11. Pig fat ointment. This was good for local application for carbuncle and also might be combined with needles leading out the pus. It was written in LS 81.

12，Chinese red pepper wine: Chinese red pepper, ginger and cassia bark in wine. It was for cold illness.

13. Decoction or soup and sweet wine. The grains boiled in water for a time. The upper clear portion was decoction. After fermentation，the decoction became a form of wine for clinical use.

DJ comment: Among the above 13 recipes, there were 8 were only with one agent. The others might belong to the experienced form. They were more or less similar to the "Fifty-two recipes" written on silk at 202 BC- 8 AD, which was unearthed at Changsha and the latter one, the unearthed "Wuwei Wooden boards（武威汉简）" in East-Han (25-220AD), The NJ 13 recipes seemed too simple which could not be correlated with other chapters as SW74, in which talking about the composition of a recipe. No similar discussion found in 13 recipes as in comparison with the latter medical classics at early third century, the Treatise on Fever (伤寒论) and Synopsis Golden Chamber(金匱要略). Anyhow, there were at least two important contributions. The first one, some herbs were recorded as forsythia used for treatment of carbuncle and skin infection. This herb is still widely used at present. The other one was on using method of fermentation making wine and making tincture for treatment. They were all important on drug therapy.

5.12. The Guiding Herbs, Guiders and supplement

Shennongs Herbal Classic（神农本草经）was the earliest book on pharmacy in which 365 kinds of items were recorded. The book was present about 200 BC. The original book was missing. Compendium of Materia Medica(本草纲目) by Li (1578), in which 1892 items were recorded. Until now more than 2000 item were collected in the National Material Medica. In a medium sized pharmacy store, it was usually not more than 1000 items prepared. The commonly prescribed herbs were around 100 items for each TCM doctors. Interestingly for their most used herbs were pretty similar. There must be some reasons in it.

First, each herb had its flavor. The five flavors were in accordance with five viscera, such as Heart/bitter, Liver/sour, Spleen/sweet or light, Lung/pungent and Kidney/salty. This was the primary classification of herbs by tasting. This was an easy to learn and memory.

Zhang in his book, Treatise on Fevers (伤寒论)，according to the progress of acute fever diseases he classified into six stages as, Taiyang，Yangming，Shaoyang，Taiyin, Shaoyin and Jueyin，which also named as six channel. He gave the principle of treatment and the recipe. In the book Synopsis of Golden Chamber(金匮要略), there were many recipes. Actually, these two books had been considered as the classic till present. all TCM doctors read these books and follow the thinking in it.

山药（Dioscoreae）, 山萸肉（medicinal Cornel）, 牡丹皮（bark of peony）, 茯苓 (Tuckahoe), 泽泻(alismatis）,桂枝（cassia)，附子(Aconiti)，杞子（Lycii）,菊花(chrysanthemi), 知母(Anemarrhense), 黄柏（Cortex Phellodendri）.

Table 5.1 Different composition in 4 Rehmanniae(地黄)Recipes.

六味地黄 Six pills	Reh., dry	山药	山萸肉	牡丹皮	茯苓	泽泻	/	/	Tonic Kidney Yin
桂附地黄 CAR pills	Reh. Proc. Tonic,	As above	As above	As above	As above	As above	肉桂	附子	Tonic Kidney Yang
杞菊地黄 LCR pills	As Above	As above	As above	As above	As above	As above	杞子	菊花	Tonic Yin
知柏地黄 APR pills	As above	As above	As above	As above	As above	As above	知母	黄柏	Tonic yang

Table 5.1 shown as the example. The Rehmanniae（地黄）Decoction of Six Ingredients（RDSI）and Golden Chamber Kidney Decoction（GCKD 金匮肾气丸） were very famous recipe in treating Kidney Yin deficiency or Kidney Yang deficiency. The rehmanniae and Chinese yam were the two main ones. The rehmanniae might be processed with different technique into different characteristic with different usage. The followers with the similar thinking adding some other herbs and changing the recipe to other indication, such as Lycii and chrysanthemi and Rehmanniae Pills (LCR Pills, 杞菊地黄) for eye diseases。The Anemarrhense and Cortex Phellodendri and Rehmanniae Pills（APR Pills，知柏地黄丸）for stronger tonic Kidney Yin. Later on, the recipe for tonic Kidney, rehmanniae was necessary.

More than hundred years later, more experiences were accumulated. Some new ones were added, and some ones were discarded. More herbs combination became awarded. People found that some herb was with better results than others for a certain illness. Such as Taiyang channel/notopterygium 羌活， Yangming channel/ dahurian angelica 白芷 and kudzu vine 葛根，Shaoyang channel/ bupleurum falcatum 柴胡，Taiyin channel/atractylodes 苍术, Shaoyin channel/ herb asari 细辛，Jueyin channel/evodia fruit 吴茱萸.

DJ comment: Was this indicating the stage of an illness or the certain channel? Here it was not clear enough. Then, we were going from six cannel to twelve channels. Hand Taiyang Small Intestinal channel and the Foot Taiyang Bladder channel were all related to Taiyang. They had their each Guider or they shared the same guider as notopterygium 羌活? The definition was not clear at the very beginning.

Herb guiding theory was started at about 12th century. Someone tried using this idea in their practice. YS Zhang (张元素) and his students Li（李杲，东桓 1180-1251）and Wang (王好古) stressed that when making a recipe the guiding herb was necessary. They used the following herbs as the guiding herbs for five viscera, such as: Liver/bupleurum falcatum（柴胡）, Lung/ Platycodon grandiflorum（桔梗）or cimicifugae 升麻, Spleen/longan (龙眼肉) orcimicifugae (升麻)， Kidney/ cibotii (狗脊) or cassia bark(肉桂). Liver，Spleen and Blood/ unpeeled root of peony(赤芍)， Gall/ Gentian (龙胆草). Till then the guiding herb theory was preliminary established.

The Twelve Channel was started from acupuncture (LS 19), which called as regular channel. It was not mentioned about what herb should be used for each channel. Each channel was related with one certain organ. The excess or deficit of each organ should be treated with a certain herb. In the long process of clinical practice, people learnt what herb should be used for the excess or deficit of each organ. For example, Platycodon grandiflorum (桔梗) and cimicifugae (升麻) were used for Lung channel. In the treatment of asthma if the root bark of white mulberry (桑白皮) was added, the results would be better. In the treatment of stagnation of Liver-Qi resulting sub-costal pain, Bupleuri（柴胡）and nutgrass flatsedge（香附）might guide the herb to Liver.

The guiding herb might act to one or several channels and might no effect to other channels. They were as following:

Lung channel(LU)：桔梗 Platycodon grandiflorum, 升麻 cimicifugae, 白芷 angelica

Large Intestine channel (LI)：升麻 cimicifugae, 白芷 angelica，石膏 paster stone .

Pericardium channel(PC)：柴胡 bupleuri; 牡丹皮 root-bark of peony;

Sanjiao channel(SJ)：连翘 forsythia，柴胡 Bupleuri，地骨皮 Cortex Lycii, 附子 aconiti praeparatae

Heart channel (HC)：黄连 Rhizoma coptidis ，细辛 asaricum radice

Small Intestine channel(SI)： 蒿本 Ligusticum 黄柏 Cortex Phellodendri

Spleen channel (SC)：升麻 cimicifugae,. 苍术 atractylodis; 葛根 kudzu vine, 白芍 paeoniae alba.

Stomach channel (SC)：升麻 cimicifugae, 白芷 angelica root, 葛根 kudzu vine,

Kidney channel(KC)：独活 angelicae tuhuo, 知母 anemarrhenae, 桂枝 cassia twig, 细辛 asaricum

Bladder channel(BL)： 羌活 notopterygium

Liver channel(LR)：柴胡 bupleuri, 川芎 chuanxiong, 吴茱萸 evodia fruit

Gall channel(GB) ：柴胡 bupleuri; 青皮 green orange peel

DJ comment: The cimicifugae (升麻) was the herb guidance for Lung channel, Large Intestine channel, Spleen channel and Stomach channel. Where it would guide to among these four? The same situation was happened for bupleuri (柴胡)， Where could it goes? Could somebody give me the answer? Lung channel and the Lung itself were with different idea. The former should be more on functional and the later should be more on location. Could they share same guide herb?

The herbs related to the extra channel: The Liver and Kidney were closely related to the extra channel. (please refer to chapter 7). Many herbs were classified to Liver and Kidney channel. Some herbs were classified to Kidney Channel. There was some connection between extra-channel and Liver-Kidney. Some herbs might enter extra-channel, such as: aconiti praeparatae 附子, asaricum radice 细辛, deer horn gel 鹿角

胶, Ligusticum 藁本, Lycii 杞子, cassia bark 肉桂 and astragali 黄芪 might enter to the Governor channel.

Location guidance herbs: It was said that some herb might be able guiding the herbs to some location. It might be named as Location Guiders which would be important to the patients of trauma or fracture of bone.

The Location Guider was also important for the patients of headache. When the pain at the back region, Taiyang channel guider herbs might be used. If the pain at two temporal regions, the Shaoyang channel guidance herbs might be used. If at the frontal region, the Yangming channel guidar herbs might be used. If at the top of the head, the Jueyin channel guidar herbs might be used. As for trauma and bone fracture Arisaema (天南星) was commonly used. It might act as sedative and analgesic which was considered less toxic and effective. Another herb also used for trauma of any site was nutgrass flatesedge (香附), that was for as analgesic and sedative.

Guiders in herb therapy: The guiders were sometime play an important role in the treatment. The guiders were usually common food but not considered as herb drug, such as: dry date fruit, ginger root, wine, vinegar, honey from bee Etc.

① The date fruits might act as detoxification in using toxic herbs. The rice was added into the recipe Baihu decoction(白虎汤) which might reduce the stimulation to the stomach.

② In treating the common cold, if 3-5 slides of ginger or several pieces of green onion root(white segment) were added, it might help sweating. In treating dry cough, if the pear juice or loquat leaves were added it might increase the effects. In treating the insufficiency of Liver or Blood, If 4-5 pieces of carrot head added, the effect might be increased. In treating the acute urination pain, if some fresh bamboo leaves or fresh grass root boiled in water as a lotion, the urgent urination or frequent urination would be much reduced.

③ As the helper. The rice wine might promote the effect of Yunnan-Baiyao ((云南白药) in trauma. The fresh lotus leaf might improve the effect of the agents reducing the hot the bamboo leaves might be helpful in clearing the fever and detoxification. In the agents for promoting digestion the date fruits might be helpful.

④ Improving the taste of the decoction.

5.13. Discussion

The book Neijing was the footstone of TCM. For the clinical practice the first important thing was seeking the basis which was the Yin-Yang or the correct and precise diagnosis. A clever doctor based on his knowledge, clinical experience and carefully thinking might obtain a correct diagnosis. It was not easy to do in the ancient time without thermometer and even a timer. How could he know the fever was real high body temperature or others? The only reliable measure was his clinical experience. There was an old saying "If he is not a third-generation doctor, do not take his herbs." In a long Chinese history tradition, the doctor was considered as a technique of kindness. Curing patients was saving the life. The doctors should be always very careful to each patient.

NJ was the first book taking about the principle of composition of a recipe. In NJ, the basic thinking on therapy was treating the patient before sick, Herbs and foods were both important for therapy. This is the basic thinking appeared along the whole book which is still important to everyone.

Standardization of traditional Chinese medicine: the vast majority of Chinese medicine is plant medicine or herbs. One herb might have different names in different regions. The taxonomic names of an herb should be the standard names. Its planting method, collecting time and collecting method are also very important. The content of active ingredients in Chinese herb is related to its origin, collecting time and processing method. The pharmacopoeia of our country is not perfect yet. Therefore, the standardization of traditional Chinese medicine should be systematized, refined, legalized, and urgent. To achieve the same performance of an herb, the role of a standard is needed.

As for the research on herbs, the theory on the classification about herbs was insufficient and some of them might be out of date. For example, Artemisia (青蒿 sweet wormwood) was mentioned with anti-malaria usage in the ancient book. Due to its result was not good enough, very few people paid attention on it. After the effective portion, artemisinin (青蒿素), was extracted by ether, the artemisinin became a drug and widely used. Another example was in the above section 5.6., the arsenic oxide was purified and made for injection usage possible, and it became a drug for leukemia. We needed more attention on the research upon herbs. There would be a larger number of treasures in it.

The concept of guiding medicinal herb was a progress on thinking in TCM. The hypothesis was guiding the effective herb to the right location. At the beginning and the process of formation of this theory was lacking a detail and objective definition of the "guiding herb" and its application.

There were a few indistinct points such as: ① how could one herb be decided as the guider herb. ② Was there any special character showing "guidance"? ③ Where the guider leading to one channel or to one organ? ④ How could one guider herb be several guiders? It was non-reasonable.

Some authors considered that the Guiding Herbs could be comparable with the target therapy in modern therapy. DJ considered that was not proper because there was no evidence of the target and the arrow but imagine. The research on the Guider Herb is a big project which related to the herb composition and their metabolism. I am glad to learn of this project has been started. We are wanting to hear the good news.

Chapter 6
What is the channel?

It said in LS48 that the principle of acupuncture was started from the channel, its route and measuring. It might stimulate the viscera and sub-viscera. By the help of acupuncture, it might know the origin of sickness, regulate excess or weakness and terminate bleeding. In the book HDNJ, the concept of channel was appeared among from A to Z. The channel was the general concept of channels, its branches, sub-branches and the collateral connections. This concept was obtained from a large amount of clinical observation. The literatures were unearthed from the ancient tombs at Mawangdui (马王堆) at Changsha，Hunan and the wooden model at Fushui, Mianyang(涪水，绵阳）in Sichuan province. The Mawangdui literatures were written on the silk which might be the earliest literature on channel, which might be earlier than that of NJ. There were written about six channels system of Yin or Yang and three main methods of treatment about acupuncture, moxibustion and bianshishu (砭石术, treat patients with stone) .

The theory about channel and acupuncture or moxibustion was the important content of TCM. The acu-points and acupuncture were well known as first aids among Chinese families. The acupuncture had not a proper position in modern medicine yet. It was due to there was not enough solid explanation on it and also due to the long history of prejudice.

What was the channel? Where was it located? What was the function of channel-system? As long as there were a lot of questions to answer, but there was not enough knowledge yet and more investigations needed to be accumulated.

6.1. The wooden model of human channel to the bronze model of Song

NJ was composed of two parts, the Suwen SW and Lingshu LS . The later one was mainly talking about the channel, acupuncture and moxibustion. The advantage of acupuncture was its easy doing, simple and effective. It was widely accepted in ancient time as well at present. The ancient people during the long processes of practice, they learnt the knowledge of channel and the acupoints. The knowledge transferring was not easy only through oral language and word. The best way was showing the channel and acupoints by a model,

In the medical history, the copper model of channel and acupuncture at Northern Song Dynasty (1027 AD) was well known. The model was lost latter during war. The Han tomb in Changsha, Hunan was unearthed in 1972. The Han tomb in Mianyang, Sichuan was unearthed in 1993 and another one unearthed in 2012 in Chengdu, Sichuan. The medical literature about channel written on silk, and the two wooden human models coated with Chinese lacquer showing the channels found both at Mianyang and Chengdu. The tombs were buried at early West Han about in 100 years in between.

The Mianyang model was the earliest one found in the world. The wooden model was painted with red lines expressing the channels on the black Chinese lacquer painted. There was no word as legend on it. The Chengdu wooden model was about 14 cm in height. There were white or red lines and the points plotted on the model with small Chinese characters as Heart, Lung, Kidney and tub on it. This was the second channel model unearthed. (from Huaxia Jingwei net 2013-12-18, 华夏经纬网 ）It was uncertain for the date of the formation of book Nejing NJ. Some considered it was formed at 200 BC or earlier. The three locations of ancient tomb buried were around in 100-200 BC。In comparison these three tombs and NJ, we might consider that they were at much similar level. They were at growing stage of knowledge and also there should no argument on the existence of channel.

6.2. The observation on the facts related to channels

The special sensation during acupuncture or moxibustion, which were the felling of sore, numbness, swelling, pain， itching or water-flowing. This sensation might transmit along the whole pathway of the channel upward or downward for a distance, which was named as "got-qi" or channel transmitting.

6.2. 1. The channel transmitting, a general phenomenon

The sensation of transmitting along the channel (STAC) was recorded in NJ. In 1972, eight patients with STAC were reported. It was drawing attention to the medical community. A mass survey on the STAC had been done in the whole country. The standard of classification on STAC was formed as following:

Type I (significant type): When the stimulation at the Jing-well points (井穴 which would be described in Chapter 7, section 7.3.1)， the STAC happened among six or more whole channels. It happened at other channels but not the whole channel but not over the region of shoulder or hip joint.

Type II (moderate type) : When the stimulation at the Jing point 井穴， the STAC happened among two whole channels or three channels over shoulder or hip joints but not the whole channel.

Type III (less significant type): There STAC happened in one partial channel over shoulder or hip joint, or two channels over wrest and ankle region.

Type IV (less type): The STAC happened not over wrest or ankle region.

Jing-well acupoints of each channel were located at the tip of finger or toe, which governing other points of this channel. The stimulation device was the low frequency electric pulse. The results obtained from 63,228 individuals from 28 areas including several other countries other than China. The STAC happened in 5.6-45.2%, including black or white people. It was not racial related or geographical related.

6.2.2. Recessive STAC: In general, the people with STAC were the minority, especially the significant type. Some researchers found that after knocking at the extremities among the STAC negative individuals, several sensitive points were found. Connecting those sensitive points, the path of the channel was shown. This channel was named as recessive STAC line, which showed the basis of dominate STAC.

6.2.3. The main characteristics of STAC

① The path of STAC: The path of STAC was similar to the ancient described ones in the extremities, while in the chest or abdominal region, the path was roughly similar and they were not similar at facial region.

② The sensation of STAC was different upon the stimulation source. For example, the stimulation by needle induced sour, numbness, swelling, cold or hot. Fingertip pressure, electric pulse or moxibustion were with different sensation.

③ The STAC was a bi-directional to the path of channel. The width of the STAC was about 0.2-2.0 cm. The speed of transmission was about 10 cm/sec. and inhomogeneous, which was lower than that of the nerve.

④ The block of STAC: When a pressure was applied to the path of STAC, the transmission might be blocked, while once the pressure was taken away the STAC might be recovered.

⑤ The STAC was happened at the extremity and then entering the body cavity to the location of disease. It was called as "Qi to the disease location". For example, the once the STAC happened the Qi might forward to heart.

⑥ As for the STAC happened and forward to a certain viscera, it might do some impact on the function the that viscera. For example, as the impact of STAC to the lung, the patient might cough, shortness of breath, tachycardia… etc. If it was related to the gastric channel, it might happen abdominal swelling, hungry, nausea and burning sensation. There was happened in about 50% or more patients

⑦ The stability of STAC: There were 39 cases of STAC followed for the stability. There was 37 cases (94.9%), 29 cases (74.3%) and 25 cases (64.1%) followed for 1 month, 1 year, and 3 years and with the STAC remained.

6.3. The other phenomenon related to the channel

6.3.1. Dermatitis or skin mark along the channels.

The dermatitis along the channels was the skin lesions distributed along the path of the channel. The skin mark was the color changing of the skin along the path of a certain channel. The above phenomena were also considered "visible or touchable channel phenomena", which was first reported in 1958. A patient sick of spine tuberculosis was found his skin lesions along the channel Liver and Kidney. Later on, more cases related to the skin lesions along the path of channels were reported. They were nevus anemicus, neurodermatitics, pigmentation of skin… etc. Some of them were congenital and some were non-congenital. They were appeared along the whole or part of the fourteen regular channels. Some of the lesion might be with a clear margin as a line or a tape. They might be related with the lesion of a certain viscera. The histo-pathological manifestations were the blood vessel changes at dermis layer or peri-vascular inflammatory changes.

After the stimulation by the needle, the neurovascular reaction might appear in some objects, which were appeared as red colored line or redness of skin, rush or local hemorrhage. They might last at different length of time. This showed another type of channel phenomenon.

Inspection at the auricular shell, the physician might find some clue related to the diagnosis of diseases, which was written on the SW 26. It was said that the channels were met at the ear. Stimulation to the certain point at the ear shell by the small needles was a choice of acupuncture, which was written in the medical literatures and was used until present time in the clinics. This was another aspect related to channel transmission. We would discuss this topic in latter chapter.

6.4. The Experimental Studies about Channels

6,4,1, Electric resistance measurements on skin: The study was mainly measuring the resistance between the acupoints in a channel. The results showed that the resistance between the two acupoints was always lower than that along the channel which was similar to the traditional route. The results were stable and repeatable. The measurements of the electric potential were with the similar results.

6.4.2. Observation by optic instruments

① Detecting the weak light of 300-650nm at the surface of the skin of the limbs. It showed that the higher points were distributed along the route of the channels and the intensity was higher than that of the control beside the channels. The Jing-points were higher than that of other points.

② Infrared imaging technique: During the process of needle acupuncture, a feeling of hot or cold might happened along the corresponding channel. The imaging of brightness spots or band might be shown. The routes were similar to that of the traditional ones.

6.4.3 Isotope tracing technique

The P32 was injected to the acupoints. The radioactivity was detected using G-M counter. It was found that the radioactivity was higher along the route of the channel than that of the region outside channel. The tracing routes were in accordance with that of the traditional once. Gamma scintillation photography: After the 99mTc was injected to the acupoints, the results showed that: ①the isotope might move upward or downward along the channel at subcutaneous region. ② when the isotope was injected at non-acupoint, the isotope would stay locally. ③ the route of movement was basically agreed with that of the classical once ④ when the isotope was injected at two different channels at same extremity, two tracing routes might be shown. ⑤ similar results was shown in animal studies, ⑥ the above studies on the isotope was not related to lymph circulation or neural activity.

In 2002, Chen at PLA General Hospital reported their observation by the combination of PET technique (positron emission tomography) and isotope tracing trace technique, showed that the results on the three-dimensional distribution on the route inside the body.

Gong P，Zhang, M et al. of Tongji Hospital at Wuhan City reported : The PET study through fluorine labeled deoxyglucose F-FDG looking on the metabolic changes of brain scan before and after the acupuncture at right side of SP6 (三阴交) point. The objects were six health adult female voluntaries. The analysis was by the help of SPM software. The results: the metabolic increase zones were the first sensory zone at both sides, the left first motor zone, BA6 at both sides, as well as the left BA8, BA24, BA32, BA9, BA10. While the decreased zone was BA17, BA 18, BA28, BA30 and BA35. Conclusion: The brain glucose metabolism was affected by the needle stimulation to SP6 point. The brain might regulate the stimulation. (P Gong, MM Zhang et al: Chinese Journal of Integrated Traditional and Modern Medicine 26:119-122 2006)

6.5. Discussion，Innovation the Secret of the Channel theory

From the above observation on human subjects and the observation by scientific instruments, the existence of channel phenomena should without any question. The key point was the nature of the channel and it's the position in living creatures. There were several hypotheses, which might be too immature to be mention. I listed here for references. ①channel s might related to nervous system, it might be part of nervous system. ②channel system might be the third self-adjust system other than nervous system, vegetative nervous system and endocrine system. ③channel system might be the system on the long process of evolution.

How the channel system was discovered of realized by the ancient people? It was surprising that at present time of high technology, we the preset people spend a long time to prove the existence of channel, while in the Chinese ancient medical book LS 10, 11, and 12, which was described in detail. In the process as long as two thousand years, there was no major revision.

In fifties of twenty century, a mass survey was done one the channel phenomena among 170,000 people. The channel sensitive objects were 1.3%. The route of channels might be shown in the channel sensitive objects at their body surface. In the unearthed medical literature , Mawangdui, Chansha (长沙,马王堆)， there were the description on channels but without the acupoints. This was understandable because of that time the fine needles would not be easily obtained as that of moxibustion sticks. The knowledge of channel might be obtained from moxibustion but not from needle. Another question to be answered was the channels entering in and leaving out from the body. How the ancients knew? Was this from thinking?

A special felling of cool, hot, sour and numb were commonly occurred after acupuncture or moxibustion, which was named got qi. While this felling was not present when stimulate the control points, but pain. The stimulation at the point ST36 足三里）might relieving abdominal pain. Whether stimulation at BL40（委中穴）or Ashi (阿是穴）point might relive the pain at back? Were they the same location of pain? Furthermore, what was the mechanism of pain? We need the answer. We need the basic research and it might take a long time.

The ancients learnt the knowledge of channel by observation and thinking analysis. The modern Chinese learnt the knowledge by mass survey, statistics and physical instruments. A large volume of knowledge was accumulated showing the existence of channel and acupuncture points but not the target. Recently, by the help of computer science and PET scan a new door opening to up. We could know what happened in the brain after one receiving the acupuncture stimulation. This was a new method of investigation. We expected more interesting results reported on channel science.

The acupuncture was accepted as a legal method in some European countries for years. Some countries made important contribution to the channel science. Mr. Brong Hong, the life term Present of World Acupuncture Association, was born in 1929, and came to United States of America at his age of 69. He was much involved on pushing the education, training, promoting acupuncture as a branch of clinical medicine. He winced the Alice Island Immigration Award in 2014. At present, there were certificates for clinical practice acupuncture, admitted into health insurance, etc. There were acupuncture services in 40% hospital in US. There were the acupuncture training programs in US troops for the acute incident injury to the solders. There was Colleges in TCM as well as Acupuncture in US. I was told that there were too many patients in an acupuncture clinic in Manhattan. They had to work over time for one hour. The patients were not all Asians but mostly Whites.

Facing the present situation, we expected that the research on acupuncture would be another hot point and more important achievement would be happened. More new methods of investments are needed, from basic question to brain research. It would be a long way to go.

Chapter 7
Acupuncture

The book NJ was composed of two parts, Suwen SW and Lingshu LS, while LS was mainly talking about the theory of channels and acupuncture. In addition to that more concept, it was added as collateral branch (络脉), branches of twelve channels (meridians 经别), muscles along the regular channels (经筋) and extra-channel (奇经). All of them made up the channel system.

The composition of channel-system: The system was composed of twelve channels, eight extra channels, twelve branches of channel, fifteen collateral branches etc. The twelve channels were the main stem, connecting viscera inside and acupoints outside. The twelve branches channels were connecting inside body cavity or skull. The eight extra-channels were with their special distribution and their function. The fifteen collateral branches were composed of the branches connecting 12 main channels, conception channel or Ren-channel at ventral side, governor channel or du-channel at dorsal side of the body surface and two lateral connecting branches at lateral side of the trunk.

7.1. Twelve Regular Channels

There were 12 Channels named as: Hand Taiyin Lung channel（LU）, Hand Yangming Large Intestine channel（LI）, Foot Yangming Stomach channel（ST）, Foot Taiyin Spleen channel（SP）, Hand Shaoyin Heart channel（HT）, Hand Taiyang Small Intestine channel（SI）, Foot Taiyang Urinary Bladder channel（BL）, Foot Shaoyin Kidney channel（LI）, Hand Jueyin Pericardium channel（PC）, Hand Shaoyang Sanjao channel（SJ）, Foot Shaoyang Gall channel（GB）and Foot Jueyin Liver channel（LR）. They were main composition of the system, also named as regular channels. (Fig.7.1- 7.12)

Table 7.1 Channel System

12 Regular Channel		
Hand Yin Channels	Hand Jueyin Pericardium C.	PC
	Hand Taiyin Lung C.	LU
	Hand Shaoyin Heart C.	HT
Hand Yang-Channels	Hand Yangming Large Intestine C.	LI
	Hand Shaoyang Sanjiao C. ..	SJ
	Hand Taiyang Small Intestine C.	SI
Foot Yand-Channels……	Foot Yangming Stomach C.	ST
	Foot Shaoyang Gall Bladder C.	GB
	Foot Taiyang U.Bladder C.	BL
Foot Yin-Channels……	Foot Taiyin Spleen C.	SP
	Foot Jueyin Liver C.	LR
	Foot shaoyin Kidney C.	KI
8 Extra Channeas Ren Channel or Conception C.		CV
Du Channel or Governor C.		GV
Chong Channel (冲脉)		
Dai Channel (代脉)		
Yinwei C., Yangwei C. (阴维脉，阳维脉)		
Yinqiao C. Yangqiao C(阴跷脉，阳跷脉)		
Connecting branches, micro-connecting branches.		

7.1.1. Hand taiyin Lung channel LU

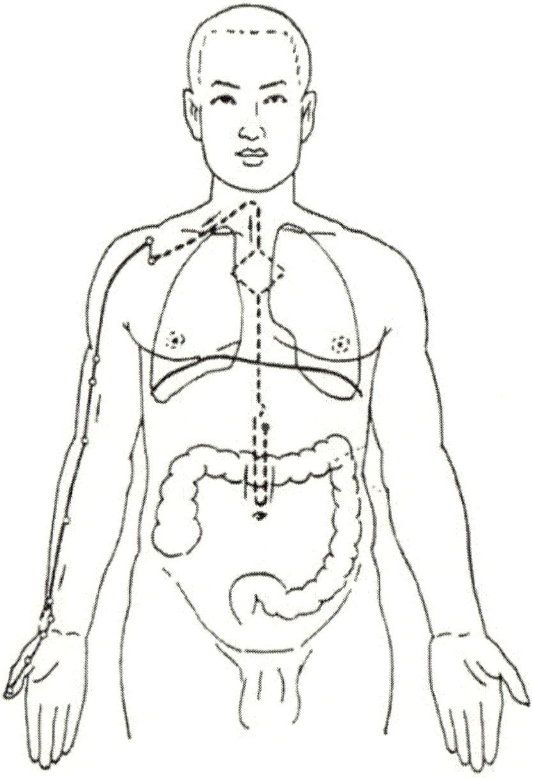

Fig. 7.1 LU

The passage of the channel: starting from mid-jiao, descending and connecting to large intestine, then upward to upper opening of stomach then across the diaphragm to lung. From the junction of lung and throat, the channel coming out and downward along the inner side of upper arm in between of Hand shaoyin channel and Hand Jueyin channel to the elbow, along the anterior margin of forearm to the wrist region, cunkou 寸口, then to the inner side of thumb, shaoshang LU11 少商. The branch from the back of wrist: from lieque LU7 列缺 going to inner side of index finger to its inner tip named as shangyang LI1 商阳 and connecting

Hand Large Intestine channel.

Main indication: the illness of throat, chest and lung. Such as cough, shortness of breath, common cold, pain at throat, arm pain and felling of coldness at shoulders.

7.1.2. Hand Yangming Large Intestine channel. LI

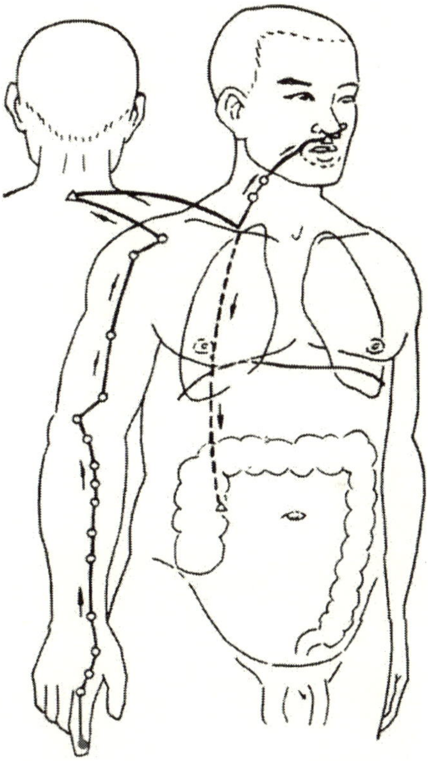

Fig. 7.2 LI

The passage of the channel: The channel was starting at the radial side of the index finger tip，shangyang LI1 商阳, and ascended the dorsal surface of the hand and forearm, the lateral side of the arm, the dorsal side of the shoulder to jugu LI16 巨骨 where the channel entered internally and travels posteriorly to dazhui GV14 大椎, and then coursed GV14 anteriorly to the supraclavicular fossa where it descended passing the diaphragm to connect with the large intestine. The superficial supraclavicular branch ascended the anterior lateral neck and the mandible, connected internally with the lower teeth, encircled the lips and terminated at the opposite yingxiang LI 20 迎香. There were 20 points on either side of the body.

Main indication: head and facial illness, fever, skin and gastrointestinal illness.

7.1.3. Foot Yangming Stomach channel ST

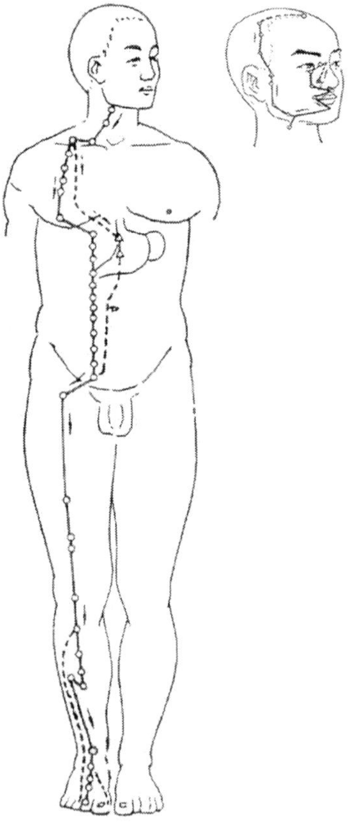

Fig. 7.3 ST

The passage of the channel: It started at the lateral side of the nose, the yingxiang LI20 迎香, then upward to the root of nose and connecting to the Foot Taiyang channel and downward along the lateral side of nose chengqi ST1 承泣 entering the upper gingival into mouth, around the lips and descended downward and connecting with chengjiang CV24 承浆 of Conception channel CV，then backward to daying ST5 大迎 and jiache ST6 颊车，upward to daying ST5 at anterior side of ear and shangguan GB3 上关 at Foot Shaoyang channel , along the margin of hair to the shenting GV24 神庭 at forehead of GV channel.

Branch at face: From daying ST5 大迎 at mandible downward to renying ST9 人迎 at neck. entering chest through supraclavical region, passing diaphragm to spleen and stomach.

Supraclavicular branch: descending through the nipple, closing the umbilicus and entering lower abdomen at inguinal region.

Stomach branch: from pyloric region descending downward to qichong ST30 气冲 point，then downward to anterior side of thigh to knee, down along the anterior margin of tibia to the dorsal side of foot entering the tip of lateral side of second toe, lidui ST45 历兑.

Another branch: start from three inches under knee, or zusanli ST36 足三里，descending downward the lateral side of tip at middle toe. Another branch out from the chongyang ST42 冲阳 at dorsal pedis, end to the yinbai SP1 隐白 at tip of fist toe tip, connecting to the Foot Taiyin Spleen channel (SP).

Distribution of the points: head and face region, neck, chest and abdomen ,the anterior and lateral side of lower limb. Started at chengqi ST1 承泣，ended at Lidui ST45 历兑. 45 points at each side.

Main indication： gastrointestinal diseases, head, facial nose toothache and mouth diseases.

7.1.4. Foot Taiyin Spleen Channe SP

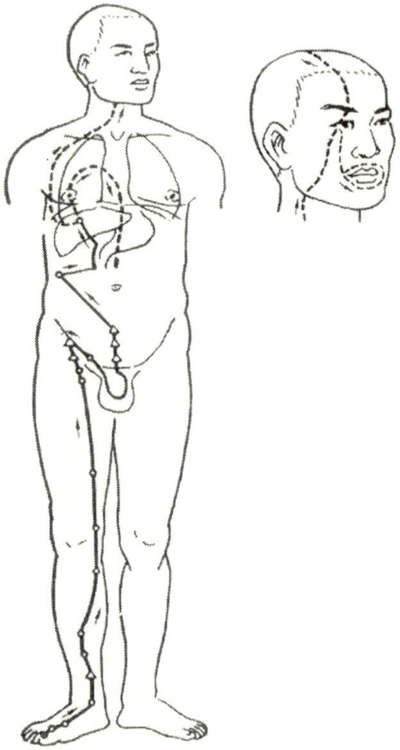

Fig. 7.4 SP

Passage of the channel: Started the tip of the first toe yinbai SP1 隐白, along the inner side of the toe, from the joint go up to the anterior side of inner ankle and ascending up to the calf, along the posterior tibia, connecting Foot Taiyin Spleen channel SP, along the anterior margin of knee and thigh, entering abdomen, connecting Spleen and Stomach , crossing the diaphragm and ascending along the two lateral sides to the base of tongue. Stomach branch: crossing up through diaphragm connecting Heart channel.

The distribution of points: large toe, inner ankle, inner side of lower limb, ventral side of chest and abdomen. Started at yinbai 隐白 point，ended at dabao SP21 大包，21 points at each side.

Main indication: diseases of GI tract, gynecological diseases.

7.1.5. Hand Shaoyin Heart Channel HT

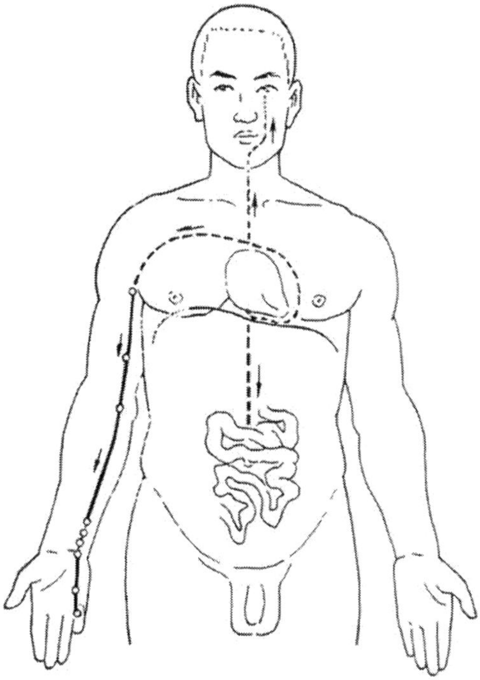

Fig. 7.5 HT

The passage of channel: started at Heart, passing diaphragm, connecting Small Intestine. Ascending branch: ascending to Lung, coming out to jiquan HT1 极泉 at axilla, along the posterior margin of inner upper arm to the elbow, descending to the posterior margin of inner forearm to the palm and entering. It ended at shaochong HT9 少冲 the tip of 5th finger.

Distribution of the points: axillary region, the ulna side of forearm. Started at jiquan 极泉 and ended at shaochong HT9 少冲. Nine points at each side.

Main indications: Heart, chest and mental disorders. Such as: Heart pain, dryness of throat, thirst, the pain at inner side of arm.

7.1.6. Hand Taiyang Small Intestine channel SI

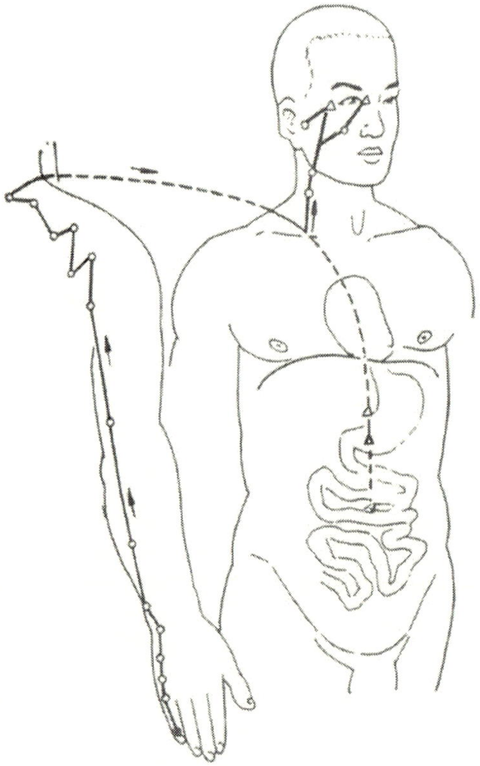

Fig. 7.6 SI

Passage of the channel: started at lateral side of 5th finger tip shaoze SI1 少澤，along the lateral side of the back of hand to the styloid process of ulna, up along the posterior margin of forearm, in between of ulna and radius to the upper arm out of shoulder region and meet dazhui GV14 大椎，then downward to supraclavical region connecting Heart, along with esophagus through diaphragm to stomach and small intestine.

Branch at supraclavical fossa: ascending along neck to facial maxillary region, to external canthus, entering into the ear at tinggong SI19 听宫. Facial branch: up to orbit to lateral side of nose to jingming BL1 睛明 connecting with Foot Taiyang channel and end at maxillary region.

Main indication: Head, neck, ear, eye, pharynx and larynx and fever illness. Shoulder pain.

Distribution of acu-points: mainly in the ulna side of palm, ulna side of arm, shoulder region and facial region. Started at shaoze SI1 少泽，ended at tinggong SI19 听宫, 19 points at each side.

7.1.7. Foot Taiyang Bladder channel BL

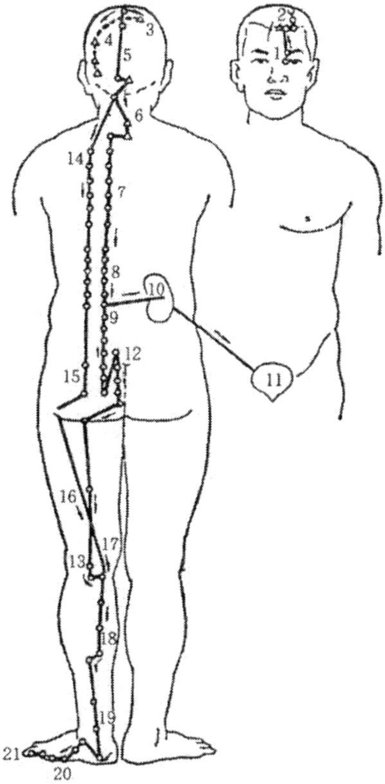

Fig.7.7 BL

Passage of the channel: Started at inner canthus, jingming BL1 睛明, going upward to the top of head , baihui GV20 百会. Head top branch: from head top downward to the maxillofacial region. Another branch at head top: direct into the skull connecting the brain, descending out to back of neck, along the inner side of scapula and spinal cord to the lumber region, from the muscle at para-spine region entering abdomen, connecting kidney. It belong to urinary bladder. The branch at lumber region: descending to the gluteal region, huantiao GB30 环跳， to the popliteal region. Then downward to the calf and the heel by the lateral side of foot the lateral side of small toe zhiyin BL67 至阴, connecting Foot Shaoyin Kidney channel.

The distribution of acupuncture points: head, orbit of eye, neck, both side of spinal cord , the posterior lateral side of lower extremities, the end of little toe . Started at jingming BL1 睛明, ended at zhiyin BL67. 67 acupoints at each side.

Main Indications: head, neck, eye, back, lumber and lower extremity illness. The first para-spinal cord lateral line acupoints related illness and its viscera.

7.1.8. Foot Shaoyin Kidney channel KI

Passage of the channel: started at the small toe to planter center, yongquan KI1 涌泉， coming out along the inner ankle to the hell, up to the calf to the inner side of popliteal region, ascending along the inner side of thigh to the spinal cord connecting the Governor Channel GV. It was belonging to Kidney and connected Bladder. Acupoints connecting path: to the abdominal wall at half inch away from the midline to the chest wall about 2 inches away the midline, terminate at sub-clavical region shufu KI 27 俞府. Branch at lung: coming out from lung, connecting heart and pericardium channel.

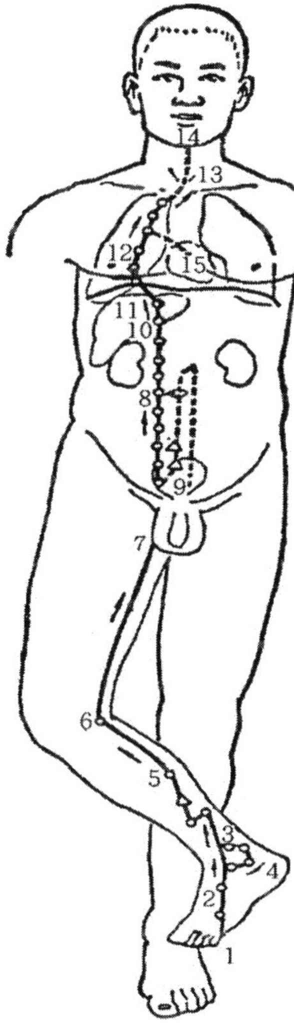

Fig.7.8 KI

Distribution of points: planter, inner ankle, hell tendon region, inner posterior margin of lower lamb, abdomen and chest. Started at yongquan KI1 涌泉, ended at shufu KI27 俞府. 27 points at each side.

Main indication: GYN illness, kidney, lung and pharynx disorders.

7.1.9. Hand Jueyin Pericardium channel PC

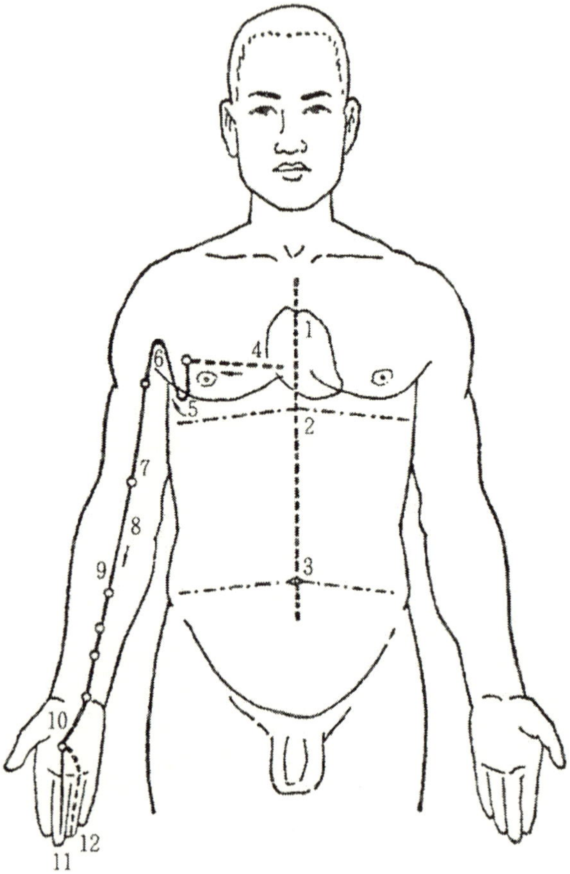

Fig.7.9 PC

Passage of the channel: Started at chest cavity from pericardium downward to diaphragm and abdominal cavity. Chest branch: coming out from chest to the axillary region to tianchi PC1 天池， from inner side of the upper arm, going to cubital fossa and to the forearm to the center of palm, along the mid finger to its tip, zhongchong PC9 中冲. The branch at palm: from laogong PC8 劳宫 to the 4th finger to its tip, the guanchong SJ1 关冲， connecting Sanjiao channel SJ.

Main indication: heart, chest, stomach illness, such as chest pain, techicardia, boring, arm spasm.

Distribution of acupoints: mammary region, the palm side of the arm and the tip of mid finger. Started at tianchi PC1, ended at zhongchong PC9 中冲，nine points at each side.

7.1.10. Hand Shaoyang Sanjiao channel SJ

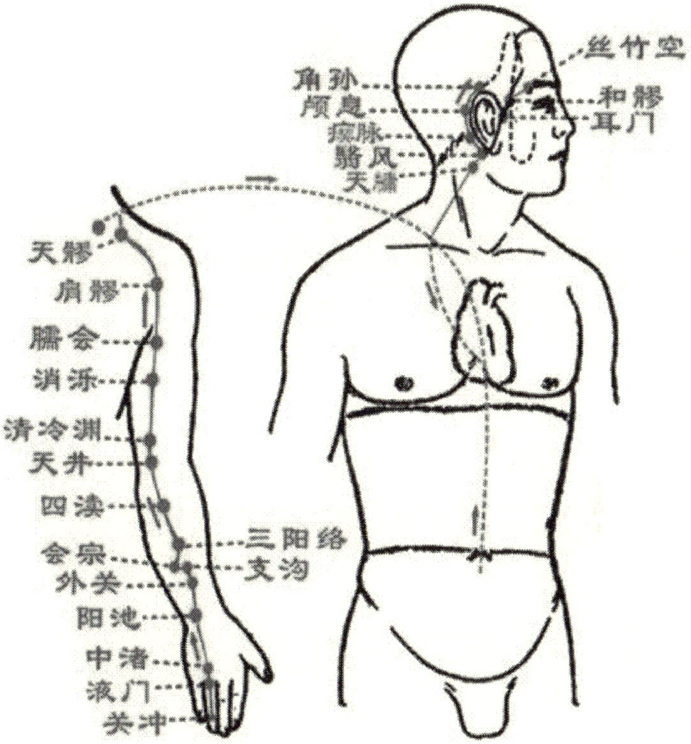

Fig. 7.10 SJ

Passage of the channel: Started at 4th fingertip guanchong SJ1 关冲, upward to the back of hand and to the elbow tip, along the lateral side of upper arm to the shoulder, connecting Foot Shaoyang channel, from supracalvical region entering chest and connecting pericardium, ascending through diaphragm .

Branch at chest: Ascending up from chest to supraclavical region to neck， then from posterior auricular region to the frontal angle, then downward to the lower orbit region.

Auricular branch: from post auricular region entered ear, coming out anterior, crossing above branch to the lateral canthus, connecting Foot Shaoyang Liver channel.

Distribution of acupoints: the 4th finger, hand back, later side of the arm, shoulder, neck, posterior of auricular shell, later side of eyebrow. Started at guangchong SJ1 关冲, ended at sizhukong SJ23 丝竹空. 23 points at each side.

Main indications: Ear, eye, chest, pharyngeal and laryngeal illness. Such as abdominal swelling, ascites, hearing problem, pain of throat, arm pain.

7.1.11. Foot Shaoyang Gall channel GB

Passage of the channel: Started at external canthus , tongziliao GB1 瞳子髎，upward to frontal angle heyan GB4 颔厌， descending to post auricular region, fengchi GD20 风池，along the neck to the shoulder crossing Hand Shaoyang channel SJ and to the supraclavical region . The auricular branch: from post auricular region entering ear, then coming out to the anterior to the posterior side of external canthus.

The branch at outer canthus: from outer canthus descending to daying ST5 大迎，meet the Hand Shaoyang channel SJ at orbit and descending to jiache ST6 頬车, then to supraclavical region entering the chest cavity, passing diaphragm connecting liver and belong to gall bladder, descending down to the inguinal region, from pubic to the hip joint, huantiao GB30 环跳.

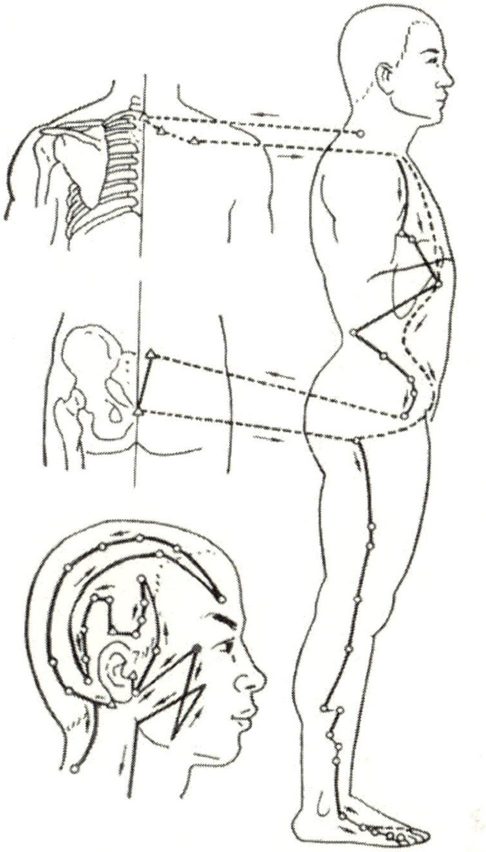

Fig. 11 GB

Descending branch from supraclavicl region: descending to the axilla region along the lateral chest wall downward to the hip joint area and meet the above branch, then downward along the lateral side of the leg, exit at lateral side of knee joint, descending along the anterior side of fibula until the anterior of lateral ankle to the foot back, entering the tip of 4th toe, zuqiaoyin GB44 足窍阴.

The branch of foot back: divided from zulinqi GB41 足临泣， in between of 1st and 2nd metatarsus bone, exit the first toe to dadun LR1

大敦, connecting the Liver channel.

Distribution of the points: the lateral side of external canthus, temple region, posterior auricular region, shoulder, sub-costal region. Lateral side of lower extremity, anterior and lateral side of external ankle. Started at tongziliao GB1 瞳子髎, ended at zuqiaoyin GB44 足窍阴. 44 points at each side.

Main indication: Head, eye, ear and throat illness.

7.1.12. Foot Jueyin Liver channel LR

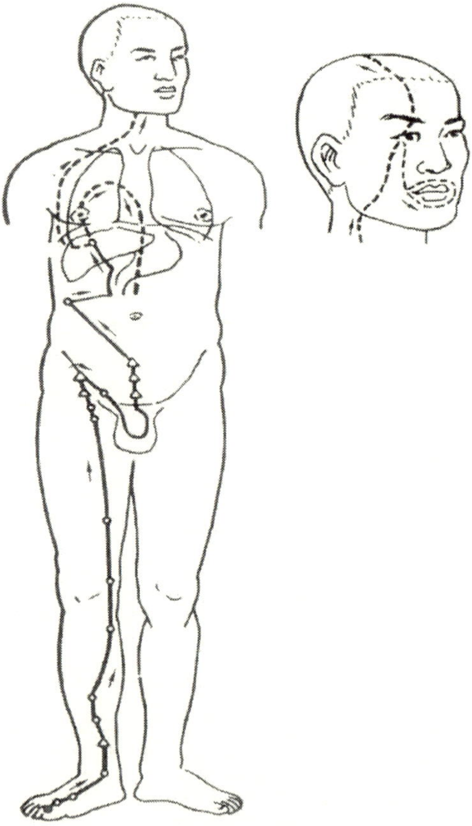

Fig.7.12 LR

Passage of the channel: started at greater toe dadun LR1 大敦，along the tarsus upward to the inner ankle zhongfeng LR4 中封, passing up for 8 inches meet the Foot Taiyin channel SP, upward to the inner side of knee and the thigh to the pubic hair to the lower abdomen, by the stomach, belong to Liver and connected gall bladder, up through diaphragm, to the subcostal region, from the back of throat entering nasal-pharynx, connecting eye, from frontal region up to the top of head meet the Governor channel GV（or Du channel 督脉). Eye branch: descending and around the lips. Liver branch: passing diaphragm up to Lung connected to the Lung channel.

Distribution of points: back of foot, inner ankle, inner side of lower extremity, pubic region subcostal region. Started at dadun LR1 大敦，ended at qimen LR14 期门. 14 points at each side.

Main indications: Liver illness, gynecological disorders, back pain, chest pain, hiccup, enuresis, difficulty in micturition.

7.1.13. The superficial and deep relationship between 12 channels

By the connection through the twelve connecting branches and microbranches, each two channels made a couple of superficial-deep relation. There were six couples which were Lung LU--Large intestine LI, Heart HT--Small Intestine SI, Liver LR--Gall GB, Spleen SP--Stomach ST, Kidney KI—Bladder BL and Pericardium PC--Sanjiao SJ.

Each channel of a pair was passing along the inner and outer side of the extremity. They were connected at the tip of the extremities and were belonging to their viscera. The relationship was between each pair of viscera as well as the channels. Therefore, they were with more crossing influence each other (see chapter 3).

7.1.14. The distribution between twelve channels

As LS38, it said "three hand Yin channels passing from viscera to hand, but three hand Yang from hand to head, while three foot Yang from head to foot, but three foot Yin from foot to abdomen."

Head and face: Three Hand-Yang channels started at here where three Foot-Yang channels connected. It was said that all the Yang channels met at head. The Hand and Foot Yangming channels distributed at frontal area. Hand Yangming was at maxillary region. Hand and Foot Shaoyang were at temple-ear region. Foot Taiyang was at head top and occipital region. Foot Jueyin was also at head top. Generally speaking, Yangming at front, Shaoyang at both side and Taiyang at posterior.

Trunk: Three Foot-Yin channels and Foot Yangming were at ventral side of trunk. Three Hand-yang and Foot Taiyang channels were at dorsal of the trunk. Three Hand-Yin channels, Foot Shaoyang and Foot Jueyin channels were at axilla and lateral side of the trunk.

Four extremities: Yin channels were at the inner side while the yang channels were at the lateral side.

Table 7.2 The distributions of 12 channels at extremities.

Position	Inner side	Outer side
Hand anterior	Taiyin, LU	Yangming LI
Hand middle	Jueyin PC	Shaoyang SJ
Hand Posterior	Shaoyin HT	Taiyang SI
Foot anterior	Taiyin SP	Yangming ST
Foot middle	Jueyin LR	Shaoyang GB
Foot posrerior	Shaoyin KI	Taiyang BL

7.1.15. Twelve channel branch, twelve musculature regions and twelve skin areas

Channel branch was the branch splitting from the main channel, usually above the elbow or knee. It went into the body cavity，then coming out to the body surface. The channel branch from Yin channel combined with the channel branch of Yang, the two fused together. The function of twelve channel branches were correlating the relationship of each two channels.

Twelve muscle regions were the nutritive region to the channel and the supplement area to the channel. Twelve skin areas were the skin along the channels.

7.2. The functions of the eight extra channels

The eight extra channels were Governor or Du channel(督脉), Conception or Ren channel（任脉）, Chong channel（冲脉）, Dai channel（带脉）, Yinwei channel(阴维脉), Yangwei channel(阳维脉), Yinqiao channel(阴跷脉）and Yangqiao channel (阳跷脉). They were not belonging to the viscera. The later four channels were less important. They would not be introduced in detail. The Du channel, Ren channel and Chong channels were all originated from same source and from pubic region. Du channel was passing along the middle back to head. The Ren channel was passing along the mid-ventral to mandible. The Chong channel was passing along the Foot Shaoyin Kidney channel KI upward to the lips.

The function of extra-channels: ① connecting the 12 regular channels and regulating Yin and Yang: du channel connecting six Yang channels and ren channel connecting the other six Yin channels and might regulate each other, ② Du and ren combined with twelve regular channels making fourteen, which were the main component of the Channel System.

7. 2. 1. Conception or Ren channel CV (任脉)

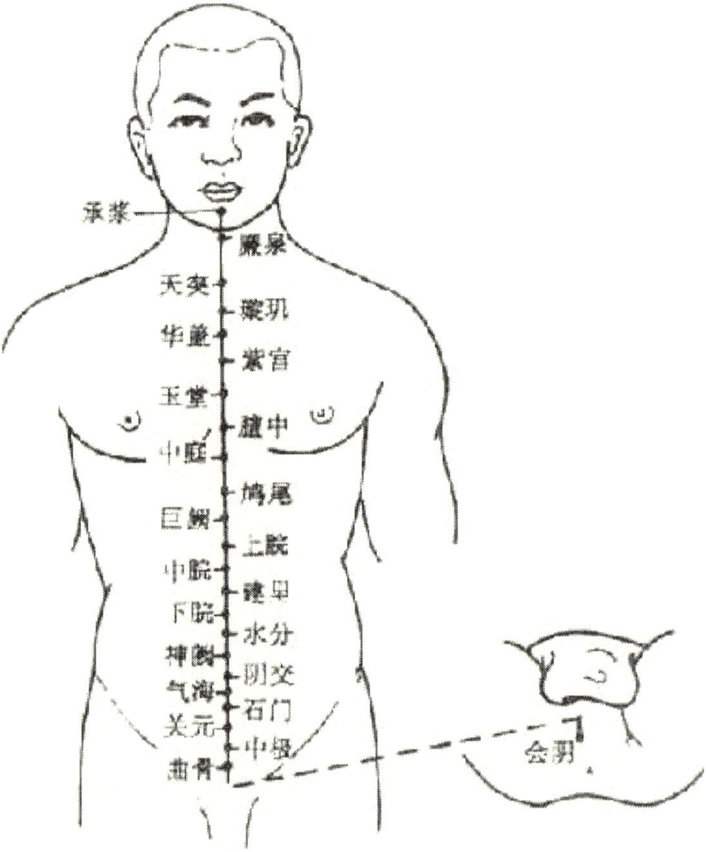

Fig.7.13 CV

The Ren channel was passing mid-ventral line of the body. It connected all the Yin channels of the body. The passage of the channel: started from pubic region, passing upward to mid neck and lower lip then connecting yinjiao GV28 龈交 and suborbital region at both side.

Main indication: GYN illness.

7. 2. 2. Governor or Du channel GV (督脉)

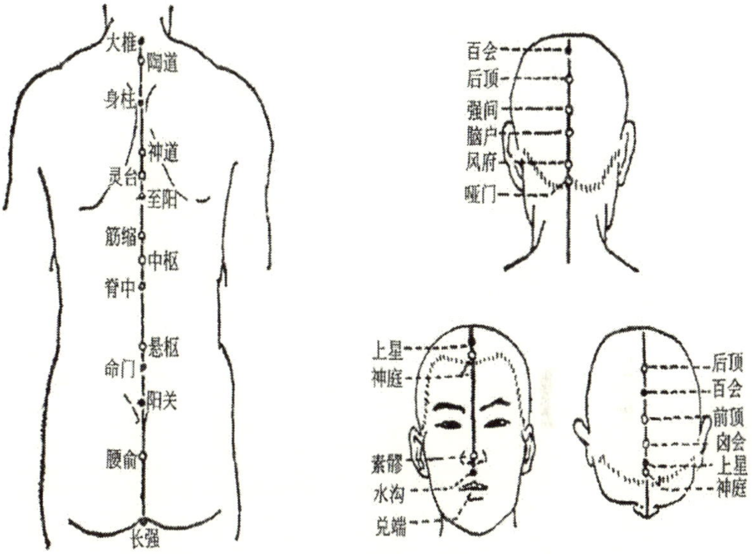

Fig. 7.14 GV

Du in Chinese means governor. The du channel was passing along the central line of the back, which control all the Yang channels of whole body. It was passing up from neck inside to the brain. It went up to top of head, frontal region, nose and upper lip.

Main indications: rigid spine, back pain, mental disorders, febrile convulsion etc.

7.2.3. Chong channel and Dai channel(冲脉与带脉)

Chong channel: It was written in book LS 38: The upper of the channel was passing out from the nasal pharynx. The lower of the channel was out from qijie ST30（气街）or qichong， downward to the inner side of the thigh neilian or yinlian LR11（内廉, 阴廉）, entering the posterior inner ankle. The descending branch was downward to the tarsus and the large toe.

The main indication: GYN disorders and pubic area diseases.

Dai channel 带脉: Dai channel was passing around the lumbar region similar to the belt. It started at subcostal region and passing downward obliquely to daimai GB26（代脉穴）.

7.3. The acupoints of human body

Each individual was with different height. It was not proper using one ruler for everyone to define the position of the acupuncture point. Using anatomic landmark as a stander was the best way.

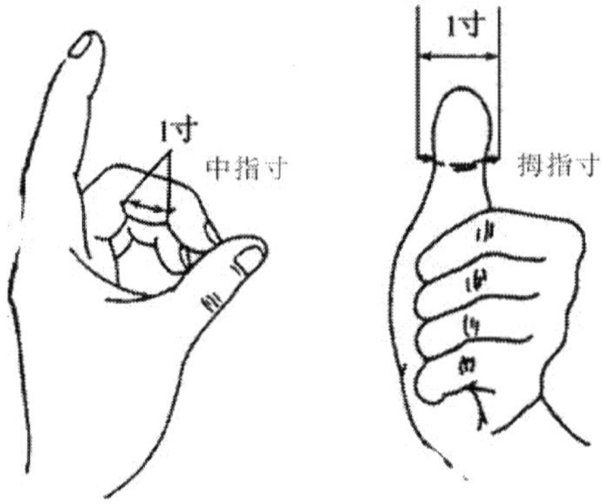

Fig. 7.15 Individual inch

There were 52 single acupoints, 300 double points at each side and 50 extra channel points. All together there were 702 points. There were 108 critical points, among them 72 points were not fetal. The remained 36 points were fetal.

7.3.1. Specific Points 1: The Five transport points (五腧穴) Making selection of points.

Table 7.3 Five Transport Points of 12 Channels

经脉 channel		井穴 Jing-well	荥穴 Xing-spring	输穴 Shu-stream	经穴 jing-river	合穴 He-sea
手三阴 /hand ThreeYin	手太阴肺经 LU	少商 LU11	鱼际 LU10	太渊 LU9	经渠 LU8	尺泽 LU5
	手厥阴心包经 PC	中冲 PC9	劳宫 PC8	大陵 PC7	间使 PC5	曲泽 PC3
	手少阴心经 HT	少冲 HT9	少府 HT8	神门 HT7	灵道 HT4	少海 HT3
足三阴 /foot ThreeYin	足太阴脾经 SP	隐白 SP!	大都 SP2	太白 SP3	商丘 SP5	阴陵泉 SP9
	足厥阴肝经 LR	大敦 LR1	行间 LR2	太冲 LR3	中封 LR4	曲泉 LR8
	足少阴肾经 KI	涌泉 KI1	然谷 KI2	太溪 KI3	复溜 KI7	阴谷 KI10
手三阳 /hand ThreeYang	手阳明大肠经 LI	商阳 LI1	二间 LI2	三间 LI3	阳溪 LI5	曲池 LI11
	手少阳三焦经 SJ	关冲 SJ1	液门 SJ2	中渚 SJ3	支沟 SJ6	天井 SJ10
	手太阳小肠经 SI	少泽 SI1	前谷 SI2	后溪 SI3	阳谷 SI5	小海 SI8
足三阳 /foot ThreeYang	足阳明胃经 ST	厉兑 ST45	内庭 ST44	陷谷 ST43	解溪 ST41	足三里 ST36
	足少阳胆经 GB	足 窍 阴 GB44	侠溪 GB43	临泣 GB41	阳辅 GB38	阳陵泉 GB34
	足太阳膀胱经 BL	至阴 BL67	足通谷 BL66	束骨 BL65	昆仑 BL60	委中 BL40

The five transport points were distributed under the elbow (knee) joint. They were Jing-Well point (井穴) Xing-Spring point(荥穴), Shu-Stream point (输穴), Jing-River point (经穴) and He-Sea point(合穴). Each point had its usage. The names were with their meaning: the beginning of the channel with small water as the well, the position of the point was at the finger tip beside the nail. The channel was passing along just like the stream of the spring and the located at finger or tarsus. Then the water stream was getting larger. It was named as transport and located close to wrest or ankle joints. The channel was passing smoothly like river and named as Jing-river point. Finally, it was gathering and entering into the sea named He-sea point located closed to the elbow or knee joints.

The five transport points were all located lower than the knee or elbow joints which were convenient to reach and safe. There were more specific points such as connection points, xi-cleft points, lower-He points and the eight confluent points connecting the eight extra channels. They were considered as effective and widely used points. Some expert doctors used these points for treating most illness.

Some doctors were treating many illness by combined two source points (原穴)，LI4 hegu 合谷 at hand and LR3 taichong 太冲 at foot . They considered that this combination was with powerful effects especially for calmness and anti-spasm.

The ancient saying said the one was expert for acupuncture using the points not above the elbow or knee. It also showed the importance of five transport points. The important literatures on this topic were recorded in LS19, in which it said as following paragraphs:

① The illness located at viscera taking Jing-well points (井穴) : As it was written in LS 47, the five viscera were the storage for essence, blood, Qi, soul and sprit. Jing-well points might with the function for waking up a patient from unconsciousness. LU11 少商穴 combined with LI 1 商阳 might relieving stagnation and consciousness which useful for wind stroke syndrome (apoplexy) and acute swelling of throat. SP1 隐白 combined with ST45 历兑 were used for calming. SP1 隐白 with LR1 大敦 were good for uterine bleeding. HT9 少冲 combined with SI 1 少择 were good for wind stroke syndrome too. HT9 少冲 was good for fever clearing. KI 1 涌泉 was good for extremely cold limbs, epilepsy and infantile convulsion. PC9 中冲 with SJ1 少泽 were good for wind stroke syndrome. GB 44 足窍阴 was good for loss sleep.

② The illness with color taking xing-spring points: The book LS 59 was talking about by inspection the facial color used to investigate the diagnosis. The early stage of Lung fever or asthma, taking LU 10 鱼际 and LI2 二间 points might be effective. LS20 said: the evil at Liver, that pain by intercostals region , taking LR2 point 行间 might be reliving pain. The SJ2 液门 point combined with LU10 鱼际 were good for the illness of throat.

③ The long term illness taking shu-stream points: Shu points were benefit Qi and wetness, good for treatment of fullness, tiresome, loss feces and pain. Shu points were good for intermittent pain or intermittent fever. It was for intermittent rheumatic pain. BL65 束骨 was good for head top pain. ST43 陷谷 was good for frontal pain and GB 41 足临泣 for hemicranias (splitting headache).

④The illness with sound taking Jing-river points: The book LS 65 said that regulating the six channels might effective for abnormal phonation. Some functional disorders might be treated through this thinking. Such as, LU8 经渠 was good for asthma and cough. The spleen channel was connected with tongue, while SP5 商丘 was good for stiff tongue and pain. HT5 通里 was good for sudden aphonic. LI5 阳溪 was good for toothache. ST41 解溪 was good for facial swelling and maxillary-facial illness. SI5 阳谷 was good for trismus, BL60 昆仑 was good for reliving asthma and toothache. PC5 间使 was good for aphonic.

⑤ He-sea points were used for improper food intake: He-sea points might regulate the gastrointestinal function and strength the function of Spleen. They might be helpful for chronic illness such as: cold and pain in the stomach, hiccups, vomiting and diarrhea. The ST36 足三里, LI 11 曲池, SP9 阴陵泉, LU5 尺泽, BL40 委中 and PC3 曲泽 were the commonly used for GI disorders. LI 11 曲池 and ST36 足三里 were also used as tonics too.

In LS 4, it said: xing-spring points and shu-stream points were good for external illness, he-sea points for viscera disorders.

The SJ2 液门 was good for common cold and especially when combined with LU10 鱼际. The shu-stream points of Yin-channels were belonging to Earth, while the shu-points of Yang channel belonging to Wood. Earth-Spleen-muscle was in the same system. The rheumatic pain might be treated by shu-stream points. Shu-stream points were good for the illness at each channel related area.

7.3.2. Some specific points 2: Selection of Points

Some points were commonly used for acupuncture, named as specific points. They were further classified into five transport points, source points, connecting points, xi-cleft points, lower-he points, shu-back points, front-mu points, eight convergent points 八脉交会穴, eight confluence points and crossing points.

Table 7.4 12 Yuan (原穴 Source Points) of 12 Channels

Hand-3-Yin	肺经 LU 太渊 LU9	心经 HT 神门 HT7	心包经 PC 大陵 PC7
Hand-3-Yang	大肠经 LI 合谷 LI4	小肠经 SI，腕骨 SI4	三焦经 SJ，阳池 SJ4
Foot-3-Yin	脾经 SP，太白 SP3	肾经 KI，太溪 KI3	肝经 LR 太冲 LR
Foot-3-Yang	胃经 ST，冲阳 ST42	膀胱经 BL 京骨 BL64	胆经 GB 丘墟 GB40

① The Yuan-Source points and luo-connecting points（原穴与络穴）: Yuan was with the meaning of source and origin or Qi, which was the origin of power. The 12 origin points were located at region at elbow or knee. The luo-connecting points were for connected with other channels.

② Xi-cleft points 郄穴：The xi was with the meaning of slit or fissure. There were 16 points, Except one ST34 梁丘，all points were located under knee or elbow. Xi points might be used for the emergency as acute pain and acute inflammation. The xi-points of Yin-channels were good for n hemostasis，such as LU6 孔最 was good for spit blood.LR6 中都 was for uterine bleeding and KI8 阴郄 was good for spitting blood or nasal bleeding. The Xi-points of Yang-channels were good for relieve pain, such as acute back pain taking SI6 养老 and acute upper abdominal pain taking ST34 梁丘等。The Xi-points might be used alone or in combination with others, such as ST34 梁丘 combined with CV12 中脘 for acute gastrointestinal illness or LU6 孔最 combined with CV17 膻中 for spitting blood.

Table 7.5　16 Xi-points (郄穴)

Hand 3 YIN channels	Taiyin Lung LU6 /孔最	Jueyin pericardium PC4/郄门	Shaoyin Heart HT6/阴郄
Foot 3 YIN channels	Taiyin Spleen SP8 /地机	Jueyin Liver LR6/中都	Shaoyin Kidney KI5/水泉
Hand 3 YANG channels	YangmingL. Intest. LI7 /温溜	Shaoyang SJ SJ7/会宗	S. Intest. SI6/ 养老
Foot 3 YANG channels	Yangming Stomach ST34/梁丘	Shaoyang Gall GB36/外丘	Taiyang Bladd. BL63/ 金门

Yinwei /KI9 阴维，筑宾（足少阴）Yinqiao 阴跷/KI8 交信（足少阴），阴维, Yinwei/GB35 阳交（足少阳） Yangqiao 阳跷/BL59 附阳（足太阳）

③ Shu-back points（背俞穴）and Mu-front points were located in back of the body. They were located at the first line of bladder channel at back, generally arranged from top to down and named by the name of the viscera. Shu was with the meaning of transport and infusion. All together 12 shu-back points . They were 肺俞 BL13, 心俞 BL15, 隔俞 BL17 肝俞 BL18 胆俞 BL19 脾俞 BL20 胃俞 BL21 三焦俞 BL22 肾俞 BL23, 大肠俞 BL25, 小肠俞 BL27 膀胱俞 BL28 . See Fig.7.7b

The Qi of Viscera were gathered at the front of the trunk were named as Front Mu points. Mu in Chinese was with the meaning of collecting or getting together. There were 12 points, each for its cicero. The Mu-points might be located at its channel or located at another channel. The viscera illness might be treated with Mu-points, such as, Stomach illness taking CV12 中脘, L Intestine illness taking ST28 天枢, Bladder illness taking CV3. The Mu-points were connecting with back-Mu. The Mu-points might be used independently or with back-shu points. This was named as Shu-Mu combination.

Table 7.6 募穴 (Front Mu point),

两侧	Two Lateral	正中	Middle
脏腑 Viscera	募穴 Mu point	募穴 Mu point	脏腑 viscera
肺 Lung LU	中府 LU1	膻中 CV17	心包 Pericardium
肝 Liver LR	期门 LR14	巨阙 CV14	心 Heart
胆 Gall GB	日月 GB24	中脘 CV12	胃 Stomach
脾 Spleen SP	章门 LR13	石门 CV5	三焦 Sanjiao
肾 Kidney KI	京门 GB25	关元 CV4	小肠 Small Intestine
大肠 L. Intestine	天枢 ST25	中极 CV3	膀胱 Bladder

④ Lower-He points（下合穴）: The Qi met at three foot Yang channels were named as lower-he points. There were six of them. There were six Lower-He-points. Among them the Lower-He points of Stomach, Gall and Bladder channel were at there channel itself. The Lower-He points of Small and Large Intestine channel were at Stomach channel.

The Lower-He point of Sanjiao channel was at Bladder channel. 《LS2 本输》 pointed out that "The six sub-viscera all connected to three foot Yang". 《LS4》pointed out all the illness of viscera should take the Lower-He points, such as Stomach taking ST36 足三里， Large Intestine taking LI9 上廉，Small Intestine taking LI8 下廉，Sanjiao taking BL39.委阳，Bladder taking BL40 委中， Gall taking GB34 阳陵泉。《LS2 本输》 said "Large Intestine and Small Intestine were all belong to Stomach".

⑤ Eight Influential Points（八会穴）: The points were gathering the spirit of viscera, sub-viscera, Qi, blood, tendon, vessels, bone and marrow named as influential points (脏、腑、气、血、筋、脉、骨、髓).They might locate at trunk or four extremities. Among them, the tendon, vessel and marrow (筋、脉、髓)met at extremities. They were eight influential points 会穴 as following. Viscera gathering point — LR13 章门, same as Mu-point of SP , LR13 was good for viscera illness.

Sub-viscera gathering —CV12 中脘, as Mu-point of ST. CV12 was good for sub-viscera illness. Qi gathering —CV17 膻中,which good for Qi related illness. Blood gathering—BL17 膈俞 which located in between of BL15 心俞 and BL18 肝俞, and was good for all illness related to Blood. Bone gathering—BL11 大杼 which close to bone. BL11 大杼 was good for bone illness. Sinew gathering —GB34 阳陵泉 point was close to knee. The knee was the home of sinew. Liver was in charge of sinew. GB34 阳陵泉 was good for all illness related to sinew. Vessel gathering —LU9 太渊： the source point of LU which was good for vessel illness. Marrow gathering—GB39 悬钟, one of the GB point, GB was in charge of Bone. The marrow produced by Bone， GB38 悬钟 was good for brain illness.

⑥ Eight confluence points 八脉交会穴 : The points met both one of the 12 regular channels and with one of the extra-channels were named as confluence point. They were all located at ankle or wrist area. They might be used for both regular channel and extra-channel illness. There might be two or more channels meeting. They were named also as crossing points. The SP4 公孙 of Spleen channel was connecting Chong channel (冲脉）. PC6 内关 of Pericardium channel was connecting Yinwei channel. SI3 of S. Intestine channel was connecting Governor channel. BL62 was connecting Yangqiao channel. They were commonly used in clinical practice.

Table 7.7 Eight Confluence Points 八脉交会穴

Point1/ channel/Extra-channel/location	Point2/channel /Ex.channel	Indication /Illness
SP4 公孙/chong Ch/leg	PC6 内关 /Yinwei/arm	Heart /chest,stomach diseases
SI3 后溪/S Inest./Du chan,/arm	BL62 申脉 /Yangqiao/leg	Eye/neck/ear/S Intes/bladder
GB41 临泣/GB/Dai chan/leg	SJ5 外关 /yangwei/arm	Eye/face/neck/shoulder/chest
LU7 列缺/Renee chan/arm	KI6 照海/yinqiao/leg	Pharynx/throat

7.3.2 Recommended points for layman

There were more than three hundred points in the human body which was difficult to memory. Here we selected 19 commonly used points for you.

1. LI 11 曲池: Bend elbow to 90 degree, the end of wrinkle at radius side was the location. This point was good for lower high blood pressure, local muscle pain or spasm.
2. PC6 内关: Location: palm at two inches above wrest skin wrinkles in between the two muscle tendons. It was the first choice for cardiac emergency as chest pain or tachycardia. It might be used for motion sickness.

3. LU7 列缺：hand back, radial side, at 1/2 inch above wrist winkle. It was good for intercostal pain, headache and stiffness neck.

4. SI3 后溪：light fist, close to metacarpal bone at hypothenar eminence. It was for acute injury of back muscles, stiffness neck.

5. LI4 合谷：A wifely used point for face and head, located as shown at Fig. 7.16. It was good for toothache, headache, nasal bleeding etc.

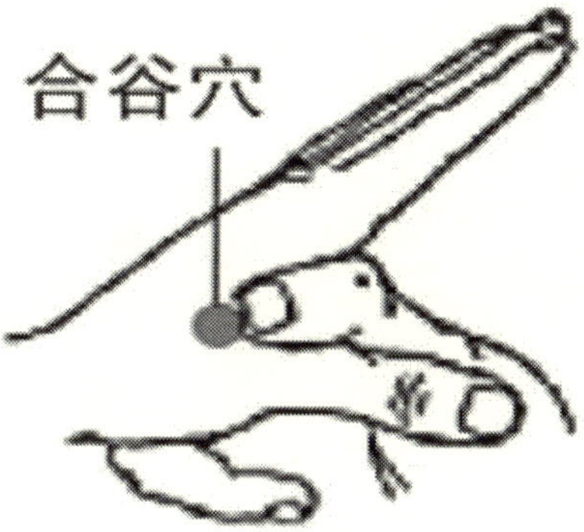

Fig. 7.16 LI4 合谷穴

6. GV20 百会：It was located at the junction of a line connecting with two external ear holes and the sagittal plane , or about 5 inches above the front mid-margin of hair. Stimulation to this point might help you clear-minded and increasing memory. When you felt tiresome, you might try knocking this point with your finger for a few minutes.

7. BL1 睛明：location: a few mm above the inner canthus. It might relive tiresome of eyes. You might close your eyes and pushing this point with your finger or the whole the orbit.

8. ST6 颊车：Location: One inch above the angle with sour felling

when pressure on. It was good for toothache, facial paralysis illness.

9. LI20 迎香: The location was at nasolabial grove. Good for nose and eye illness.

10. SI19 听宫:The location at anterior trigus of the ear. It is good for tinnitus and hearing illness.

11. GV26 水沟：location at upper 1/3 of philtrium grove. It is commonly used at coma and respiratory failure. Need strong stimulation.

12. L40 委中：Located at popliteal center. It was good for low back pain or acute muscle spasm. Might be used by finger pressing to the point.

13. LR3 太冲：Located at foot back at the 1st tarsal-metatarsal bone. When combined with LI14 used for emergency treatment, they were good for sedation, tranquilization and reliving convulsion.

14. ST36 足三里: Location: see Fig.7.18. Sitting upright, the thigh and lower leg at right angle, from the lateral knee fossa downward 4 fingers wide and the one finger wide anterior. Usage: good for all GI discomfort, such as: abdominal pain, swelling, vomiting and diarrhea .It might be as tonics for Qi and GI.

15. KI1 涌泉：Location at planter center: anterior one third at the planter. Usage: first aid for heat stroke, coma. Also good for dizziness, lose sleep. It might be used as tonics point as self-massage.

16. CV4 关元：Location: It was three inches below the umbilicus. It used for premature ejaculation, impotence for male and irregular menorrhea and dysmenorrheal for female. Treated with moxibustion for 20-39 minutes was with good results.

17. Ashi point: No definite location. Any point at body surface with tenderness or discomfort. Pain showed losing connection with outside environment either Qi or blood. Stimulation of ashi point might help reliving the tension of nearby muscle and recovering the connection.

18. Three points for tonics: CV6 气海, CV17 膻中 and ST36 足三里(see above). CV6 is 1.5 inch below the umbilicus. CV 17 is in the chest in the middle between of two nipples. These three might be treated with moxibustion for 20-30 minutes, which was good for tonics of Qi and Lung.

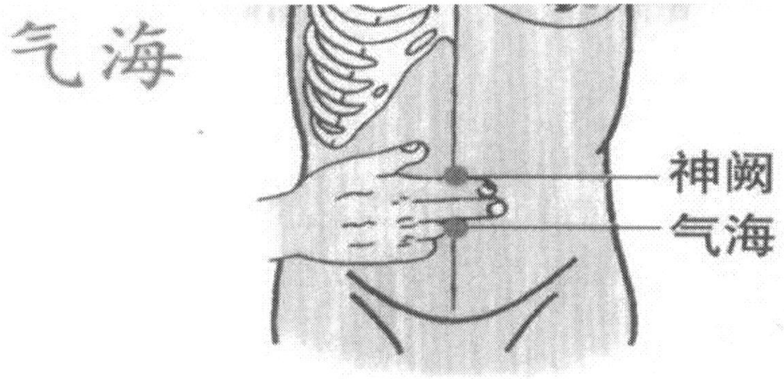

Fig. 7.17　CV6 气海穴

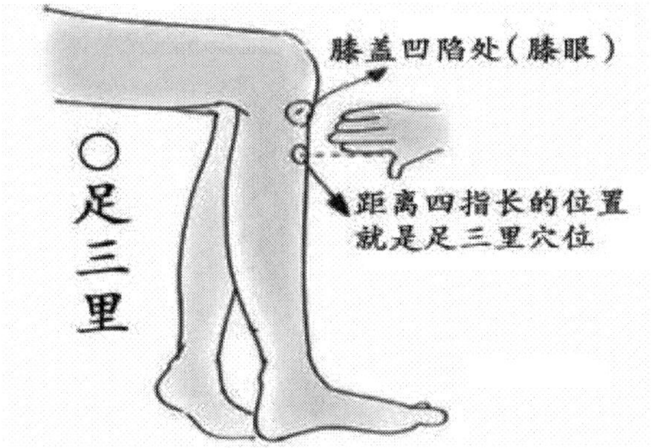

Fig. 7.18　ST36 足三里穴

7.4. Acupuncture needle and its manipulation, moxibustion and popularization

7.4.1 In the book LS1, it was reported that the length of the needles was 1.6 inches to 7 inches. The material was not mentioned. The present needles were with different length and made by stainless steel, they were wired with thin copper lines at one end for the convenience to manipulation.

All the doctors stressed that: The doctor should be concentrated his mind. The patients should be calm. LS10 said: asthenia requiring purgation, asthenia requiring tonification, reducing heat by needling, retaining needle for cytopathy, ptosis requiring moxibustion, neither asthenia or asthenia taking points according to its channel belong. (DJ: asthenia 胜 is different with excess 实. Here asthenia means over than normal but not at pathologic state)

Purgation and sonification were the two main principles for acupuncture and moxibustion. The manipulation was based on the finger movements. Strengthening and reducing by rotating the needle was a very important manipulation. It was greatly related to the effects of needles. Same patients treated with same points by different doctors might get different results. Patient A might get no results while patient B might get perfect result. The secret was mainly the fingers. The expert was asking what the patients felling during the whole process and might changing his rotation. The clinic should be bright and clean with fresh air. The patients might be sitting or lying. The treatment might be taken at any day of the year. The special requirement in LS34 was groundless.

7.4.2 Moxibustion

It was in SW13 that: Stone needle and moxa were for the external illness. In the ancient time people did not know how to smelting iron yet. Using stone rod or a piece of bone grinding to a needle was not easy. It might be much easy for using a moxa-stick than using a stone needle. That was why moxibustion was a very important technique in clinical practice. It was recorded few indication for using moxibustion: ① carbuncles located at shoulders. ②The carbuncles 3 inches closing to the central back line might use moxa but not needles.(LS 51). ③ Coldness at foot using moxa first, then using needles.④stiffness of neck or pain, moxibustion at LI16 巨骨. ⑤Cold or fever illness might be treated with moxibustion at GV14 大椎 first then at GV1 长强.

The two unearthed literature in Changsha written on silk probably were the first literature on moxibustion. It was written that " the method for treatment cold and fever was moxibustion first to GV14 大椎 point....

In time of East Han, one and two centuries AD, the iron made tools were getting popular. Therefore, the possibility of choosing between moxibustion and needle was practical. Some doctors stressed that the moxibustion belonging to hot which should not be used for fever. (based on the theory of SW 74). Later on in 4th and 5th century, some doctors belived that moxibustion might be used to any kind of disease. Until now, the argument was no more existed.

In the ancient time, the moxa sticks were usually made by the doctor. The length and the diameter were not the same. At present, it made by the pharmacy. They were about 15-20 cm long and 1.5 cm in diameter. The methods of application were: 1. heating the stick 1.5-2 cm above the point, warming up but not felling pain for 5-7 minutes each point. 2. Moving the burning end up and down or circulating above the point treated. It took 5-7 minutes for burning one whole stick. Each treatment took 3-5 sticks. The moxibustion was usually used for cold syndrome.

7.4.3. Acupuncture bronze human model for teaching and popularization.

For teaching purpose, the emperor ordered that the bronze human models were made in 1027 AD. They were two models made with the height similar to the human adult and with acupuncture points with its name beside. The exhibition room was also with the figures of channel system carved on the wall. All of them were lost due to war. Later in Ming and Qing dynasties (15th-19th century), more acupuncture models were made by the private or government.

Needle acupuncture was simple and easy doing in a family. The knowledge of acupuncture and points was getting popular among the public. The nursery rhymes were written for the need which were easy to learn and to use. As a kind of first aid, it helped a lot of patients.

7.5. Acupuncture Anesthesia

The acupuncture anesthesia is a technique by the stimulation of needles at the points to a status of narcosis. Its advantage was keeping the patient receiving surgical operation at clear minded state and early recovery without later drugs effects. The acu-anesthesia was started at nineteen fifties, in the period of 1960-1970, more than several hundred thousand of surgical operation have been done by the help of cenesthesia, including general surgery, chest surgery, brain surgery, ENT and GYN.

Some major surgery operation, the muscular relax and visceral traction were not satisfied. They were the main disadvantages of cenesthesis. Before surgery or during operation if some combined drugs used, the operation would be much smooth, and the drugs might be reduced for 1/3 to 1/2.

In general, the acu-anesthesia was much involved by the non-medical factors. Any kind of medical therapy must be considered patients benefit first but not others. That was why very few doctors would like to use acu-anesthesia at present as his clinic. [18]

The modern anesthesia is a very complicated and precise technique. It requires complete no pain and also without any unpleasant memory. It the same time it must keep all the life data at normal limit and reducing the inflammatory reaction due to surgery and the functional disturbance

---

[18] The idea writing by Huang-rui XIE(谢黄瑞)as following at:
https://www.zhihu.com/question/21929136/answer/148023732

to the vegetative neural system. The fact of reducing pain was proved in acupuncture anesthesia. At the time this technique might release endorphin and other agents as interleukin 6 and tumor necrotic factor, which was not good for post-surgery recovery. The other factors as unpredictable operation time, the disturbance of the aseptic zone etc., would limit the application of acupuncture anesthesia

7.6. Auricular Needle

In SW 4 it said that North was red in color connecting with Heart, opening to ear and storage essence in Heart. In book LS, it was said in LS17 and LS37 that Kidney waswith the opening at ear. And also the channels were meeting at ear (in LS28). The people found that some illness were with abnormal color or abnormal expression at ear.

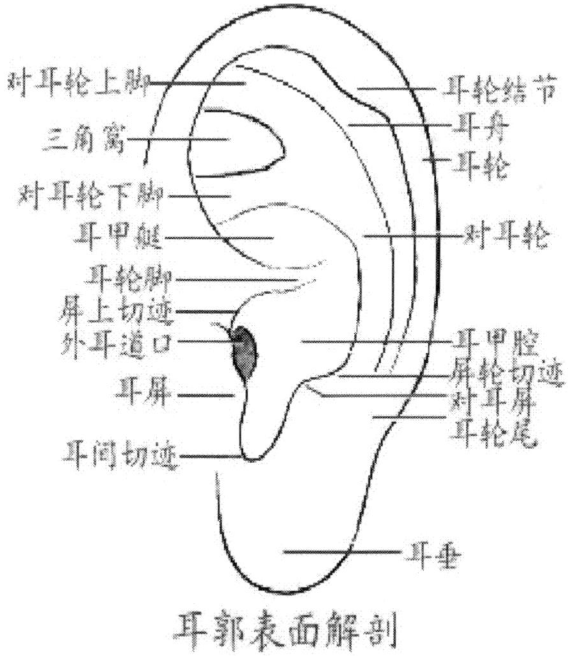

Fig.7.19 The Surface Anatomy of the Ear

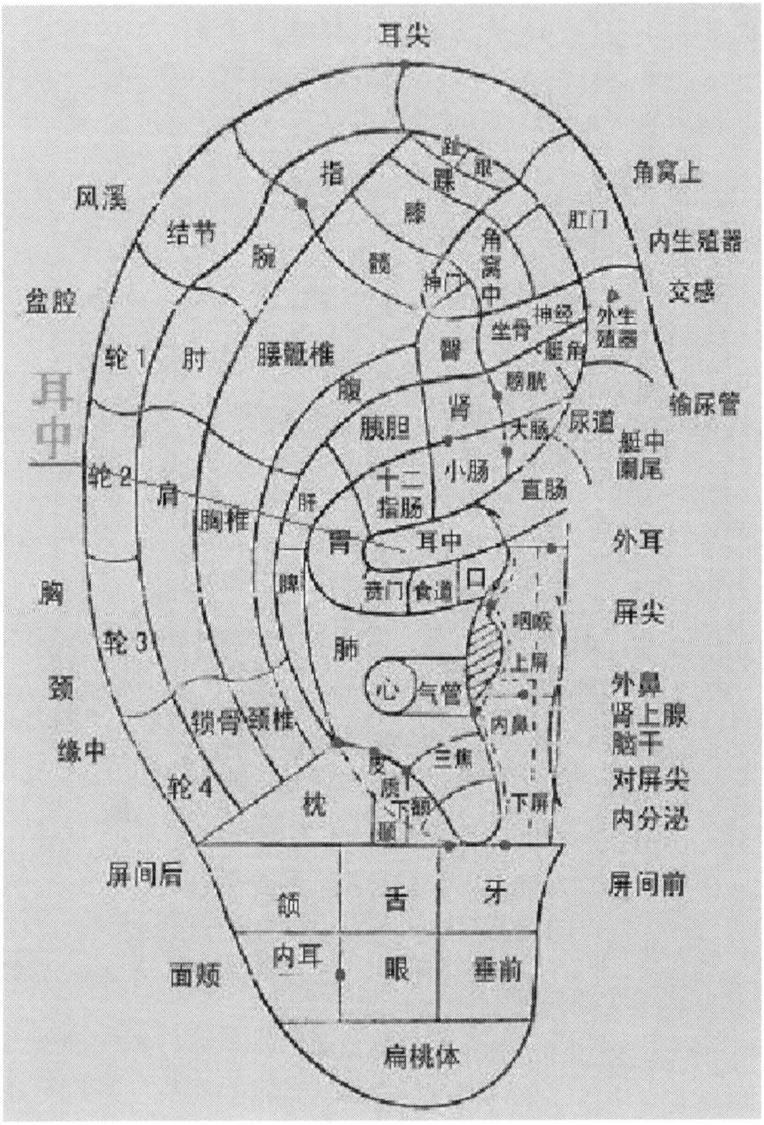

Fig. 7.20 Different Auricular Zone

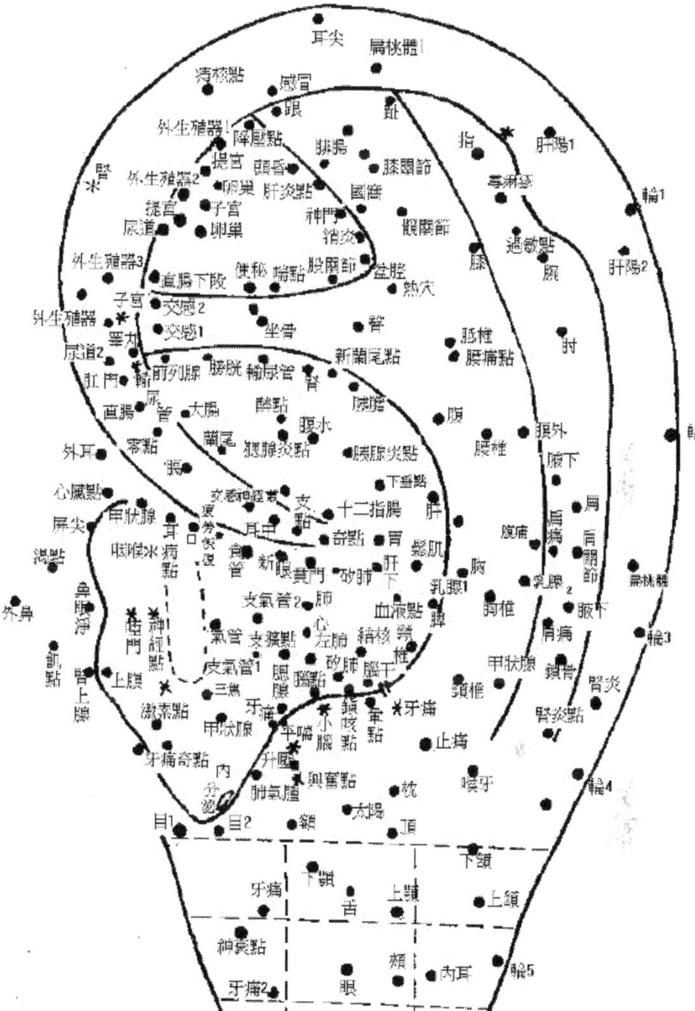

Fig. 7.21 The Auricular Points

The distribution of the auricular points at ear was similar to an inverted fetus with thehead and face toward the earlobe and the buttocks upward. The upper extremities were at scaphoid fossa, the corresponding area of lower extremities and the trunk was antihelix, upper and lower crus of antihelix. The auricular points related to the viscera were at the concha. The digestive tract points were around the helix.

There were two ways to detect or determine the abnormal expressions. The one was observation. Other was detecting by a probe or the handle side of the acupuncture needle. Try to find out the tender points for treatment. One might use the tiny needles. The other was using small seed about 1 mm size on the plaster applied on that auricular-point. The treatment was commonly used for relieving pain.

7.7. The main indication and contra-indication for acupuncture

Acupuncture was mainly used for relieving pain and functional rehabilitation. Such as: dizziness, headache, splitting headache, loss sleep, tinnitus, hearing loss, allergic rhinitis, trigeminal Neuralgia, facial nerve paralysis, toothache, cervical spondylosis, acute abdomen for relieving pain, arthritis of shoulder, chest pain, coronary heart disease, back pain, sciatic pain, mamaliga, infantile enuresis, coma, apoplexy and hemiplegic paralysis, high blood pressure, acute injury of joints, contusion, stiff neck etc. Acupuncture might be used for reliving fever too. It was easy to get the reliving drug in pharmacy, few people like to taking drugs rather than acupuncture.

Contraindications: ① the acute stage of cerebral hemorrhage, ② pregnancy more than 3 months not receiving acupuncture at abdomen, ③ Fontanel not closed, the head top avoid needle puncture. ④ spontaneous hemorrhage, ⑤ the location of skin with infection, ulcer, scar etc.

7.8. Discussion

The channel system was composed with the main channels, the

collateral branches and terminal branches. They were connecting each other and also connecting to the four extremities and the viscera. All of them formed a large web to ensure the equilibrium of the whole body. The present internet was pretty similar to the human channel system. The human system was much stronger than that of internet system. The human system was composed nervous system, digestive system, respiratory and cardiovascular system, endocrine system, immune system with different kinds of chemo-receptors and surface receptors. This was a very complicated system and also very accurate system. For example: the one was attacked by the cold wind, his reaction was slight coughing, sneezing and streaming nose. Do not forget there was immune-globulin in it. After a few minutes, someone recovered as before, someone got cold. He was sick. The three Yang-channels met at head. Which one was affected first? Or all got involved. At present the computer was attacked by the virus, how fast was the computer become aware of it? Could it be recovered by itself? The rapid develop of artificial intelligence would help us making big change to our society. The auto-driving car was started driving on the high way. The internet system should learn something from human system. It is existing but not aware. Its widely, rapidly reactivity and stability.

The basis of acupuncture was the Channel system and the acupuncture points. The selection of the points and the manipulation of the needles were the two. An expert doctor had rich personal experience which was shared only among a small circle. In the previous paragraphs, the doctors treat their patients only with the points away from the knee or elbow. This should not be the false word. They had their secret. Facing the facts what should we do? DJ considered that: First admitted it, the second accepted it and learn from him and explore it. It would take a long time to do.

The acupuncture was started in far most ancient era. It was just a self-first aid method. It was then developed to hot spring bath, hot water washing, local warming. By the iron melting technique, the needles for medical use might be invented. There was the possibility to develop the acupuncture as an important technique. Both acupuncture and moxibustion were relatively easy to learn. The two important parts were the channel and the points. The former was the theory while the points were for practice. The beginners were always start from a few commonly used points and getting good results. That was why it might be widely accepted by the history. Many derived techniques as ear needles, head needles, finger pressuring to acupoints, point cupping etc., were then developed and used among the clinics.

Chapter 8
Causes of Diseases in TCM

8.1. Outline and Classification 0f Diseases

In SW 62, it was said "Evil might be from Yin or Yang, Those were from Yang were caused by wind, rain, cold or hot. Those were from Yin caused by food, drink, living habits or happiness or anger. " In the ancient book，The Synopsis of Golden Chamber（金匱要略）, it was pointed out that among all the disasters were three kinds of causes which were, firstly, the diseases entered into viscera or sub-viscera, secondly the disease entered the skin or vessels and thirdly the diseases caused by bugs or animals or by knives-injury. In Song dynasty, Chen Wu-ze (陈无择 1131-1189) classified the diseases as three: The external causes, the internal causes and the un-classified causes.

8.1.1. According to Yin-Yang theory and Five-Element Theory

In SW 62, the evil might be classified into Yin and Yang. SW 5 said, the Yin would be injured by extreme anger and Yang would be injured by extreme pleasure. In LS 66，It said that the upper part of the body would be injured by wind and rain, while the lower part by wetness. The upper body was belonging to Yang, while the lower belong to Yin. It also said that the Heart was hurt as injuring Yang, while the Kidney was hurt as injuring Yin.

8.1.2. Classification According to Idea of Whole Body

The main idea of NJ was considering the human body as a whole entity with the un-separated viscera and mutual-coordinated function. The human body was a part of the nature with a close relationship with the nature. For any reason, the relationship between nature and human body was altered, the man would be sick. The weather, environment, changing of temperament, food-intake and labor were all the causes of disease.

Weather was the main cause of disease. The main features were:

① Seasonal： In SW 3, it was said that in Spring wind would the main cause of hurting。 In summer time hot would be the main cause, in autumn wet would be the main one and in winter cold the main one. In SW 4 it said, in spring nasal bleeding was common. In summer chest diseases would be common, in long summer diarrhea would be common, in autumn malaria would be common and in winter the joint swelling or pain would be common.

② External evil caused disease might be related to the viscera. SW 5 said the evil from outside might injure viscera. Wind was entering Liver, coldness entering Kidney, Summer-hot entering Heart, wetness entering Spleen and dryness entering Lung. S W 3 said that wind might hurt sinew.

③External evil was different upon its origin. SW 5 said that the wind was originated from east, the hot was at south, wetness was at the central region, dryness was at west and the cold was at north.

④ the emotion disturbance to the viscera was internal injury. They were close related. In LS 66, it said that the uncontrolled emotional disturbance would injure the viscera. While Heart control the emotional attitude. In this sense, Heart would be also related.

8.1.3. From Seeking the Reason of the Causes.

The way of seeking the reason of sickness to understanding the causes was also from NJ. It said in LS 47 and LS 45 that "Looking at the external expression of disease we might understand why the disease happened" and "the internal and external reasons were closely related what just like the drum and the drumstick, from sound knowing the instrument or from shadow knowing the shape.

8.2. The External Causes

The wind, cold, hot, wet, dry and fire were the six main expressions of weather, which might be called as six-qi. The normal operation of Six-qi was good for the growth of the living creatures. If the abnormal changing of weather or extreme changing as the personal adjustment could not be correlated, the one would be sick. In this case, the six-qi might be named as six-evil. In SW 74, it was said that "All the diseases were started from six-evil..."

Six evils. Six evils causing disease might be by one or by combined two or three evils. For example, common cold might be caused by cold alone or by the combined action of cold and wind. And also, the disease might be changing from exterior to interior, or the fever was kept on and becoming dryness or even inducing coma or convulsion. The six-evil considered as the main causes of diseases. Further the main expression of its sign and symptom from which the evil caused might be named as wind syndrome, damp syndrome or cold syndrome.

8.2.1. Fire in Six-evil

Among the six-evil, the "fire" is the most complicated. Fire was the origin of hot. Hot was the characteristic of fire. Fire and hot were all from Yang. They were all expressed as high Yang. Fire and hot were similar but different each other. Warm might become hot in a process and it became fire at its most. There was a quantitative difference but not a qualitative difference.

Fire was similar to Yang-Qi or the normal Qi. In SW 5 , it was also named as shao-fire (少火). Only the heavy fire could be the cause of evil which was named as zhuang-fire (壮火) or the evil-fire. The fire was usually coming from interiorly, such as Heart-fire up, Liver-fire strong or Liver-fire moving horizontally. No one had mentioned that hot (fever) was belonging to normal-qi or healthy-qi. This was the main difference between fires and hot.

The ancient people explained the idea of metabolism. Fire might generate heat which was the image of Yang. Although Yang-qi could not be seen, but it could be recognized by our experiences. In human body, the combustion was taken place every minute and at low temperature. The old saying said that keeping Yang-qi went on, the one kept surviving, and while the Yang-qi dispersed one would be dying. But Yang-qi would not be working independently, which should cooperate with Yin. Just like the flame could not kept going without the fuel supply. If Yang was staying high for a long period, the one would be exhausted and failure.

In NJ, the normal-qi or the healthy-qi was named as Shao-huo（少火）， which might be further classified into Junhuo（or king-fire 君火） and Xianghuo（相火 or helper-fire）. Junhuo was Yang-qi of Heart. While Xianghuo was the Yang-qi of Liver, or Kidney, or Gall-Bladder…etc。 The Yang-qi from Kidney was named also as fire from mingmen (命门, see also chapter 3.2). The Yang-qi from Liver was also named as Lei-fire （or the fire of thunder 雷火）. Junhuo was only referred to the normal-qi or healthy-qi. If Junhuo was over highly than normal， for example, one was with fast heart beating, insomnia, confused minded when he was nervous to something, he might be at "high Junhuo". As for Xianghuo, it might express as normal or healthy aspect or at evil aspect. The latter might express as headache, high blood pressure, anger or upset. He might be at the status of abnormal movement of Xianghuo. The hyper-Junhuo and abnormal movement of Xianghuo were also belonging to the unhealthy fire Zhuanghuo (壮火).

DJ: To explain above as simple words. Using sex as example： Junhuo is the thinking or the motive. While after the stimulation to multiple sensory, Xianghuo was the sexual feeling. Junhuo is the main one which making the decision. Xianghuo is the helper.

In most cases, the fire-evil was generated internally. The changing of weather, such as wind, cold, hot, wetness and dryness might induce fire too. Actually, inducing fire by all the other evils were also through the interior actions.

The fire was the evil of Yang, it was going upward. SW 5 said "over load Yang leads to hot". The characteristics of Yang were moving upward. The patients were usually with high fever, thirst, sweating, rapid pulse etc. Due to the upward direction, the patients might be insomnia, mania, delirious speaking and restlessness. SW 3 said "All the restlessness was belonging to fire."

The long-term fever was leading to the consumption of body fluids. The patients might show thirst, dryness of mouth, sweating, and deep color-urine and constipated. In SW 5, it said: "zhuang-fire 壮火 might eat qi" which showed the healthy qi was easily damaged by fire.

Fire was moving and might speed up blood movement. It might move the wind of Liver, which was also called "utmost fever inducing wind". The patients were expressed as high fever, convulsion, spasm of the neck, opisthotonos and mania, delirious speaking and restless. They might be bleeding at any part of the body.

A short summery on fire and fever, exogenous and endogenous

The characteristics of exogenous fire-evil induced illness were showing high body temperature. ① The patients expressed as redness face and eyes, fever, red tongue, swelling gingival or pharynx pain. ② dryness of mouth and drinking cold water, colored urine and constipation, ③ might be bleeding at nose, or in sputum, urine. ④ fire moved at any position then the carbuncle or skin infections formed.

The body temperature might be normal or slightly higher in cases of endogenous fire-evil. ① the patients might show tachycardia, insomnia, dreaming, erosion at tongue or oral cavity, yellow colored urine when at high Heart-fire. ② headache, red face, red conjunctiva, irritable, tinnitus or losing hearing when at high Liver-fire. ③ cough without sputum, shortness of breath, dryness of mouth, night sweating and irritable when shortness of Yin-qi of Lung. ④ When the shortness of Kidney-Yin, the patients might showing five hot flesh (feeling hot feet, hands and Heart), redness face, losing hair, back pain, red dry tongue and constipation.

8.2.2. Wind, the Leader of the illness

The characteristics of wind were its rapid changing and unpredictable. Sometimes, the wind was harmful. All the diseases happened suddenly were considered related to wind, such as catching cold. Therefore, it was said that all the diseases were generated from six-evil. The wind was the main weather in Spring. Diseases related to wind happened in Spring. The wind at any season might induce diseases.

In SW42, It said "The man might be injured by wind through cold or hot. It might be lupus or hemi-paralysis. It caused many diseases. It might enter viscera or sub-viscera." In the book On The Fever Illness (伤寒论) and Golden Chamber(金匱)，they were discussing wind stroke syndrome of taiyang channel, injuring to channel, viscera or sub-viscera with different clinical expressions. In 11-12th century, Liu and Li (刘完素 李皋) considered that the wind-stroke was not due to external evil but internal factors, as angry, fatigue and emotional interference. In many cases, there was no evidence showed the external cause, it was usually might considered as internal cause.

Apoplexia, or the wind-stroke syndrome was not seen in NJ, but in SW28, it said "All the diabetics, fall down suddenly, hemiplegia, flaccid syncope and acne were happened in the patients of over diet." They might sick of cerebral- vascular accidents or cerebral- vascular spasm.

The utmost fever leading wind was expressed as coma or muscle spasm. It might happen in epidemic encephalitis, infant pneumonia etc. The high Liver-Yang induced wind might expressed as headache, vertigo, limb tremor, numbness, instability of gait. It was seen in high blood pressure and cerebral-vascular diseases. The weakness of Blood inducing wind which was expressed as: pale face, tremor of hand or feet, insomnia, vertigo, tinnitus and blurring of vision.

The wind attacking head was headache suddenly (hemicrani or cephalagra). The finger joints pain were not necessary gouts. The patients with losing eyebrow and numbness was named as lifeng (疠风) in TCM, which might be leprosy at present time.

The external injury by wind was usually with fever, chill, nasal discharge and sweating. There were three major types as wind-cold, wind-hot and wind-wet.

8.2.3. The Damp Syndrome：Wet Induced Illness

The damp syndrome was induced by external wet-evil such as: exposed to raining, cool water or living in wet environment and the disturbance of the function of Spleen or too much intake of fatty food or cold food with wine. The former was named as external wet while the latter as internal wet. In fact, both two factors were combined together. The damp syndrome was started slowly progress of heavy feeling, sourness at limbs and loss appetite.

The cold-damp syndrome was named as it's caused. In SW 62 it was said " After injured by wet-cold, one showed loss skin elasticity, rigid muscle, tendency of blood clotting and losing defense-qi (wei-qi 卫气) ." In SW 71, it said "people who sick of cold-damp syndrome were weak with their muscle and feet, diarrhea and bleeding tendency. " The patients were most with weakness Spleen. If the environment was cold and wet, the cold damp syndrome would be formed. They were expressed as white countenance, light green or dark closed to black. The deepness of facial color was usually showing the deepness of the sickness. They might be expressed as following: the small ulcer at oral cavity, coughing with thin sputum, cool sweating, sneezing, feeling cold with hands and feet, sometimes abdominal pain or diarrhea, combined with skin eczema, lepraalphos, leucoderma, swelling and pain at shoulder joints and joints at extremities or low back pain.

Internal damp syndrome was mostly due to Spleen-Kidney Yang-weakness. Just due to the weakness of Spleen, the function of water regulation inside the body was altered leading to the water stasis. The clinical expression might be: losing the facial brightness, the head and chest feeling heavy, tiresome, diarrhea, oliguria, edema, ascites, cloudy urine, diarrhea with mucus or blood, slow and weak pulse. There must be some chronic nephritis included.

8.3. The Four Major Kinds of Causes

Four major of causes of diseases were considered by the most TCM doctors, they were:

① Epidemic-evils: There was no idea about infectious disease in TCM, but knowing the disease with rapid onset, similar symptom, heavily sickness and epidemic.

② Temperament, emotions and desires: It was said in SW 5 that: Anger might impair Liver. Joy might impair Heart. Anxiety might impair Spleen. Melancholy might impair Lung. Terror might impair Kidney.

③ Food intake and labor: The food intake and regular daily life schedule were closely related to the health and diseases.

④ Phlegm, fluid retention and blood stasis:

Disturbance on the function of viscera might form phlegm, fluid retention and blood stasis which were the pathogenic products. The phlegm was thick as semi-solid, while the liquid was thin and flowing as water. Both them night retain and seen anywhere inside the body. Some of the phlegm and liquid were not visible. Some of the phlegm was as the sputum in the respiratory tract and spit outside named as external phlegm. Some of them might not be excreted outside and retained inside forming a mass or multiple mass. The symptom of phlegm might be different by its origin and location.

DJs note: The TB of lung is a very common disease before 1960 in China. The TB neck nodes were also very common among the young people. The nodes might be located at lower neck or supra-clavicle region. The nodes might or might not be ulcerate with dilute pus which was similar to the sputum of the TB lung. In the era the biopsy was not easy to do, it was reasonable considered that the neck nodes and lung were closely related. At the same time, the necks of other origin such as malignant metastatic nodes and other benign nodes were also classified as phlegm. As for the liquid in TCM, it might be the ascetic or the cystic changes.

The stasis of blood: For any reason, blood was not moving smoothly along its route or away its original location staying there, stasis would be formed. The Qi weakness or blood-cold were the main cause of stasis. The external body injury was another cause.

8.4 Cause and its attack

The normal physiological activity was at a kind of equilibrium. In the language of TCM, it stressed that "Yin and Yang were always at a state of equilibrium." Once the disturbance if equilibrium happened, the one would be sick.

The pathogenic factor was the inducing factor of diseases. In TCM it was classified as three which were internal causes, external causes and unclassified causes. The "phlegm and liquid" or stasis were the pathogenic products and also the pathogen. To say it briefly, they were belong to the internal factors too.

Recently, it was reported that a young college student was playing internet games for three whole days without any rest and foods. He was attacked by cerebral embolism. He was sent to the emergency for taking off the thrombus. Eventually, he was cured. The age of the patients of cerebral-attack were getting younger. Why? The young people were sitting before the screen playing games restlessly for too long a time without food which was the inducing factors. They might be the one lacking physical exercise and enough sleeping which were the internal factors. I encourage the young people having a regular life!

8.5 Discussion

The six important weather factors were wind, cold, summer hot, wet, dryness and fire. For a long time, the above weather changing was over emphasized as the cause of disease. People were sick after attack by wind or cold. It was understandable that wind or cold was the cause. Therefore, it was a common saying that wind was the leader of all illness.

Before knowing the existing the pathogen, it was difficult to distinguish the infectious diseases from non-infectious diseases. In the TCM, they were knowing the acute diseases of fever as catching cold or seasonal febrile diseases, but not knowing which one was infectious, even though they might know how to treat with herbs .

Not every patient with higher body temperature was due to external evil. Some patients were sick of hot-headed, dryness mouth, headache, redness face, constipation and oligouria who might be due to internal causes. In the time without thermometer, it made further trouble to the doctors. They need to distinguish whether the patient was due to external evil or internal causes or the true fever or the false fever. Since, there was similarity between fever and fire, the further progress on the " king fire" and " helper fire" was developed.

The wind was with the characteristics of rapid changing and unpredictable. Some diseases were happened unpredictable, therefore they were considered as internal wind. Actually it was an irrelevant interpretation. In the time of Jin-Yuan (金元 1115-1368 A D), Liu and latter Li pointed out that the cerebral vascular stroke was not due to wind. Further study could not be developed at that time by the limit of scientific background.

Pulmonary tuberculosis was a common disease in 20th century. The TB lymph nodes were also very common among the young people. In TCM it was named as rodent nodes. In some cases, ulceration happened at the swelling nodes. The pus was similar to the sputum of lung. Therefore, it was difficult to distinguish between the TB nodes, metastatic lymph nodes, fatty nodules or lymphoma without biopsy and microscopic study. All of them were considered formed from sputum in TCM.

From the view of bio-medical history, the development of modern medicine was based upon the anatomy and histology. It went through from light microscope to electron microscope, from histo-chemistry to immune-chemo-histology, from tissue culture to cytology, from morphology to molecular biology and from DNA to gene editing. Every step of progress, the knowledge made a big enlargement. We might consider that all the bio-medical achievement was due to the new research technology. By the same thinking, there was no new method helping the development of TCM. At the same time we could not simply copy it from modern science and also could not refuse using modern science, such as statistics.

Chapter 9
A Brief Classifications on Diseases in TCM

There was a long history on the nomenclature of diseases in TCM. It was about more than 2000 years. Some of them were discarded or missing. There was not a clear distinction between disease and symptom. Generally speaking, in ancient time people considered that there were three main categories about diseases. Firstly, it was classified according to five-viscera, such as high Liver-Yang, weak and cold Spleen-Stomach, weak Kidney-Yang etc. Secondly, according to the external causes of diseases and its sequence, such as febrile disease, wind syndromes, wet syndromes, atrophy syndrome …. etc. Thirdly the diseases unclassified by above mentioned, such as carbuncle, malaria, diabetics etc.… For the sick of brief description, I used the above classification. I hope this sketch might be useful to the readers.

9.1. From the view of viscera to see the diseases (SW22)

Liver illness: The Liver illness was usually with pain below costal region refer to lower abdomen region and with anger, which was Liver excess. Hyperactivity of Liver-Yang (肝阳上亢) was referring headache, vertigo and dizziness after excessive anger. Deficiency of Liver was two eye dim, reduced hearing and fear. It might be treated with acupuncture. The food with pungent taste was nice for tonics and sore taste food for reducing. The sweet food was good choice.

Heart illness: Chest pain, hypochondriac fullness or pain, pain at upper arms inside or inter scapular region were Heart excess. Heart deficiency was chest and abdomen looked full with palpating pain.

Acupuncture might be one treatment choice. The patients would be better not wearing too worm or taking too hot food. They were feeling clear and comfort during noon but not midnight. The sour food was good for them.

Spleen illness: The excess Spleen was expressed as felling heavy, easy hungry, muscle atrophy and fatigue, pain and spasm during waking. The deficiency was expressed as abdominal swelling, diarrhea with undigested food and felling fullness at hypochondriac region. Acupuncture might be one choice for treatment. It was limited for over diet and wearing wet clothing. The patients enjoy his afternoon time and food with sweet taste was tonics, while the food with bitter taste was for reducing.

Lung illness: Lung illness was featured as shortness of breath, coughing, sweating, shoulder and back pain, pain at thigh, knee and feet, which were considered as excess. Lung deficiency was expressed as difficulty of breathing, deafness and dry throat. Acupuncture might be one choice for treatment. It was restricted for taking cold food and light clothing. The patients were feeling comfortable at dusk, while felling the reverse at noon. The sour food was for tonics and pungent for reduction.

Kidney illness: It expressed as large and swelling abdomen, edema at lower extremities, shortness of breath, feeling body heavy, sweating after sleeping, loosing hair, moving tooth or aversion to cold. The most doctors considered that there was no excess in Kidney but equilibrium between Kidney-Yin and Kidney-Yang. Once the equilibrium was lost, the deficiency of Yin would show relatively high Yang which showed chest-palm-sore hot, dry mouth with red tongue. While the deficiency of Yang showed relatively excess Yin which expressed as white face, soft stool, aversion to cold, white and moisture tongue etc. For those patients would not have food too hot. The patients were with better performance during late evening. The bitter taste food was for tonics, while the salty food for reduction if needed. The pungent food was good choice.

9.2. Fever illness, Cold-induced illness and Seasonal febrile illness (SW 31, LS 23)

In SW31, it said that " the present fever illness might be cured or died within six to seven days. For those cured after ten days were all cold induced illness (Shanghan 伤寒)." This indicated that for those patients mainly express as fever, looking at the progress of sickness was important. The common cold or wind attack were belonging to "evils" but not Shanghan. In the ancient times, there was no conception about infectious disease. Before the presence of vaccines, plague, cholera, small pox, measles, diphtheria, scarlet fever etc were important infectious diseases and persecuted in the whole word? Were those illness happened in ancient China? Were they the important problem in ancient time? There was no answer in NJ. As for therapy, using sweating therapy at first three days and then reliving bowel. Acupuncture was mentioned for sweating therapy in SW 32 and LS 23. It showed that acupuncture was popular then. But at present time acupuncture was seldom used for reducing fever.

Taiyang disease was expressed as fever, aversion to cod, headache, stiffness neck and with superficial pulse. It was subdivided into two types, Jing and sub-viscera types. Jing type was expressed as evil staying superficially at muscle such as wind-stroke. While the sub-viscera type was staying and transferring to urinary bladder which expressed as aversion to cold.

Yangming syndrome was expressed high fever without chill, heavily sweating, thirsting and drinking water, perturbed, heavy breathing as shortness, dry stool, large and easy touching pulse. Yangming sub-viscera syndrome, the further progress of illness, was indicating the evil entering inside, expressed hard stool with constipation and obstruction of gastrointestinal tract.

Shaoyang disease was one of the six-jing diseases. It expressed as bitterness of mouth, dizzy, chills and fever, perturbed, losing appetite and with string pulse and tongue coated light white fur. Shaoyang disease might be transferred from Taiyang or started itself.

Seasonal Febrile disease in TCM (温病) ：As early as written in NJ, there was the description on the name, symptom and treatment about febrile disease in TCM. Ji Zhang (张机) at Han dynasty, in his book ，On Cold-induced illness （伤寒论）pointed out at the beginning of febrile diseases，there were fever, thirst but not chill. The febrile diseases was a general term of acute fever illness which was included in the broad sense of cold-induced illness (shanghan 伤寒).

Seasonal Febrile diseases were common. It occurred with seasonal character. The onset of the disease was usually changing rapidly and contagious. Its characteristics were high fever and leading to hurt Yin. Most cases were with epidemic and infectious character. The principle of treatment was clearing toxin and preserving Yin. The most external febrile sickness were included, such as measles, German measles, small pox, scarlet fever and diphtheria.

9.3. Wind Syndrome (SW42，SW74 and chapter 8)

The features of wind were changing constantly with come and go without a trace. It was sometimes weak or strong. The sickness happened unexpected might be considered related to wind, such as catch cold. It was said that most sickness was born from wind. Therefore the six-evil would be better kept away. Wind was the main feature of weather in Spring, therefore wind-sickness were commonly seen in Spring. The wind in four seasons might induce sickness of various types.

SW42 was a chapter on diseases of wind. It said that Wind might injure people inducing hot or cold and either leprosy or hemiplegic. The name of disease or the clinical expression might not be same. It might injury five viscera or sub-viscera.

The external wind illness were caused by evil-wind from outside.

The clinical expression were fever, chill, aversion to wind, nasal obstruction, sweating and slow-superficial pulse. There were three types of expressions. ①wind and cold type: It was mainly expressed as fever, chill, headache and joints pain. It happened usually in winter and now as common cold, upper respiratory infection or rheumatic arthritis. ②wind and fever type: Fever and sore throat were the main symptom. It was commonly seen as common cold, upper respiratory infection etc. ③wind and wetness type: mainly expressed as fever, headache, felling heavy, pain or sore joints. It was commonly seen as bi-syndrome (痹症) or rheumatic arthritis.

Inner-wind sickness (内风证)：There were many diseases were lacking any evidence showing the external wind, it would be included as inner-wind such as apoplexy.

Apoplexy（中风）: Apoplexy was usually the outcome of cerebral vascular diseases. There was not a term as apoplexy in NJ. In SW 28, it said " the patients who were treated as falling down suddenly, （which might be cerebral vascular spasm with transient falling down， unconsciousness and recovered himself ）, hemiplegic（偏枯，useless for half body limbs with pain, but speaking and thinking not altered), difficulty at exhalation(气逆), acne (发满) and carbuncle at foot were all considered as having over diet.

High fever inducing Wind（热极生风）：Expressed as high fever, thirst, confusion, coma and convulsion etc. It usually happened as epidemic encephalitis, children pneumonia etc.

Liver-Yang changed to Wind (肝阳化风): It was expressed headache, vertigo, tremor, numbness, unstable gait or sudden fall down etc. It was commonly seen in hypertension or cerebral vascular disease.

Blood deficiency generating Wind (血虚生风)：It was expressed as lusterless complexion, tremor, light color tongue, weak pulse, poor vision, vertigo and tinnitus or insomnia. The main cause was losing too much blood.

Head-Wind (头风) was expressed headache suddenly. Cephalagra (偏头风) was expressed as splitting headache. Pain-Wind (痛风) was expressed as pain at joints, but not necessary goat. Leprosy (疠风): It was expressed as falling off beard and eyebrows, which was an important sign showing leprosy.

Leaking-Wind (漏风，酒风) : It was also named as Wine-Wind, which happened among the heavy drinker with dry mouth, thirsting, sweating and feeling hot.

9.4. Stasis of Blood 血瘀

The theory of stasis was started at NJ. In LS 20 it said "The evil was stayed in the Liver, the patients felt pain at costal region and cold inside. That was with bad blood inside." "Cold stay inside, blood clot and obstruction would happen at vessel." In SW17, it said" The vessels were the home of blood. Unsmooth vessel might be making Heart pain." Although there was not a term as stasis in NJ, there was the idea as bad blood in it. At the same time, in SW 74, it said "promoting blood and Qi and making them smooth."

Material Medica of Shennong (神农本草经）, the first book about herbs and other medical materials in China, written about the same era as Neijing. More than 30 herbs for improving stasis of blood were still often used at present. In the book "The Synopsis Golden Chamber" written about 200 AD by Ji Zhang (张机，仲景）, he was the first one who mentioned about the stasis. He wrote about the symptom and pulses of the disease stasis. He made several recipes on stasis. Until 17th century the school of Seasonal Febrile Diseases pointed out the skin eruption or the blood oozing spots was showing the disease on the critical stage. It showed the immunologic state of the patients was mentioned. At present, prolong of human life span was practical, The diseases on arteriosclerosis and venous thrombosis were getting more and more, There was the demand of research on stasis.

In TCM the main causes of stasis were coldness, poor Qi movement, external injury and the menopathy. Once the blood kept away from the vessels and stayed long, which was named as stasis.

In Qing dynasty, Qingren Wang 1768-1831 (王清任）in his book Correction the Mistakes in Medicine (医林改错) made five important recipes for blood stasis. They were proved effective in the treatment of coronary heart diseases. At present, the herb recipes were used for post endovascular stent surgery for preventing clot reformed. There were similar interesting points in the history. Small dosage of daily aspirin for the prevention of clot inside the blood vessels, which happened about 50 years later as it was widely used for relieving fever. The promoting circulation herbs were widely used about 250 years later for the same reason.

The normal blood movement depended upon the promotion of Qi. Qi was the leader of Blood. Qi started moving then Blood move. Qi stopped, and then the Blood stop. As Qi was warming, the blood would be smooth too. As Qi was cold, the Blood clot. When Qi went slow, the blood would be clot too. Qi and Blood were mutual interdependent. It was usually difficult to distinguish which one was the first. Liver was in charge of storage of blood and catharsis. The Lung was in charge of regulating the movement of Qi. The lost regulation of Qi would be stasis of blood shown as purple lips and shortness of breath.

The features of Qi-stagnancy and blood stasis were purple color, stasis, unsmooth and mass formation. The strategy of treatment was warming up the channel and disperse the blood stasis which was widely used in different illness such as: cardiac illness, lung diseases, stasis at liver and uterine illness. The stasis at lower extremities was also used by de-stignation agents. Because of the patients were usually combined with coldness and weak, the recipe was commonly added with warming agents.

9. 5. Wet Syndrome 湿症 (seen also at Chapter 8)

Wit syndrome might be induced by external causes such as exposed in rain or in cold water and living in wet environment for a long time. The internal causes might be too much intake of food with high fat, wine and cold food. They were expressed as over body weight, abdominal fullness, anorexia, diarrhea, and dizziness. It was usually two factors mixed together.

The cold-wet syndrome was the illness caused by both cold and wet. SW62 said " the one attacked by cold-wet the skin lost its elasticity, muscle spasm, blood stasis and losing wei-qi (immunity). SW 71 said " The one was attacked by cold-wet, he would be sick of muscle atrophy, atrophy lower limbs, diarrhea and bleeding." The patients were expressed as: pale face or even dimish black complexion, wet and white tongue coating, recurrent tongue ulcer, cough, light sputum, nasal discharge, diarrhea and felling cold at four limbs. They might be combined with eczema, psoriasis, leucoderma, ankle swelling, joint pain or low back pain. The more the combined diseases the severe the cold-wet syndrome was.

9.6. Syncope syndrome or faint (厥证 SW45，LS24)

Syncope syndrome was expressed as suddenly fainting with cold extremities. Some of them might be recovered. In the serious cases, he might not be secured. The causes of the disease might be mood disturbance or improper food or labor. For those with main expression as headache named as acute headache, genuine headache, for those main expression as pain at left anterior chest wall was named as acute Heart-pain (厥心痛). Numbness-syncope (痹厥) and muscle atrophy syncope might happened at four limbs.

9.7. Atrophy Syndrome (痿证 SW 44）:

Atrophy syndrome was expressed as the relaxation of tendon or muscle at extremities, fatigue hands and feet, leading to muscle atrophy. In SW 44, it was classified as five different types. It might equal to all the present illness about muscle atrophy, such as myasthenia gravis , myodystrophia, dermatomyositis etc.

9.8. Bi Syndrome（痹症 SW 43，LS 27）:

Expressed as pain and or numbness of limb. It was considered due to the wind, cold and wet invasion. It mainly expressed as pain at joints and numbness, and limitation of movements. It might equal to the rheumatoid arthritis at present time.

9.9. Neuro-mental illness

Epilepsy and mad. (SW 47, LS 22）: Epilepsy was due to frightened to the mother during her pregnancy. Her baby grew latter and sick of epilepsy. At onset of illness, he was headache, confused, spasm and back pain.

The onset of mad was self-sadness, easy forget, anger, seeping without hungry, self-noble, self-cleaver, self-virtue, continue condemn language, laughing endlessly, laughing without any reason, singing, looking at anything without limit, over eating...etc. This might be hysteria or schizophrenic at present.

Jing spasm illness (痉证，或"痓")，expressed as spasm at neck and back, convulsion at limbs or at opisthotonos position. Qizong（瘈疭）LS23 a special term for the jing spasm illness at limbs.

Insomnia (邪客 xieke) evil invite one's mind to insomnia（LS 71）

9.10. Miscellaneous Diseases

Diabetics (消渴)：Although there was no any chapter on diabetics, there were many clear descriptions on it, such as, polydipsia, polyphagia, polyuria and emaciated. They were taking over nutritional food leading the carbuncle happened. (SW 3)

Carbuncle and ulcer (LS 81 痈,疽） There was a clear and detail description on shin and subcutaneous tissue infection in NJ. They were expressed as local pain, swelling and high fever. They were named as the location of illness. It was stressed that the most dangerous one located at located at neck named as dying ulcer (夭疽). The other located at pharynx, axillary region or breast.

Severe carbuncle with gangrene ulcer was originated at foot. It was dark red color with necrotic tissue. In the severe cases the toe might be missing. It was recorded in LS 81. This might be similar to modern Burgers disease or thrombo-oblitery-angiitis.

Cuo (痤) The skin infection during Summer. The large one named as cuo, the smaller one named as skin rush (疿 fei).

Fei (痱): LS 23 said "no feeling pain, not much trouble with extremities and moods, mainly expressed with losing sensory." much similar to president syringomyelia.

Malaria (疟 SW35，SW36): In NJ, the description of malaria was accurate, such as chill and high favor every other day. It was occurred mostly in autumn.

Cancer There was no clear description on the cancer in NJ.

Hong Ge(葛洪) in 3-4th century probable was the first one describe the breast cancer. In his book《肘后备急方.卷 五》, which might be decided as the breast mass as cancer. Ziming Chen（陈子明） in his book《妇人大全良方》1237 A.D, there was a detail description on it and named it as cancer.

Dysphagia: The main symptom were progressive difficulty of

swallowing with vomiting after ingestion and becoming thin.It might be speculated as cancer of esophagus or cardia of stomach. As early as NJ, it was written in SW28 “it was obstructed between upper and lower, a serious disease”. In LS19 it said “the difficulty of swallowing and obstructing was the problem of stomach.

Penile Cancer: It should not be difficult to be recognized by naked eye. A very clear description on this cancer was in book of Bingjun Gao（Bingjun Gao 高秉钧 疡科心得集 1805 A.D.）

Pain（痛）: The Qi and Blood were circulating around continuously. Once the circulation disturbed, the stasis of Qi or Blood happened, which was the reason of pain. (SW 39）

Zhèngjiǎ(癥瘕）benign gynecological tumors. Fuliang(伏梁）mass in abdomen.

Qiuniu (鼽衄) nasal bleeding, biyuan(鼻渊) nasal dischaging，Zha (皶, 酒渣鼻)，rosacea

luoli (瘰疬) the nodes at neck and axilla，might be tuberculosis lymph nodes (in LS70）.

Hexifeng (鹤膝风) swelling knee, pain or not pain with muscle atrophy, might be TB knee or infectious knee joint.

Laoji (痨瘵) tuberculosis consumption，late stage tuberculosis.

diarrhea 腹泻, or as canxie 飧泄，chang pi 肠澼.

Changfeng (肠风): bleeding before or after stool might be hemorrhoid or rectal cancer.

blood oozing (血溢)（《SW71》blood losing from abnormal path.

Chapter 10
Free Talks on TCM and Modern Medicine

I remember when I was a teenager, my father said to me, "A third of the patients in the world are cured, a third of the patients can't be treated, and a third of the patients are going to help by doctors" Of course, this referred to the patient, not the type of disease, because thousands of rare diseases are known and are still untreated. At that time, the commonly used drugs used by the practitioner were about fifty. As for the TCM doctors, 100 herbs or 30 recipes were generally used. I have read the intern manual or the pharmacy book of Peking Union Medical College in 1941, few drugs could be used. The anti-serum for streptococcus was in these books. In 1950s our teachers told us the diagnosis of the patients was mainly from the medical history which composed as 70%, the physical examination and laboratory studies might contribute 20% and the last 10% was never obtained. Anti-syphilis arsenic agents as 606 or 914 were widely used in 1940s. The widely usage of sulfa drugs and antibiotic was started at late 1950s. At present time many new chemotherapeutic agents were invented. Only the agents for high blood pressure were more than 30 for selection or even more. The practitioner might have more than 100 agents for routine selection.

Surgery operation was the specialty of modern medicine. Some major operation performed at in the hospital and saved a lot of patients, such as tonsillectomy, appendectomy, mastectomy, esophagectomy, radical mastectomy, craniotomy, amputation, cesarean section and endoscopic foreign body extraction. At time of early 20th century, the people of major cities in China considered that the surgery is stronger than that of the TCM, while as internal medicine remaining debated. The orthopedic in TCM and acupuncture were with their own special feature. They were looked down upon by the medical community. Very few modern trained doctors would like to pay attention to these.

10.1. The major progress in Medicine during 20th century

10.1.1 The invention of chemical agent for therapy

As early as the beginning of 20th century, the of pathogen of syphilis, Treponema pallidum, was discovered. In the year 1909, an arsenic product named as 606 was used in the treatment of syphilis with success. In 1912, another better product named as 914 was invented. Until the 1940th time, before the penicillin invented, the arsenic products were the major standard agent for syphilis.

Sulfa-drugs: The first sulfa drug, Prontosil, was reported in 1935. The research results found that the sulfa compound was formed after the Prontosil was metabolized in the body. The sulfa-product might inhibit the growth of bacteria. Several thousands of sulfa-products were synthesized by the scientists. About 30 products were selected for clinical usage, such as sulfadiazine (SD), SM2…etc. Sulfa-drugs were stable, easy producing and easy usage with low prize. The penicillin was discovered by A. Fleming in 1929 in the culture medium, in Second World War he made it as an agent for clinical use... In 1947, another antibiotic Streptomycin for tuberculosis was invented. After then, many antibiotics were made for multiple usages. Quinolones antibiotics were produced by the synthetic method. The Norfloxacin was the representative one. Since then more synthetic antibiotic (or antibacterial agents) were developed.

10.1.2 Advances of cardiovascular diseases.

In the earlier 20th century, the essential hypertension was treated mainly by sedatives and low salt diet. No special drug could be used. In 1955 a drug from India herb, named as Serpina was effective for reducing high blood pressure. An isolated composition as Reserpine was introduced to China. At present more than 30 chemicals were introduced to the clinics for hypertension use. Percutaneous catheterization technique was opening a field for viewing the coronary artery and treated by catheter coronary stenting. Many thousands life was saved by this operation. The preventive usage might reduce the incidence of cardiac attack and cerebral vascular accidents.

The discovery of insulin in the early 20th century started a new era for diabetics. The diabetic might be treated by insulin. More anti-high blood sugar agents were invented later. Although the diseases might not be cured, the blood sugar level might be reduced to normal or subnormal and the incidence of complication might be much reduced.

The three preventive measures for essential hypertension, high blood level and anticoagulant agent for arteriosclerosis were a big achievement improving the human health status and prolonging the life span. There was an old saying in China that the man over his seventy was seldom. Look, at present the people over 80 years old were common at street.

10.1.3 Advance of Cancer Therapy: Before 1950 the only curative tentative treatment was Surgery. After 50th the tele-cobolt unit and high energy accelerator were used for cancer treatment which became to another important measure then. Only a serious of chemical products were developed and use in the clinic. The cancer chemotherapy became the third important measure. At present, the immunotherapy was possible becoming the 4th one. The total successive treatment rate was about 50% in the developed countries.

10.1.4 Advances of Diagnostic Methods in Medicine: The most important progress in diagnostic method was the invention of Computerized tomography (CT) and later by the same idea of EMR, ultrasound B scanners and positron emission tomography (PET). At present as thin as 2 mm layer picture and recording heart beating layers was possible. This was better evaluating the coronary artery defects. The other advancements such as tumor markers detection, exfoliative cytology and immune-pathologic studies were all made important progress in clinic.

10.1.5 The Advance of Preventive Medicine

The world widely usage of vaccine for infectious diseases was very successful. Many kinds of infectious disease were disappeared or almost disappeared in the world. They were smallpox, measles, diphtheria, tetanus, hydrophobia, typhoid fever, typhus, plague and cholera. The widely use of cervical papillary virus vaccine in the recent years was leading to the incidence of cervical cancer reduced drastically. Several hundred thousand of people could be exempted from this virus.

The early detection of cancer was started first among breast cancer. Then it followed by cervical cancer, esophageal cancer, stomach cancer, liver cancer, lung cancer, colorectal cancer and prostate cancer.

As for mass survey high blood pressure,diabetics and cardiovascular diseases were also performed in some districts. The health education or health preservation programs were very popular and useful. People knew what to do and how could they do better about their food and their life.

The average expected life span was an important index for the health level and living level of a country. The expected life span for Chinese in Beijing was 74 year in male and 77 in female; in Shanghai was 78 in male and 82 in female. They were all at the advanced developed level.

10.2 Regret in Progress

10.2.1 The madness of Surgery

The three requirements of surgery were asepsis, anesthesia and blood transfusion.

They were solved in early 20th century. Corneal transplantation rekindles blind sight. The kidney transplant was started in 1960s. The lung transplantation, heart transplantation and heart-lung transplantation were followed. At present a new branch of transplantation surgery was formed. At present many patients were saved by this major surgery technique.

By this kind of thinking, some surgeon considered the human body was as a machine. The organ of human body was just like the part of this machine. Some of the organs were considered as the embryogenic residue, a lot of tonsils and appendixes were cut off as the practicing procedure. Actually, the tonsil and appendix were with rich lymphatic tissue closely related with human immunologic function. Just due to the premenopausal uterine bleeding she received total hysterectomy. It seemed the problem of uterine bleeding had been solved. The disturbance of endocrine function, immunologic function and psychological disorders would bother her for a long time. How about treating the patients with herbs instead of surgery? In the early 1950th, someone proposed in his paper that using subtotal resection of lumber sympathetic plexus in treating the malignant hypertension. It seemed a fantastic story then.

The trend of omnipotence of surgery is rising again in some area, especially after the liver transplantation started. This indicated of liver transplantation was in-properly expanded. The cancer recurrence after the surgery, the surgeon might give him the second transplantation. Of course, they would be failing again. They forgot or did not consider the multi-resources of cancer. They just wanted to show up him.

In the years of 1970s, the mass survey in certain district by serum Alfa-fetal protein test. After the detection of early liver cancer by the serum test, the surgeon could not find the small cancer by his naked eyes at the operation table. The patients saved after surgery was not a few. The facts showed the value of early detection, early diagnosis and early treatment.

10.2.2 Hopelessness and disorder in Cancer Therapy

The surgical operation was coming abroad, and the philosophy of treatment was also from abroad. The surgery for cancer was a good example. The radical mastectomy was the first type of surgery, and then some surgeon was thinking that the remained cancer was due to the limited resection. The type of operation extended to the supra-radical. The side effects were serious to most patients. The operation type was back to modified radical or simple mastectomy plus radiation. The facts reflected our cognition at the biological behavior of the breast cancer. At latter 20th century, there were three main therapeutic measures in cancer treatment. The main three should be cooperative well. The better combination of treatment was not easy formed. The results of clinical trials were one important source. The cancer board in a hospital was another. The problem was any kind of chance for the discussion on the consultation existing and who was the main speaker. On the excuse of un-expectable result of cancer treatment, many lives failed saved or suffered by serious complications. Moreover, the doctors might not even know that he was the fault maker.

I would introduce my personal experience on my treatment. It was in May 1988. During the yearly health examination, I said to the surgeon that I had some problem when reliving bowel. I asked him to take an anal finder palpation for me. The surgeon was an experienced about 50 years old. He did not ask me on bed but do it but bending my hips up with my head down to the chair. He was on my left with his right index finger into my anus. He told me that was alright. AT this posture the site of 12 o clock was just the missing site. Five months later, there was blood appeared on my stool. Endoscopic examination should 4 cm above the anus the mass of 4 cm in length.

Radical resection of caner rectum and colostomy were performed in early November. The surgical operation was successful. About a week later, a famous medical oncologic doctor came to see me and gave his consultation. He suggested using Interleukin 2, a new chemo-agent then. After a few hours of Interleukin 2, an intense vomiting happened to me. I could not ingest any food even water. The incision wound was not healing and pain. I could not go to sleep. Later two specialists from Beijing were invited for consultation. They suggested using Morphine Controlled- release tablet for pain. The post-operative might be started right away not necessary until wound healing. The protocol was: CF, 5-FU and lantana. Totally, I was in the hospital for 5 months. I was very weak then. I could not walk even for 300 meters.

In the process of my hospitalization I had deep impression about my treatment. First of all, anal palpation was a basic training of a surgeon, I was missed by the 30 years surgeon. Second, the surgical oncologist was involved with surgical procedure and postoperative care, he did not even know when and how using the controlled-released morphine. Third, the higher medical oncologist did not even know the first line protocol and third line protocol. He did not even know interlukin2 was good for kidney cancer but not for rectal cancer. The 5-Fu was used for rectal cancer more than twenty years which was well known by the first-year resident doctor. I did not understand why not using 5-Fu but inerlukin2. The random choice made me suffer more than three months. To whom I might complain all the pity on me. From my story it was not difficult understanding why there were too many conflicts between doctors and patients in China.

Here we were not talking about the social aspects about the doctor-patient conflict. Thinking about the training of the medical stuff and their continuing education in the whole society, we needed do more on these. The management of the hospital, the moral aspect of the medical personnel and the duty of supervisors of the hospital were all needed to be reviewed in the whole system.

The suggestions to manage the confusing status in cancer therapy: First important was the moral training to every personnel in the medical community. Secondly, a guideline for treatment on each cancer is needed to be made in a certain hospital or district. There were several published ones might be as the reference. The tumor board is to be building in the hospital as the authoritative organization.

10.3 The comparison of TCM and modern medicine

The traditional Chinese medicine (TCM) was formed in the agriculture society. They were facing the individual patient. There was non-stander, not involved with math or statistics. A successful treatment might be considered as cure without any criteria. It was difficult for a single doctor accumulating enough patients with same diagnosis. The TCM was similar to that of Chinese dishes. A dish with same name but made by different cook might with different flavor. Treating a patient by TCM doctor was pretty similar making an artwork if the doctor was highly qualified. For example, a patient was sick of functional uterine bleeding, she might be considered as losing spleen control or deficiency kidney yang. The recipes might quite different each other but both with good results. There might be no common language among different school of TCM. Furthermore, there was no chance to share their idea and discussing about. There might be deep prejudice between them. Under the philosophy of Taoism, people should be living in the commonplace with same hidden virtue for a long time.

The TCM college graduates who were not belong to any School. They read a lot of textbooks but not learn to deal with the patient. Their postgraduate training was existed for a long time. For a long time in TCM history there was the one to one mentorship relationship but not knowing how to be making a young doctor in classroom. They could not impart the knowledge of TCM. They were exploring in a hard way. In the classic of TCM, Treatise on Febrile Diseases (伤寒论) and Synopsis of Golden Chamber (金匱要略) , people knew that there was existing many improper statements. They usually kept in silence without any critique.

The planting, collecting, storing and processing were entering new time. It should be a stander manual fitting the new era. The story of research on Artemisinin and sodium arsenate awaked us that the research should not stop at the one molecular entity. For example, the bebeerine was isolated from Rhizome Cupids (黄连) or golden cypress (黄柏), both herbs were with similar character and usage and also with different usage. The research should also extend to the common recipes.

After the Renaissance in Europe, the natural sciences, astronomy, physics, and chemistry were revived gradually. In this era there was nothing important in Europe medicine. Anatomy was started and developed in 16-17th century. In 18th century, the main contribution on physiology was the blood circulation theory founded by William Harvey. The optic microscope opened the eyes to the minute. The principle and practice of modern medicine were based on the development of anatomy, physiology, pathologic anatomy, immunology and pharmacology. Let us think of that the medical thermometer and minute-timer were used less than 200 years. Without these two instruments what would be the present modern clinical medicine.

The modern medicine was based on the industrial production society; the aim of medicine was based on the philosophy seeking the truth. Each major revising of industrial production would be promoting the advance of medicine. Medicine was one component of the society. Assembling a large system requires parts of the same size. Modern medicine should fit the requirements of this large system. The modern medicine was similar to the fast food of chain store, such as Pizza Hut or MacDonald. The products won't surprise you or disappoint you. A series of shoes come in different sizes. All you have to do is choose the right size. As long as the diagnosis was made after admitted in the hospital, the treatment would be without major difference.

In the early 20th century, people in the Chinese community considered as: the modern medicine was strong at surgery while the TCM was internal medicine. As for the progress of modern medicine was faster while TCM was slower. In the recent fifty years the gap became larger. With the advanced technique as radiological diagnosis and laboratory diagnosis no one would refuse using them as reference.

Table 10.1 Comparison in 1920-1970

	Modern Medicine	TCM
Diagnosis	Case history, Physical Examination X-ray， GI-barium meal Lab. Exam. EKG Doctors talent	Inspection, Hearing, Inquiring and Pulse taking Eight outlines on diagnosis Doctors talent
Therapy	Philosophy: more emphasis on disease. Asepsis, sterilization, anesthesia and Surgery operation. Med. instruments for different disease, New drugs and bio-product.	Philosophy: the pt. as a whole Detoxification herbs for skin infection TCM: orthopedics for bone fracture
Education	No textbook in 19th century MedicalColleges Consultation， Clinical-patho.-conference Medical Societies & Journals	1742 AD Gov. Med. Textbook was published。 Legend master-pupil system Different schools' branches TMC Colleges & Journals founded TMC Medical
Top Advance	Sulfonamide, antibiotics	None
Prev. Med.	Vaccines for infectious dis. Cancer mass screen survey	None

Table 10.2 Comparison in 1970-present

	Modern Medicine	TCM
Diagnosis	CT EMR PET Ultrasound B scanner, Intervention Radiology Exfoliative-cytology, Tumor markers	Nothing new
Therapy	Transplant surgery, Mini-invasive surgery Cancer High LET radiotherapy	Acu-anesthesia: accepted in major countries.
Med. Education	Continuous education	Internet: in TCM education
Major progress	CT， EMR， PET Deep hypothermic-anesthesia Heart surgery., Assisted pregnancy Network remote consultation	Correction of dosage of historic mistake on traditional Chinese herbs
New drugs invented	Antibiotics, Anti-cancer, Anti-hypertension & Anti-diabetics drugs，	None
Preventive Med.	Scan on occupation diseases, Epidemic diseases	None

10.4 Combine Chinese and Modern Medicine, a New Road

Give few successful examples first.

Dr. TY Shang（尚德延）and his group reviewed the TCM experience of bone fracture. The concluded their experience on manipulation to the fractured limb and fixed limb with short splint. The advantages were time saving and comfortable life during recovery. The cost of treatment was saved 90%.

The works of ZY Shen (沈自尹）on Kidney-Yang deficiency: He treated his patients with different diseases but with the same syndrome as Kidney-Yang deficiency by similar herbs. He proposed that hypothalamus dysfunction might be the main cause of Kidney-Yang deficiency in adults. The herbs for Kidney-Yang might be possible changing the hypothalamus-pituitary-gonad function.

The Institute of Basic Studies of Chinese Academy of Traditional Medicine has set up a research model for Spleen-deficiency. With this model, they gave us some new idea on TCM Spleen.

Dr. KJ Chen (陈可冀) in Beijing did some work on the stagnation on clinical and its basic aspects. He found that the de-stagnation therapy in TCM was based on improving micro-circulation and component of blood chemistry. They set up a stander recipe for clinical usage. They also treated their patients with de-stagnation to those post stent cases.

Dr. XZ Wu (吴咸中） treated his patients of acute abdomen with combination therapy. With the purgation bowels and heat, he treated the severe cholangitis. The mortality rate was reduced from 20% to 5%. His research on Dachengqi decoction (大承气汤) showed that purgation bowel might release the edema of lung and improving the blood-air circulation at lung. The theory of lung and large intestine were internal-external relationship was verified by his work. Some of the lung disorders were trying treated with purgation recipes.

Journal of Combined Medicine was found in 1981, now it became an important publication in this field. In the People's Daily oversea edition 2002,5,4, it introduced the important research results in this field. They were as following:

1. Studies on anti-malarias of artemisinin. 2. Arsenic products in the treatment of leukemia; 3. Xuefuzhuyu pills (a kind of de-stignation recipe 血府逐淤丸) used for prevention of re-narrowing after Percutaneous transluminal coronary angioplasty (PTCA); 4. Acupuncture anesthesia; 5 Combination of acupuncture and scopolamine in detoxification therapy; 6 Effect of trichosanthin (a protein extract from Trichosanthes kirilowii 瓜蒌) in the treatment of AIDS and 7 Bicyclical alcohol ester (an extract of Schisandra chinensis 五味子) used for virus hepatitis

The application of computer technique as well as the setup of many TCM webs were a big invisible power pushing up the inter communication among this community. At the same time, the webs were a big school for learning.

10.5 Free talk on Qi in TCM

The TCM was a part of Chinese culture. Medical technique was a kindhearted technique. It emphasized on righteousness but not on benefit. It contained the thinking of Confusion and the theory of Taoism. The aim of medicine was seeking kindness, while the aim of modern medicine was seeking truth.

The TCM paid attention on the harmony of nature and mankind. It considered that the epidemic of disease, emotional changes and the selection of herbs in a recipe might be related to the seasonal environment. The doctor should consider from heaven, earth, weather to human as a whole. The aim of the treatment was rebalancing the health to a peaceful status. The trace of Chinese culture could be found in above thinking.

At the very beginning, vast is the world. There was nothing. There was no birth but Daoism. Tao is the principle, the origin and the regulation. Tao gave birth to one, one to two, two to three and three to everything. There was a kind of not visible thing named as QI. It related to every aspects of human world such as: nature, social events, human life and also TCM too. There were two aspects of everything, as YIN and YANG, bear each other and depend on each other. A peaceful family will prosper. The world also wanted a harmonic environment.

In the era of Spring-Autumn and Warring States, the idea of Qi was expending to awe-inspiring righteousness and vital essence. Confucius taught his disciples that there were three restrictions during the whole life. When one was young, who was not fixed yet on his Qi and Blood, he should be away from sex. When grown up he should be avoiding fight. When at old he should be avoiding gain. In the different ages with different strength, one should change his policy and activity in dealing the outside world. Qi and Blood were the physiological power which closely related to medicine. Mengfucious at Warring States era was expending the idea of Qi to awe-inspiring righteousness, a moral idea. This idea might be expended larger by education.

From Yin-Shang (殷商 1675-1029 BC) to Qin-Han (秦汉 221 BC-200AD), this was the era of formation of Chinese medicine. Neijing was the first book of medicine. There were about 150,000 words in it. Among the book, the character of Qi appeared about 3000 times. From the fact, it showed that the importance of Qi. In NJ the Qi was further divided into: natural Qi, Qi from heaven, Qi at earth, Qi of five elements and Qi of four seasons. From physiological aspects, there were manner, vital Qi, genuine Qi, Qi of righteousness, middle Qi, Blood-Qi, channel-Qi, vessel-Qi, viscera-Qi and nose Qi etc. （the above paragraphs were abstracted from KJ Chen ）

The vital Qi or genuine Qi was from the Heaven, the part of life and preserved in Kidney. It was nourished by vital essence. The function of vital Qi was circulating through the vessels or channels in the whole body. The viscera and sub-viscera obtained the energy from the vital-Qi and operated regularly by its own rule. If someone was congenital weakness or weak due to chronic disease, he would be with a weak vital-Qi. The thoracic Qi was from the food metabolism, accumulated in the thoracic cavity and related with voice, speaking and respiration. It was also related with the cardiovascular function. Insufficiency thoracic Qi might be leading to stagnation.

Claude Bernard (1813-1878) ， a great French physiologist in 19th century. He advocated on the stability of human internal environment. The stability depended upon the regulation between different systems. His thinking was very close to the YIN-YANG thinking in TCM.

At present we knew that heart was not the organ alone as the power engine of circulation, it was also an organ secreting several hormones which related to sodium metabolism, dieresis and blood pressure regulation. This was also showed auto-regulation of human physiology. Besides lung is involved with gas exchange, it is also a hematopoietic organ. Half of the platelets were made in lung. This was discovered by the scientists in UCSF. This discovery also supported the thinking of auto-regulation. (Mark Looney, NATURE March 22 2017. Surprising new role for lungs: Making blood： Cells in mouse lungs produce most blood platelets and can replenish blood-making cells in bone marrow, study shows）

Let us think from another view. A major surgical operation is a great attack to the patient both physically and mentally. The preoperative fasting, enema, transfusion and anesthesia were all tasks to the patients. An important organ, such as esophagus, stomach or colon, would be taken away. The functional disturbance to the cardiovascular, respiratory, digestive, endocrine, hematopoietic and immunological systems were huge. In another word which were the multi-major disturbance to the internal stability. It would take a long time recovering and forming a new stable system. In the sense of Qi in TCM, a major surgery was hurting the vital Qi seriously. The one with a stronger Qi might be recovered faster.

Look at clinical aspects, there were as following: the deficiency of Qi might be further divided into deficiency of spleen-Qi or deficiency of kidney-Qi. The deficiency of stomach-Qi was reflecting the function of GI tract， Look at external causes of diseases, there were wind-Qi, cold-Qi, water-Qi, Summer-Qi, dry-Qi and wet-QI.

The mental disturbance to the human health was recorded in NJ39. The diseases caused by Qi were as following: anger causing Qi up, happiness making Qi slowing, sorrow making Qi reducing, horrible causing Qi down, cold causing Qi diminishing, overheat causing Qi leakage, surprising causing Qi disturbance and thinking causing Qi fixed.

The properties of the herbs were concluded as Qi and taste. The Qi of herb was from heaven and earth, which was similar to that of human body. That was the reason why the herbs regulating the Qi and Blood and adjusting of human physiological activities. In the clinical practice the herbs might be further divided into tonics, adjusting Qi or descending Qi. The herbs for tonic Spleen was also used for tonic Qi. The usage of Astragals (黄芪) was an example. There were deferent recipes for tonics to different viscera.

Speaking at broad sense, Qi was with both material and spiritual aspects. It was deeply penetrating to Chinese language. Those relayed to daily life were as: weather (天气), down-to-earth (接地气), moral integrity (有骨气), popular support (有人气), temperament (气质)，high motive or high intention (心气高), high temperament , angry, bursting with joy (喜气洋洋)，have a bad face (一脸晦气)，cut of the same cloth (气味相投)，act evilly in collusion (沆瀣一气)，good luck (好运气), internal heat anger (火气)，grievance (怒气，怨气)，anima(灵气), depressed (丧气) etc, Those related to culture were also numerous, such as integrity and dignity (一身正气)， natural greatness of sprit(浩然之气)，heroic sprit(气壮河山)… etc.

During the long process of era, the research results in different fields were absorbed by TCM. The idea of Qi was related to astronomy, agriculture and other fields. There are both Confucian and Taoist ideas in the Neijing. Just because the free usage of idea QI, it caused too much confusing in it and ended the Qi in some fields. In the field of TCM, there was no better idea instead, Qi is still existed.

The ten Heavenly stems, used as serial numbers also in combination with the twelve Earthly Branches to designate years, months, days and hours, For example, the date of birth of everyone may be expressed as year, month, date and hour. Through the eight characters, which might be calculated by the fortune-tellers and then they might tell the story about someone s future.

10.6 Free talk on Blood stasis theory

The theory of stagnation was started from Neijing. In the book LS, it was mentioned as bad blood. In SW 63 it said after someone fall down, the bad blood remained inside. The abdomen was full. He was not comfort when moving. Give him herbs first. LS 20 said that the illness at Liver showed pain at sub-costal region. The cold Qi was at mid-Jiao showed stasis inside and swelling at lower extremity. Muscle spasm happened. It might be treated with acupuncture inducing Qi downward. Warm up mid-Jiao by stimulation acupoint ST36 or the vessels for dispersing the bad blood. In SW 17, it said that the vessels were the home of blood. The unsmooth vessels causing Heart pain…

Shennong's Classic of Material Medica（SNMM, 神农本草经）recorded more than thirty herbs for de-stignation which were used at present time. J.Zhang (张机，仲景) in third century AD was the founder of stagnation theory. In his book “Synopsis of Golden Chamber 金匮要略”，he was the first one mentioned about the term stagnation. He proposed several recipes for this symptom.

In the 1n the 17th century, the School on Febrile diseases found blood spots in some patients. With this sign they distinguish the severity and prognosis of the patient. At present time people knew more knowledge on stasis of blood. More attention has been paid on the research in this field,

The stasis in TCM related to cold, stasis of Qi, deficiency Qi, trauma and menstrual illness. The post-trauma stasis in muscles, varicose vein of lower extremities, abdominal wall varicose caused by cirrhosis of liver, lower esophageal varicose, bleeding and black tarry stool. Above situation when blood staying outside blood vessel or with irregular circulating might be considered as stagnation. The doctors of TCM treated with herbs-recipes in coronary heart diseases too.

The normal blood circulation depended upon the normal operating of Qi. If Qi could not be operating in order, the Blood would not be moving well. Then stasis might happen. Qi was the operating power of Blood. Qi operated then Blood moved. Once Qi stopped, the Blood stopped too. If Qi was warm, the Blood would be slippery. If Qi was cold the Blood would be clot. Stasis Qi caused Blood stasis too. Stasis of Blood should be with stasis of Qi. Lung controlled Qi and regulated the Qi. If the stasis of Lung happened, the cough, chest pain, shortness of breath and purple color tongue would happen. Liver was also related to Stasis of Blood too.

There were several typical recipes about Blood stasis. They were clearing stasis decoction, (Xue-fu-zhu-yu decoction 血府逐瘀汤), recovering and smoothing Blood decoction (fu-yuan-huo-xue tang 复元活血汤) and channel warming decoction (wen-jing-tang 温经汤)。The recipes were usually given combined with the herbs of tonic Qi, clearing fever or purgating bowel.

10.7. Honeysuckles and flowers (金银花) in treatment of carbuncles and other infections

Carbuncle or gangrene is an acute suppurative disease occurring on the body surface, extremities and viscera. Carbuncle stated at body surface showing redness, swelling, hot and pain. It was belonging to the illness of Yang. Gangrene was usually closed to the bone with deep color and flat surface. It was swelling locally with pain and pus. In modern it was considered as the bacteria infection of skin which originated at hair follicle.

In LS 81 it said after cold evil entering into the vessel, the stasis happened. The stasis preventing the wei-Qi functioning. The cold evil turned to heat. The meat would decay becoming as pus. It happened at neck named yao-zu (夭疽) ， at shoulder it named carbuncle …"

Gangrene was a special type of carbuncle. It started at the finger or toe which was a very painful white color nodule. Gradually it became necrotic tissue. It was named in modern medicine as thromboangiitis obliterans or embolic phlebitis.

In the early Qing Dynasty (about 17th century) , the official textbook Mirror of Medicine Surgery (医宗金鉴：外科) edited by Q Wu (吴谦), there was a recipe for clearing fever and detoxification named as "five flowers detoxification decoction" The composition was with Honeysuckles and flowers（金银花）, wild chrysanthemum flower (野菊花)， Dandelion (蒲公英),violate herb (紫花地丁) and begonia fimbristipula (紫背大葵). This was a very effective recipe for bacterial infection.

At the same time the doctors of School of Seasonal Febrile Disease treated their patients with Honeysuckles and flowers（金银花）and related herbs and big success. Honeysuckles and flowers were given great attention. The following paragraphs, we would be talking mainly about this herb. There were four herbs of same species in present Material Medical, the flower; leaves and branch were with similar property and usage. The herb was classified into Lung, Heart and Stomach channel.

The following paragraphs were selected from the books of 16-18th century. From JM Chen 陈嘉谟 in his book （本草蒙筌 1565）stressed on the usage of Honeysuckles and flowers in the treatment of carbuncles and other infections, In 200 year this herb was mentioned in more than ten books on material Medica. They all stressed that the Honeysuckles was good for skin infection or carbuncle. It might be used in infections other than skin. The dosage of the herb should be as high as 50-200 gm per dose with minimal toxicity. Among them the famous doctor, SD Chen 陈士铎, (Material Medica 1665 本草新编) wrote with high evaluation about this herb. He said ：Honeysuckles and flowers were sweet, non-toxic and might be used in five-viscera. It was a wonderful detoxification herb. For those unsettled carbuncles, it might disperse, for those formed lesions it might dissolve. For those dying, one might save. For those cases with serious carbuncle the high dosage should be given to 250 gm, with Chinese angelica 60 gm(当归) and glycyrrhizin 30gm(甘草) added，boiled twice per dose. All the cases I met were saved. The others who failed usually with the dosage much lower than mines. There was with less strength if with low dosage. The interesting point was its non-toxic. One might give this herb at any occasion even considered as the terminal cases.

Honeysuckles and flowers were recorded in Shennong's Classic of Material Medica（SNMM）. The important of this herb was neglected until 17th century. In that time many doctors in the south Jiangsu area suggested the usage of Honeysuckles and flowers in seasonal febrile diseases and Skin infection. This was a big leap in TCM. It was a pity that this achievement has been spread slowly, and this opportunity has been missed. My late grant father passed away by neck carbuncle in 1929.

The Journal of TCM (中医杂志 1984, 4：52) published a paper on treating the carbuncle with five flowers decoction which contained with Honeysuckles and flowers（金银花）, wild chrysanthemum flower (野菊花)， Dandelion(蒲公英), violate herb(紫花地丁) and begonia fimbristipula (紫背天葵).

Another recipe named four herb decoctions (四妙勇安汤) for gangrene in the treatment of Buerger's disease (thromboangiitis obliterans) was noticed. It composition was : Honeysuckles and flowers 90gm, radix scrophulariae (玄参) 90gm, Chinese angelica (当归) 60 gm and glycyrrhizin(甘草)30gm, one decoction each day for 10 days. This recipe was not famous as classic, but the contribution in gangrene was no alternative. In the first half of 20th century, was there any better treatment than this one. The answer was negative both in TCM and modern medicine. Was this due to prejudice? At present this recipe was applied further to research projects on other diseases as acute mastitis, deep phlebitis of lower extremity, diabetic foot, herpes zoster or coronary heart diseases.

As for the modern medicine, sulfa drugs were used in late 1930s. Then the antibiotics, penicillin, streptomycin came in to the stage. At present the 4th generation synthetic drugs for bacterial infection were invented. Few drugs were developed against drug-resistant staphylococcus aureus. Under the flag of new invention, the newly invented drugs developed one generation another. The hundreds patients died after hypersensitivity of penicillin as well as the toxicity induced hearing loss or with blood illness might be thousands. Were those agents had passed the permission by FDA before entering the market. The bosses made up a lot of money full in their basket and closet. Why those miserable events be happened? What did the patients earn.?

Chinese herbs have been used for thousand years. High dosage Honeysuckles and flowers have been used for hundreds of years. It was still effective without resistant.

10.8. Personal Experience on Learning TCM and Clinical Practices

In the middle of 20th century, all the modern training doctors were urged to study TCM. In my previous hospital an old experienced TCM doctor was invited to be the teacher. He taught Treatise on Febrile Diseases, the after-hour class was free and based on one's free accord. The teacher prepared handouts. After a few classes most students did not know what he was talking about as if in the dense fog. A book by CY Jiang et al published in Shanghai, named The Research on Kidney (1964) made me great interest. The authors with modern language and analytical method telling the readers what Kidney was. What was the deficiency of Kidney. What were the criteria for diagnosis and how to distinguish deficiency Kidney-Yang or Kidney-Yin. As for the patient with the sign or symptom of deficiency KIDNEY, no matter the diagnosis of modern medicine was, the patient would be treated with herb drugs under the guidance of TCM doctor. There was the possibility of patients with different diagnosis (modern medicine) were treated with same recipe. For example, the deficiency kidney-Yang syndrome might be found in patients with scleroderma or asthma. They were treated with herbs of tonic Kidney-Yang. Both of them were getting relived. The facts surprised me. You can also look at the diseases from another angle. There must be something different inside. From then I paid attention on the knowledge related to TCM. Think over and over what a TCM term says in modern medicine and what is quite what disease. In the ten years of turmoil, learning Chinese medicine was a high-sounding thing not prohibited. This was really good chance to me. I also read the TCM books written in recent years and the book on doctor's personal experiences.

I am a doctor of oncology working in a hospital. I occasionally gave my patients herb medicine for reliving symptoms but not for cancer itself. In year 1971, I was sent to the countryside as a one member of Medical Team to serve the farmers. We were dispersed into every village. The infirmary has only one hut, equipped with a sphygmomanometer, thermometer, syringe, stethoscope, outpatient box, and some Chinese herbs, proprietary pills. There is no doctor but a nursing assistant. Very few patients each day visited us. In the spare time I had plenty time reading TCM books.

The nursing assistant was no older than thirty years old. She was the village native. She married more than three years without pregnancy. She was urgent to have a baby. She had visited the doctors in several large hospitals but no result. She would like to have another trial. She asked me to make prescription for her. I could not help refusing. After I read the reports of previous hospital, I decide using the recipes written in the book The Research on Kidney. The following was her abstract.

Female, 28 yrs old. Nursing assistant, non-pregnant，married more than 5 yrs，no previous history on gyn. diseases. The reports by certain hospital showed that the fallopian tubes were unobstructed. Her spouse was with normal semen examination both activity and number of his sperm. She was with felling cool, white face, loss hairs, back pain, cold hands and feet, light colored tongue without coating and normal menstrual periods. Recipe: 熟地黄 Prepared Rehmannia 15g, 山萸肉 Cornus Fructus 10g, 仙茅 curculiginis10g, 仙灵脾 Herb Epimedii10g, 官桂 Cortex Cinnamomi10g，菟丝子 Semen Cuscutae Chinensis10g, 山药 Dioscorea10g, 巴戟天 Morindae Officinalis10g, 肉苁蓉 Cistanche deserticola10g and 枸杞子 Barbary Wolfberry Fruit10g, One dose each day except during menstrual period. Twenty dose per month. For three months. Not until three months my hospital asked me to go back. About a year later, suddenly someone came to my hospital to see me, a young lady with a few months old baby in her arms. It turned out to be the nursing assistant of the infirmary. This is an example of my first successful treatment of primary infertility with traditional Chinese medicine. For the later forty years, all together 8 similar cases were treated with TCM herbs with success. The recent case was with the baby born in 2011.

The following cases were some my personal experience.

1. Lymphadenitis; Wang, male, 45 years old, engineer. His small toe of left foot was infected with lymphadenitis at inguinal region. He was admitted in hospital and treated with penicillin and streptomycin for one week without control. Examination: left inguinal region was swelling with tenderness, no local skin congestion found. Body temperature normal. Prescription: Honeysuckles and flowers 金银花 20 g, Forsythia15g 连翘，dandelion 蒲公英 15g, violet herb10g 地丁, Flos chrysanthemi

10g 野菊花, Glycyrrhiza 10g 甘草. Take herb dregs wraped in white cloth, warm and wet compress, the next day swelling and pain disappeared. There were three doses to heal.

2. Infant upper respiratory infection. Infant 1-4 years old with fever but not high, sneezing, run at the nose, cough or not cough, droop sprit. Prescription: Honeysuckles and flowers 金银花 10 g, Forsythia 连翘 5g，dandelion 蒲公英 5g, chrysanthemi 5g 野菊花, Glycyrrhiza 甘草 3g. boiled for 20 minute, divided into 2-3 portions/day， 2-3 dose to heal.

3. Infant diarrhea: Infantile autumn diarrhea is a rotavirus-transmitted disease that occurs in September-November in some years. Most of the children were in 8-20 months. Symptoms are fever, diarrhea and watery stool. Recipe：Red clay brick (clean and not been used) 15g, grinding into fine power, plantago asitica Linn. fresh clean 20g, (or semen psyllii 6g), boiled for 20 min. Drink the above water frequently but not the residue. Clay brick fine powder action lies in block the mucous fold of intestinal wall and reduce intestinal peristalsis. The function of plantain is diuretic. The intake water is excreted from the kidney. Two cases have been treated to heal in 2-3 days.

4. Acute abdomen: Female, 75 yrs old. At 2:30 on 2017-4-18, the woman awoke from sleep because of severe pain at the epigastrium. The patient knelt on the bed and leaned forward to the pillow with a large amount of cold sweat on her head. She complained of epigastric pain but had no obvious pain point. Check the abdomen for softness. No obvious tenderness points. The pain lasted about 20 minutes without relief. Past history: two weeks before the onset, there was a similar attack of abdominal pain at night but lasted about 10 minutes after self-remission. The patient was diagnosed with cholecystitis more than 20 years ago because of right upper abdominal pain.

The right side of Zusanli ST36 足三里 was needled. The abdominal pain immediately alleviated after acupuncture and completely relieved after 2 minutes. The patient gradually felt asleep. Go to the family doctor in the afternoon. Family doctor clinical impression was gastric spasm? Acute cholecystitis? The electrocardiogram of treadmill exercise had no important clinical findings. The upper abdomen was examined by Doppler ultrasound in 04 / 21. No gallstone or gallbladder wall thickening was found. On 04 / 25 she was taking omeprazole 40 mg. No abdominal pain occurred after 10 months follow-up.

5. Periarthritis of shoulder: Two cases had been treated by acupuncture. They were all female at their fifties, . They complained with right shoulder sore or pain for several weeks. They were unable to stretch out, hindering combing. The acupuncture points were: Jianliao SJ14 肩髎, Jianyu LI15 肩髃, Jianzhen SI9 肩贞, JianjingGB21 肩井. Straight at 2 inches for 10 minutes after got-Qi. Pull out the needle she immediately felt relaxed with shoulder movement improved. Two or three of treatments got recovered.

10.9 New Problems in the New Century

10.9.1 Appeared New Diseases.

Many diseases disappeared in the last century. Some new ones appeared, such as avian influenza prevalent in people and Ebola spreads from animal to human. The old unsolved problems were the drug resistant tuberculosis and drug-resistant Staphylococcus aureus. In short, old contradictions are eliminated and new contradictions replaced. Human beings survived and would never cease to overcome the new contradictions.

10.9.2 Gene therapy.

This is the new technique to knock some abnormal gene and replace a normal gene replace the abnormal ones. This is technique involved with DNA level. The early results seemed promising. It should be watched for a long-time results or side effects. Quite a few projects were involved in gene therapy in different diseases. They were in US, `Europe, Japan as well as in China.

10.9.3 Artificial intelligence (AI) in Medicine. Sharing the messages of the patients in the clinics was nothing new at present. The assistant to the doctor might help the doctor saving more time. The long-range consultation system had already been used.

Based on the large data, the teaching software for doctors might help open the eyes to the doctors. It was not only with literature, figures and question-answer but also as a decision helper. For example, diagnosis of small lung nodules, acute abdomen or acute poisoning. Software might be needed for reading the microscopic slides because it is a time-consuming task to the doctor checking the micro-metastatic mini-foci.

It might be able developing the mini-health early warning device for pulse, blood pressure, blood sugar level and blood oxygen level, blood alcohol level and EKG. The present hearing aids were not good enough. The devices of artificial limbs were also developed.

附录 1　中英常用医学名词对照

Appendix 1 Some Vocabulary of TCM

F1.1 中医基本词汇 The basic vocabulary

阴阳 Yin and Yang

阴平阳秘 Yin and Yang in equilibrium

元气 yuan-qi，primum-qi vigour，即真气 vital-qi，　genuine-qi

宗气 zong-qi，　特指胸中之气，especially for qi in chest.

五行 WUXING，　FIVE- ELEMENTs：Metal，Wood，Water，Fire and Soil or Earth.

五行相生　generate among five elements

五行相克　Restriction among five elements

五脏：　HEART，LIVER，SPLEEN，LUNG，KIDNEY.

心为君主之官 HEART as the king organ.

肺为相傅之官 LUNG as the minister organ.

肝为将军之官 LIVER as the general organ，

脾为仓廪之官 SPLEEN as a barn organ，

肾为作强之官 KIDNEY as the organ of strength.

左肾 右命门 Left side KIDNEY and right side mingmen (命门)：　Mingmen was just an idea，　which related to real YANG，growth and sex but not an organ.

六腑：Six-sub-viscera：　stomach（胃），small intestine（小肠），large intestine（大肠），gall bladder（胆），triple-jiao (三焦) and tanzhong (膻中). Urinary bladder (膀胱) and pericardium（心包）。All together there are eight items entered the name list of six-sub-viscera.

Triple-jiao and tanzhong were the two with the name but without real organ. tanzhong：　an organ with name only. Only an acupuncture point located at the mid-point of nipples on anterior chest wall named as tanzhong.

奇恒之府 Extra-viscera： general brain， spinal cord， bone， blood vessels， gall bladder and uterus. They are the essence of the storage organ. The brain is also known as the sea of marrow

神农本草经 Shennong's Classic of Material Medica（SNMM，）

伤寒论 shāng hán lùn，Treatise on Febrile Diseases; Treatise on Fevers

金匱要略 Jingui Yaolüe， Synopsis of Golden Chamber

F1.2 人体解剖生理名词 medical terms on anatomy and physiology

九窍 Nine orifices： nose trials， eyes， ears， mouth， urethra， anus

颃颡 即鼻咽部，nasopharynx 为咽上上齶与鼻相通的部位，亦即软口 盖的后部

缺盆 supraclavicular fossa

髀骨 即股骨 femur bone

骭 即胫骨，tibia bone

跗属，指跗骨与胫骨连接部。足上曰跗，其外侧近踝者曰跗属。出于灵枢.14·骨度.

筋 sinew or tendon

宗筋 male genitalia three meanings， ①male genitalia ②penis ③testis

膜原 the fissure between organs

络血 blood in small vessels

血泣 stasis of blood

膺 anterior chest wall

嗌中 下咽部 hypo-pharynx

膂 脊柱两旁的肌肉 muscle by the side of spine

踹　足部用力踩踏　step on with strength

胁　从腋下到肋骨下缘这个区域　flank

天癸　function for both sexes

胞中 baozhong 人体生命之根，为任脉，督脉，冲脉之原。位置不肯定 The root of life，the origin of Governor channel，Conception channel and Chong channel，its location not certain.

营卫气血 Ying，wei，qi，xue (defense，protect，qi and blood)，deferent stages in fever diseases

荣卫气血 glory，strength，attitude and nutrition，the different condition of general health.

气虚，Qi deficiency，due to losing Qi and essence，general weakness，

尺虚　chi weakness，weakness in muscle and motion，not related to pulse.

脉虚　deficiency in blood and YIN，especially on polse

气口　qi-kou also as cun-kou，the point for taking pulse.

人迎　ren-ying，1: common caroted artery at larynx level. 2: as cun-kou at wrist

三部九侯　three locations，each for three points for taking pulses

寸，关，尺 cun，guan，chi ，three positions for taking pulse，at forearm just above the wrist.

长脉 long pulse　　短脉 Short pulse ，

浮脉 floating pulse　　沉脉 deep pulse

迟脉 slow pulse　　数脉 rapid pulse

结脉 knotted pulse　　散脉 scatter pulse

细脉 thin pulse　　洪脉 surging pulse

涩脉 unsmooth pulse　　滑脉 slippery pulse

弦脉 string like pulse　　代脉 slow irregular and intermittent

气虚 Qi deficiency，due to losing Qi & essence，general weakness.

尺虚　chi weakness，　weakness in muscle and motion，　not related to pulse.

脉虚　deficiency in blood and YIN，　especially on polse

F1.3.　诊断与治疗名词　diagnosis and treatment

六淫　风，寒，暑，湿，　燥，火。 Six evils：wind，　cold，hot，　wet，　dry and fire

四诊，望，闻，问，切。Four inspections of diagnosis：observation，　hearing，　inquiring and pulse taking.

八纲辩证 Eight outlines on diagnosis of TCM.

阴阳 Yin and Yang;

表里 exterior and interior;

寒热 cold and hot

虚实 deficiency and excess

六经辨证 six channel (meridian) differential diagnosis.

治疗八法 Eight treatment methods：　汗 sweating，　吐 vomiting，　下 purgation，和 smooth，

清 clearing，，温　warming　，　消 elimination，　补 tonics.

君臣佐使　monarch，　minister，　assistant，　guide

安神　　tranquilization，　sedative

止痛　　analgesic; analgetic

止血　　hemostasis

止咳　　antitussive　，

利痰　　removing phlegm，

平喘　　preventing asthma，

泻下　　purgative drugs 峻下 drastic purgation，缓下 laxation

解表/发汗 relieving exterior

利尿　　dieresis

清热泻火 clearing fever and fire

清热解毒　clear fever and detoxification

凉血解毒　cooling blood and detoxification

泻热通便 clearing fever and reliving bowel

清热利水 clearing fever and diuretics

温中散寒　worming interior and dispelling cold

温阳利水 warming YANG and dieresis

消法　　elimination ，　resolving methods，

补法　　平补 smooth tonifying　　峻补 drastic tonifying ，

补血 tonified blood，补阴 tonifying Yin

补气 tonifing Qi，补阳 tonifying Yang，补中益气 tonifying interior and Qi

活血化淤　promoting blood flow and reducing stagnation

平肝潜阳　calm LIVER and subdue YANG

镇肝熄风　Tranquilizing LIVER-wind Decoction

祛风湿类，　anti-rheumatism

引经报使 guiding medicinal herb

引经药　messenger drug，　channel conductor，　viscera conductor，　guiding medicin

部位引导药 location conductor

消毒，灭菌，麻醉 Disinfection，　sterilization，　anesthesia

F1.4. 针灸治疗的名词

经络 Channel，Vessels，　Meridians

穴位 acupuncture point，　acupoint，　point

艾灸 moxibustion　艾条 moxa-stick

穴位指压按摩 finer massage to acupuncture point

耳针 auricular needle acupuncture

耳穴 auricular points，　耳门 ear gate ，tragus，　耳垂 earlobe，耳道 antrum auris，耳甲 concha auriculae，　外耳孔 external auditory cannel，　耳轮 helix，　耳屏 tragus，　耳挺 ear polyp，　耳舟 scaphoid fossa

头针 scalp needle for acupuncture
同身寸 Individual inch：
十二经脉 Twelve channels.
手太阴肺经 Lung Channel of Hand-Taiyin (LU)
手阳明大肠经 Large intestine Channel of Hand-Yangming (LI)
足阳明胃经 Stomach Channel of Foot-yangming. (ST)
足太阴脾经 Spleen Channel of Foot-taiyin (SP)
手少阴心经 Heart Channel of Hand-shaoyin (HT)
手太阳小肠经 Small Intestine Channel of Hand-Taiyang (SI)
足太阳膀胱经 Urinary Bladder Channel of Foot-Taiyang (BL)
足少阴肾经 Kidney Channel of Foot-Shaoyin (KI)
手厥阴心包 Pericardium Channel of Hand-Jueyin (PC)
手少阳三焦 Sanjiao Channel of Hand Shaoyang (SJ)
足少阳胆经 Gall Bladder Channel of Foot Shaoyang (GB)
足厥阴肝经 Liver Channel of Foot Jueyin (LR)
附属于十二经脉的十二经别 the twelve meridians
十二经标本 beginnings and endings of twelve meridians.
十二经筋 muscle along the twelve regular channel ...
十二经络 twelve meridians and collaterals
十二经脉 the twelve regular meridians;
十二经之海 sea of the twelve channels; the sea of ...
太冲脉 Great Thoroughfare channel
奇经八脉 Eight Extra-Channels
督脉 Governor channel or Du channel
任脉 Conception channel or Ren channel
冲脉 Chong channel
代脉 Dai channel
阳维脉 Yangwei channel，阴维脉 Yinwei channel
阳跷脉 Yangqiao channel，阴跷脉 Yinqiao channel
五输穴，Five Transport points，
井穴， 水之源头 Jing-well point， the source

荥穴　意为小水 Xing-Spring point，　small water

输穴　意为输入，汇集。Shu-Stream point，　stream water

经穴　意为水流宽大通畅，Jing-River point，　huge water

合穴　有汇合之意，。He-Sea point，　fused water

原穴　Yuan-Source points

络穴　luo-connecting points

郄穴　Xi-cleft points：The xi was with the meaning of slit or fissure."

下合穴　Lower-he points ：　The Qi met at three-foot Yang channels named as lower-he points.

背俞穴　Shu-back points and were located at the first line of bladder channel at back，　generally arranged from top to down and named by the name of the viscera..

八会穴　Eight influential points　The points of gathering the spirit of viscera，　sub-viscera，　Qi，　blood，　tendon，　vessels，　bone and marrow named as eight influential points

交会穴　Eight confluence point　The points met the 12 regular channels and connecting with the extra-channels were named as confluence point. They were all located ankle or wrist area. There might be two or more channel meeting.

耳针名词：　耳门 ear gate ,tragus,　耳垂 earlobe, 耳道 antrum auris, 耳甲 concha auriculae, 外耳孔 external auditory cannel, 耳轮 helix, 耳屏 tragus, 耳挺 ear polyp, 耳穴 auricular points, 耳舟 scaphoid fossa

F1.5.　神经精神活动名词　Some terms about mental activity

元神 sprite.

精气神 Jing essence，Qi，Shen spirit

精　refine，Purified，semen，energy

情　emotion，志 willing，　神 god，鬼 ghost，魂 soul，魄 soul

七情 seven emotion 喜 happy， 怒 angry， 哀 grief， 忧 worry， 思 thinking 惧 fear 惊 frighten

六欲 six desires living， death， hearing， vision， tasting， smell.

竭 exhaust 怨恨 hate regret 炫耀 flaunt show-off

悠然自得 a laid-back attitude life

养生之道 the ways of health preservation

恬淡虚无 simple desire and emptiness

附录 2　常用中药百种，常用古方及中成药

Appendix 2　Commonly used 100 herbs，Recipes and Patent Drugs

金银花	Honeysuckle flower or caulis lonicerae.
连翘	weeping forsythia ，
蒲公英	taraxacum
野菊花	Dendranthema indicum，　mother chrysanthermum
地丁	herba violae
紫背天葵	Begonia fimbristipula Hance
蚤休	Paris polyphylla Smith var.
紫草	RADIX ARNEBIAE
鱼腥草	Houttuynia cordata Thunb
穿心莲	Andrographis paniculata
芙蓉叶	Coffonrose Hibiscus Leaf
冬桑叶	Mulberry Leaf
马齿苋	herba portulacae

以上常用于清热解毒

桔梗	Platycodon grandiflorus，　Balloon Flower
半夏	Pinelliae
麻黄	ephedrine
杏仁	almond
贝母	Bulbus　fritillariae pallidiflorae
沙参	adenophora tetraphylla
元参	Scrophularia ningpoensis Hemsl.
天门冬	Cochinchinese Asparagus Root，
麦门冬	Ophiopogon japonicas

以上常用于止咳化痰平喘

黄芩　　Scutellaria baicalensis ，
黄柏　　Phellodendron chinense
黄连　　rhizome of chinese goldth-read
枳实　　fructus aurantii immaturus
厚朴　　Mangnolia officinalis
柴胡　　Bupleurum chinense
羌活　　Rhizome of Forbes Notopterygium
独活　　Heracleum hemsleyanum
升麻　　Cimicifuga foetida L.
知母　　Anemarrhena　asphodeloides Bunge.
冰片　樟 Cinnamomum camphora(L.) Presl
干地黄　dried rhizome of Adhesive Rehmannia，
生地黄　unprocessed rehmannia root
熟地黄　Prepared rhizome of Adhesive Rehmannia，
吴茱萸　evodia fruit
山萸肉　Cornus officinalis Sieb. et Zucc.
仙　茅　Curculigo orchioides Gaertn.
仙灵脾（淫羊藿）Herb of Shorthorned Epimedium，Herb of Sagittate .
杜仲　　Eucommia ulmoides
牛膝　　Achyranthes bidentata
破故纸　(补骨脂) Psoralea corylifolia Linn.
续断　　Dipsacus tianmuensis
菟丝子　Semen Cuscutae Chinensis
骨碎补　Davallia mariesii
沙苑子　Astragalus chinensis
何首乌　Fallopia multiflora (Thunb.) Harald.），
官桂　　Cortex Cinnamomi Cassiae
桂枝麦芽　bud of wheat　浮小麦　seed of wheat
神曲　　Medicated Leaven;

山楂　Crataegus pinnatifida　branch　Cinnamomi Cassiae
附子　radix aconiti carmichaeli;　monkshood
山药　Dioscorea
栀子　cape jasmine gardenia jasminoides
巴戟天　Radix Morindae Officinalis
肉苁蓉　Cistanche deserticola
韭菜籽　Chinese leek seed
枸杞子　Barbary Wolfberry Fruit
香附　rhizoma　cyperi
砂仁　Amomum villosum Lour.
木香　Common Vladimiria　Root
甘草　Radix glycyrrhizae
大枣　date fruit　枣仁　Spine date seed
人参　ginseng　太子参　small branches of ginseng
党参　Codonopsis pilosula，　root of hairy asiabell
白术　bighead atractylodes rhizome
陈皮　orange skin dried
茯苓　Poria cocos
猪苓　Umbellate Pore
紫苏子　Perilla frutescens seed
白芥子　white mustard seed
莱菔子　radish's seed
牵牛子　Semen Pharbitidis
麻仁　edestan
泽泻　rhizome of oriental water plantain
桑白皮　root bark of mulberry，
车前子　plantago asitica
丹参　salvia miltiorrhiza Bunge.
三七　Panax pseudoginseng Wall. var. notoginseng (Burkill)
当归　angelica sinensis
牡丹皮　Paeonia suffruticosa Andr.

藕节　joint of the lotus
白芍　radices paeoniae alba，　赤芍
川芎　ligusticum wallichii;
.红花　Flos　Carthami　Safflower
鸡血藤　suberect spatholobus stem
元胡(延胡索）Corydalis turtschaninovii Bess.
瓜蒌　天花粉　Trichosanthes kirilowii Maxim.
薤白　Longstamen Onion Bulb
黄芪　astragalus mongholicus
防风　Divaricate Saposhnikovia　Root
荆芥　Herba Schizonepetae
薏苡仁　Coix lachrymajob
麦芽　bud of wheat　浮小麦　seed of wheat
神曲　Medicated Leaven;
山楂　Crataegus　pinnatifida
血余炭　burn　ash of hairs
鳖甲(龟板)　tortoise shell，　龟板胶 tortoiseshell gel
鹿茸　deer horn　，鹿角胶　deer horn gel
阿胶　Equus asinus L. (donkey skin gel)
水蛭　Whitmania　pigra　Whitman
牤虫　Tabanus
蜈蚣　chilopoda
蝎子　scorpion
蝉蜕　periostracum cicada
石膏　plaster
芒硝　glauber salt

常用古方，　成方举例　common recipes

解表　　桑菊饮，银翘散

止咳平喘　　麻杏石甘汤

清热解毒	五味消毒饮
补气	四君子汤
补血	四物汤，
补肾阴	六味地黄汤，丸
补肾阳	金匮肾气丸（桂附八味丸）　右归饮
温阳救逆	四逆散
平肝潜阳	天麻钩藤饮，丸
活血祛瘀	血府逐瘀汤
消导	大承气汤，
和解剂	小柴胡汤，逍遥散

家庭常备中成药　Common patent drugs

云南白药，速效救心丸，牛黄解毒丸，天麻丸

六味地黄丸，金匮肾气丸，丹参滴丸

麻仁丸，六神丸，银翘解毒片，桑菊感冒片

藿香正气丸，伤湿止痛膏，创可贴

附录3　穴位国际代码

Appendix 3 International Code on Acupuncture points

手太阴肺经 Hand taiyin Lung channel (vessel, meridian)：zhongfu 中府 LU1, yunmen 云门 LU2, tianfu 天府 LU3, xiabai 侠白 LU4, chize 尺泽 LU5, kongzui 孔最 LU6, lieque 列缺 LU7, jingqu 经渠 LU8, taiyuan 太渊 LU9, yuji 鱼际 LU10 shaoshang 少商 LU11

手阳明大肠经 Large Intestine Channel： 商阳 LI1 二间 LI2 三间 LI3 合谷 LI4 阳溪 LI5 偏历 LI6 温溜 LI7 下廉 LI8 上廉 LI9 手三里 LI10 曲池 LI11 肘髎 LI12 手五里 LI13 臂臑 LI14 肩髃 LI15 巨骨 LI16 天鼎 LI17 扶突 LI18 口禾髎 LI19 迎香 LI20

足阳明胃经 Stomach Channel： 承泣 ST1 四白 ST2 巨髎 ST3 地仓 ST4 大迎 ST5 颊车 ST6 下关 ST7 头维 ST8 人迎 ST9 水突 ST10 气舍 ST11 缺盆 ST12 气户 ST13 库房 ST14 屋翳 ST15 膺窗 ST16 乳中 ST17 乳根 ST18 不容 ST19 承满 ST20 梁门 ST21 关门 ST22 太乙 ST23 滑肉 ST24 天枢 ST25 外陵 ST26 大巨 ST27 水道 ST28 归来 ST29 气冲 ST30 髀关 ST31 伏兔 ST32 阴市 ST33 梁丘 ST34 犊鼻 ST35 足三里 ST36 上巨虚 ST37 条口 ST38 下巨虚 ST39 丰隆 ST40 解溪 ST41 冲阳 ST42 陷谷 ST43 内庭 ST44 历兑 ST45

足太阴脾经 Spleen Channel： 隐白 SP1 大都 SP2 太白 SP3 公孙 SP4 商丘 SP5 三阴交 SP6 漏谷 SP7 地机 SP8 阴陵泉 SP9 血海 SP10 箕门 SP11 冲门 SP12 府舍 SP13 腹结 SP14 大横 SP15 腹哀 SP16 食窦 SP17 天溪 SP18 胸乡 SP19 周荣 SP20 大包 SP21

手少阴心经 Heart Channel： 极泉 HT1 青灵 HT2 少海 HT3 灵道 HT4 通里 HT5 阴郄 HT6 神门 HT7 少府 HT8 少冲 HT9

手太阳小肠经 Small Intestine Channel： 少泽 SI1 前谷 SI2 后溪 SI3 腕骨 SI4 阳谷 SI5 养老 SI6 支正 SI7 小海 SI8 肩贞 SI9

臑俞 SI10 天宗 SI11 秉风 SI12 曲垣 SI13 肩外俞 SI14 肩中俞 SI15 天窗 SI16 天容 SI17 颧髎 SI18 听宫 SI19

足太阳膀胱经 Bladder Channel: 睛明 BL1 攒竹 BL2 眉冲 BL3 曲差 BL4 五处 BL5 承光 BL6 通天 BL7 络却 BL8 玉枕 BL9 天柱 BL10 大杼 BL11 风门 BL12 肺俞 BL13 厥阴俞 BL14 心俞 BL15 督俞 BL16 隔俞 BL17 肝俞 BL18 胆俞 BL19 脾俞 BL20 胃俞 BL21 三焦俞 BL22 肾俞 BL23 气海俞 BL24 大肠俞 BL25 关元俞 BL26 小肠俞 BL27 膀胱俞 BL28 中膂俞 BL29 白环俞 BL30 上髎 BL31 次髎 BL32 中髎 BL33 下髎 BL34 会阳 BL35 承扶 BL36 殷门 BL37 浮郄 BL38 委阳 BL39 委中 BL40 附分 BL41 魄户 BL42 膏肓俞 BL43 神堂 BL44 譩譆 BL45 隔关 BL46 魂门 BL47 阳纲 BL48 意舍 BL49 胃仓 BL50 肓门 BL51 志室 BL52 胞肓 BL53 秩边 BL54 合阳 BL55 承筋 BL56 承山 BL57 飞扬 BL58 跗阳 BL59 昆仑 BL60 仆参 BL61 申脉 BL62 金门 BL63 京骨 BL64 束骨 BL65 足通谷 BL66 至阴 BL67

足少阴肾经 Kidney Channel : 涌泉 KI1 然谷 KI2 太溪 KI3 大钟 KI4 水泉 KI5 照海 KI6 复溜 KI7 交信 KI8 筑宾 KI9 阴谷 KI10 横骨 KI11 大赫 KI12 气穴 KI13 四满 KI14 中注 KI15 肓俞 KI16 商曲 KI17 石关 KI18 阴都 KI19 腹通谷 KI20 幽门 KI21 步廊 KI22 神封 KI23 灵墟 KI24 神藏 KI25 彧中 KI26 俞府 KI27

手厥阴心包经 Pericardium Channel: 天池 PC1 天泉 PC2 曲泽 PC3 郄门 PC4 间使 PC5 内关 PC6 大陵 PC7 劳宫 PC8 中冲 PC9

手少阳三焦经 San Jiao Channel: 关冲 SJ1 液门 SJ2 中渚 SJ3 阳池 SJ4 外关 SJ5 支沟 SJ6 会宗 SJ7 三阳络 SJ8 四渎 SJ9 天井 SJ10 清冷渊 SJ11 消泺 SJ12 臑会 SJ13 肩髎 SJ14 天髎 SJ15 天牖 SJ16 翳风 SJ17 瘛脉 SJ18 颅息 SJ19 角孙 SJ20 耳门 SJ21 耳和髎 SJ22 丝竹空 SJ23

足少阳胆经 Gall Bladder Channel: 瞳子髎 GB1 听会 GB2 上关 GB3 颔厌 GB4 悬颅 GB5 悬厘 GB6 曲鬓 GB7 率谷 GB8 天冲 GB9 浮白 GB10 头窍阴 GB11 完骨 GB12 本神 BG13 阳白 GB14 头临

泣 GB15 目窗 GB16 正营 GB17 承灵 GB18 脑空 GB19 风池 GB20 肩井 GB21 渊腋 GB22 辄筋 GB23 日月 GB24 京门 GB25 带脉 GB26 五枢 GB27 维道 GB28 居髎 GB29 环跳 GB30 风市 GB31 中渎 GB32 膝阳关 GB33 阳陵泉 GB34 阳交 GB35 外丘 GB36 光明 GB37 阳辅 GB38 悬钟 GB39 丘墟 GB40 足临泣 GB41 地五会 GB42 侠溪 GB43 足窍阴 GB44

足厥阴肝经 Liver Channel: 大敦 LR1 行间 LR2 太冲 LR3 中封 LR4 蠡沟 LR5 中都 LR6 膝关 LR7 曲泉 LR8 阴包 LR9 足五里 LR10 阴廉 LR11 急脉 LR12 章门 LR13 期门 LR14

督脉 Governor Vessel: 长强 GV1 腰俞 GV2 腰阳关 GV3 命门 GV4 悬枢 GV5 脊中 GV6 中枢 GV7 筋缩 GV8 至阳 GV9 灵台 GV10 神道 GV11 身柱 GV12 陶道 GV13 大椎 GV14 哑门 GV15 风府 GV16 脑户 GV17 强间 GV18 后顶 GV19 百会 GV20 前顶 GV21 囟会 GV22 上星 GV23 神庭 GV24 素髎 GV25 水沟 GV26 兑端 GV27 龈交 GV28

任脉 Conception Vessel：会阴 CV1 曲骨 CV2 中极 CV3 关元 CV4 石门 CV5 气海 CV6 阴交 CV7 神阙 CV8 水分 CV9 下脘 CV10 建里 CV11 中脘 CV12 上脘 CV13 巨阙 CV14 鸠尾 CV15 中庭 CV16 膻中 CV17 玉堂 CV18 紫宫 CV19 华盖 CV20 璇玑 CV21 天突 CV22 廉泉 CV23 承浆 CV24

奇穴 Extra points

头颈部 Head-Neck 四神聪 EX-HN1 当阳 EX-HN2 印堂 EX-HN3 鱼腰 EX-HN4 太阳 EX-HN5 耳尖 EX-HN6 球后 EX-HN7 上迎香 EX-HN8 内迎香 EX-HN9 聚泉 EX-HN10 海泉 EX-HN11 津津、玉液 EX-HN12 翳明 EX-HN13 颈百劳 EX-HN14

胸腹部 Chest-bdomen 子宫 EX-CA1 背部 Back 定喘 EX-B1 夹脊 EX-B2 胃脘下俞 EX-B3 痞根 EX-B4 下极俞 EX-B5 腰眼 EX-B6 十七椎 EX-B7 腰奇 EX-B8

上肢部 Upper-Extremities 肘尖 EX-UE1 二白 EX-UE2 中泉 EX-UE3 中魁 EX-UE4 大骨空 EX-UE5 小骨空 EX-UE6 腰痛点

EX-UE7 外劳宫 EX-UE8 八邪 EX-UE9 四缝 EX-UE10 十宣 EX-UE11

下肢部 Lower-Extremities 髋骨 EX-LE1 鹤顶 EX-LE2 百虫窝 EX-LE3 内膝眼 EX-LE4 膝眼 EX-LE5 胆囊 EX-LE6 阑尾 EX-LE7 内踝尖 EX-LE8 外踝尖 EX-LE9 八风 EX-LE10 独阴 EX-LE11 气端 EX-LE12

Made in United States
Orlando, FL
04 November 2026

90202247R00219